U0295534

Bio-medical Materials

Tissue regeneration and tumor treatment

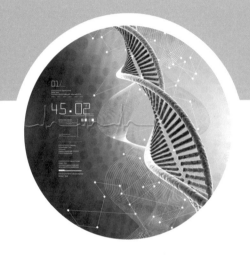

生物医用材料

组织再生与肿瘤治疗

高洁 李玉林 武艳 主编

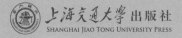

上海交通大学出版社
SHANGHAI JIAO TONG UNIVERSITY PRESS

内容提要

　　生物技术是目前国际生物技术领域中最前沿的研发热点，而生物医用材料是生物技术研究的热点和重点内容。生物医用材料是指用于对生物体进行诊断、治疗、修复，替换其病损组织、器官或增进其功能的新型材料。本书系统地介绍了生物医用材料的发展历程和现状，以及各种生物医用材料的特性和制备方法，并详细地介绍了生物医用材料在组织再生和肿瘤治疗中的应用和前景，有助于读者全面地了解生物医用材料的重要意义。本书可作为从事生物材料、纳米技术、生物技术、材料学、生物医学工程等领域科研人员和技术开发人员的参考用书，同时可作为高等院校中生物、医学、药学、农业等专业的教材。

图书在版编目(CIP)数据

　　生物医用材料:组织再生与肿瘤治疗/高洁、李玉林,武艳主编. —上海:上海交通大学出版社,2024.3
　　ISBN 978 - 7 - 313 - 28325 - 2

　　Ⅰ.①生⋯　Ⅱ.①高⋯②李⋯③武⋯　Ⅲ.①生物材料　Ⅳ.①R318.08

　　中国国家版本馆 CIP 数据核字(2023)第 035510 号

生物医用材料:组织再生与肿瘤治疗

SHENGWU YIYONG CAILIAO: ZUZHI ZAISHENG YU ZHONGLIU ZHILIAO

主　　编	高　洁　李玉林　武　艳		
出版发行	上海交通大学出版社	地　　址	上海市番禺路 951 号
邮政编码	200030	电　　话	021 - 64071208
印　　制	上海文浩包装科技有限公司	经　　销	全国新华书店
开　　本	787mm×1092mm　1/16	印　　张	12.75
字　　数	305 千字		
版　　次	2024 年 3 月第 1 版	印　　次	2024 年 3 月第 1 次印刷
书　　号	ISBN 978 - 7 - 313 - 28325 - 2		
定　　价	128.00 元		

作者简介

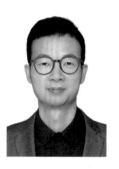

高洁，现为中国人民解放军海军军医大学第一附属医院（上海长海医院）临床研究中心研究员，博导，生物医用材料课题组长，以"抗癌修复仿生智能纳米材料"为题，为实体瘤安全有效防治提供新策略。以通讯和第一作者在 *Advanced Functional Materials*、*Biomaterials*、*Bioactive Materials*、*Advanced Healthcare Materials*、*Biomaterials Research*、*Acta Pharmaceutica Sinica B*、*Composites Part B* 等杂志发表 84 篇 SCI 论文，其中 6 篇影响因子＞15，24 篇＞10，总计 664；ESI 高被引 1 篇（*Composite Part B*），封面 4 篇（*Advanced Healthcare Materials* 2 篇，*Nano Research* 及 *J Control Release* 各 1 篇）。引用次数 2 832，H 指数 32，i10 指数 58；主持 10 项国家和省部级基金（包括 1 项国家高技术研究发展计划和 4 项国家自然科学基金，其中含 3 个面上项目），总计 367 万元；获授权专利 9 项；主编《生物医用材料：组织再生与肿瘤治疗》（上海交通大学出版社）；担任 *Asian J Pharm Sci*（中国科学院 1 区，IF：10.2）第二届青年编委、中国研究型医院学会神经再生与修复专业委员会委员、神经损伤修复材料研究学组副组长；担任 *Frontiers in Bioengineering and Biotechnology*（影响因子 6.273）客座主编；担任 *Small*，*Biomaterials*，*Journal of Nanobiotechnology* 等杂志审稿专家；荣获上海市"青年科技启明星"、上海市"晨光学者"等荣誉称号；荣获上海市自然科学奖二等奖、上海市药学科技奖二等奖和上海市优秀博士论文等奖励。

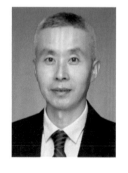

李玉林，博士/博导，现任华东理工大学研究员，上海大学温州研究院副院长，温州市组织再生医用材料重点实验室副主任。现任全国材料与器件科学家智库专家委员会理事，科研转化中国医药生物技术协会 3D 打印技术分会委员。李博士长期致力于可吸收医用高分子与医疗器械的医学转化应用研究，与刘昌胜院士首次提出"材料生物学"新学科理论（*Chemical Reviews*, 2017）。近年来以第一或通讯作者在 *Chemical Reviews*、*Biomaterials*、*Advanced Functional Materials*、*Advanced Science*、*ACS Nano* 等学术刊物发表文章 80 余篇，单篇最高影响因子 72。申请（授权）发明专利 20 余项（包括 2 项国际专利）。担任 *International Journal of Molecular Sciences* 和 *Gels* 等国际 SCI 学术期刊客座编辑。承担国家重点研发计划课题 1 项、国家重点研发计划子课题 2 项、军委科技委项目、国家自然科学基金委面上项目 2 项及省部级项目 10 余项，获上海市人才发展基金和瓯越海智英才计划资助。所开发

的自增强可吸收骨钉获得"第二十三届中国国际高新技术成果交易会优秀产品奖",并入选为"先导技术"榜单(生物医药领域)。

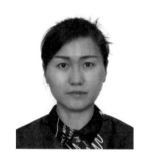

武艳,女,博士,副教授,硕士生导师。现任牡丹江医学院生命科学学院副院长/医药研究中心副主任,生物材料教研室副主任,黑龙江省生物化学与分子生物学学会理事。长期从事基于生物材料的组织损伤修复与再生研究工作,通过综合应用生物学、医学、材料学以及工程学等多学科交叉领域的理论和技术手段,聚焦临床上组织损伤修复领域的关键科学问题展开研究工作。主持国家自然科学基金、省自然科学基金、省教育厅、省卫生厅等多项基金,在 *Biomaterials Research*、*Bioactive Materials* 等有科研前沿影响力的杂志上发表论文 30 余篇。获得省部级科研奖励 2 项,厅局级科研奖励 7 项。获得国家发明专利 3 项。

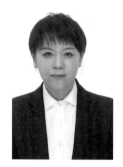

袁晓环,女,博士,教授,硕士生导师,美国路易斯维尔大学访问学者。现任牡丹江医学院生命科学学院院长/医药研究中心主任,黑龙江省细胞生物学领军人才梯队后备带头人,牡丹江市生物药物学学科带头人。主要研究方向为内分泌代谢疾病发生机制及治疗。近年来在 *Materials & Design*、*Nanomedicine*、*Nutrients*、*European Journal of Medicinal Chemistry* 等国际杂志发表 SCI 论文 32 篇。承担国家自然基金 2 项,国家 863、973 课题 3 项,主持黑龙江省自然科学基金 3 项、教育厅课题 3 项、省卫生厅课题 2 项,获得省级奖励 6 项、厅局级奖励 13 项,获得国家发明专利 5 项。

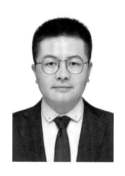

朱同贺,男,博士,副教授,研究生导师,上海工程技术大学医药前沿技术研究院生物增材制造中心负责人、主任,先进材料跨学科中心副主任。主要研究方向为生物医药材料与生物增材制造。主持工信部揭榜挂帅项目课题、国家自然科学基金项目、上海市科委科技创新行动计划项目和上海市青年科技启明星、上海市超级博士后等人才计划项目多项,发表 SCI 论文 50 余篇,1 篇入选 ESI TOP 1.0% 高被引,主编/参编中、英文专著 4 部,申请国家发明、实用新型、外观设计专利共计 55 项,PCT 国际专利 3 项,授权发明专利 25 项,获中国纺织工业联合会技术发明二等奖 1 项。

编委会

前　言

手术治疗是实体肿瘤治疗的重要手段。然而,手术切除无法根除肿瘤的残存组织与肿瘤细胞,导致较高的肿瘤复发率,严重威胁肿瘤患者生命健康。目前,化学疗法和放射疗法通常用于预防肿瘤复发,但仍面临疗效差和不良反应大的临床问题。此外,肿瘤部位的慢性炎性微环境和手术切除引起的大量组织缺损使健康组织难以再生。因此,实体瘤术后复发治疗和组织修复是迫切需要解决的临床难题。

生物医用材料(biomedical materials)是用来对生物体进行诊断、治疗、修复,替换其病损组织、器官或增进其功能的材料。它是研究人工器官和医疗器械的基础,已成为当代材料学科的重要分支,尤其是随着生物技术的蓬勃发展和重大突破,生物医用材料已经引起了越来越多材料科学工作者和临床医生的兴趣。生物医用材料已成为我国国民经济的重要组成部分。与此同时,国际上已把生物医用材料及其产品的开发列为21世纪重点发展的学科领域之一。生物医用材料以其缓释、靶向、载药和自身活性等独特性质,既具有很强的抗肿瘤效应,又具有极佳的促组织修复效果,因此能发挥很好的组织再生和肿瘤治疗效果。尽管目前有大量生物医用材料的书籍,但大多数书籍仅描述了生物医用材料的制备、表征及生物应用,并没有专门论述生物医用材料在组织再生和肿瘤治疗中的应用进展。本书依据作者研究团队及国内外生物材料的研究进展,从基础到应用,较全面地概述了生物医用材料的制备、表征及生物应用基础,详细介绍了生物医用材料在肿瘤治疗和组织再生的应用。

本书共九章,其中,第一章为绪论,第二至四章主要讲述了生物医学材料的材料学知识,第五至七章主要讲述了生物医学材料与组织再生,第八章阐述了生物医学材料与肿瘤治疗,第九章主要描述了抗肿瘤和促修复一体化生物医用材料。各章节内容具体如下。

第一章对生物医用材料的发展史和现状以及当前遇到的瓶颈和未来突破点进行了综述。

第二章从生物医用材料的组成和性质方面较为全面地介绍了各类生物医用材料,梳理了它们的最新进展,重点介绍了金属、非金属、高分子和医用复合材料的概念和分类,以及应用广泛、性能优异的其他分类的生物医用材料。

第三章介绍生物医用材料的性能和表征,主要介绍生物医用材料的化学、物理和生物学性能和表征,并论述生物医用材料与人体组织直接接触引发的反应。

第四章围绕生物医用材料的物理和化学性质进行加工及表面改性,以适应生物医学方面的应用,从而提升生物医用材料的生物相容性,降低生物医用材料和身体产生的排斥反应。

第五章介绍了生物医用材料与硬组织再生,主要包括牙齿、牙周组织及骨-软骨组织修复的应用、挑战及未来前景。

第六章论述了生物医用材料与软组织(神经和皮肤组织)的修复及再生,详细描述了当前应用的发展及目前遇到的困难及未来机遇等。

第七章介绍了生物医用材料在器官再生的应用及发展,主要描述其在心脏、肝脏和肾脏再生的应用现状,以及目前发展的不足和挑战。

第八章主要描述了生物医用材料在肿瘤治疗中的应用及挑战,主要论述了五类生物医用材料(包括高分子前药、纳米载体、可注射微球支架、水凝胶和透膜微针等)。

第九章主要描述了抗肿瘤和促修复一体化生物医用材料的应用及挑战,主要论述了一体化生物医用材料在骨肿瘤、黑色素瘤和乳腺癌的治疗和组织修复中的应用进展。

本书较为广泛地涵盖了材料学、医学和生物学的相关内容,结构体系较为完整、严谨。

在讲述过程中,本书辅以大量的实例,汇总了大量高质量的科研图片,图文并茂,满足不同层次读者的需求。此外,本书对生物医用材料在肿瘤治疗和组织再生领域的国内外最新进展进行了较为全面的梳理,对用于肿瘤治疗和组织再生的生物医学材料的发展前沿有较好的把握。

希望本书能为从事生物医学工程、材料学、化学、医学、生物学及其他相关学科研究的科研人员提供较为全面的参考,为推动生物医用材料在组织修复和肿瘤治疗的发展做出贡献。在此感谢国家自然科学基金(编号 82072051)对本书的资助。感谢贺蕊莹、刘方睿、黄嘉迪、张世豪、陶紫薇、吴雨凡、江张靓和郑航宇对本书进行编辑和校对。

21 世纪必然是生物医学材料发展的机遇期,但同时也是挑战期。生物医学材料著作需要根据市场需求,结合更为复杂的生物学、医学等知识不断改进。限于作者的水平,书中可能存在一些疏漏和不妥之处,敬请各位读者不吝批评、指正。

高洁

海军军医大学第一附属医院(上海长海医院)

2023 年 6 月

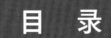

目 录

第一章 绪论 ·· 001

    第一节 生物医用材料的发展史与现状 ·························· 001

        一、生物医用材料的发展史 ··································· 001

        二、生物医用材料的现状 ····································· 003

    第二节 生物医用材料的技术瓶颈 ································ 006

        一、缺乏精准的可控合成与加工技术 ···················· 006

        二、临床审批的标准化程度待完善与审批周期长 ······ 006

        三、生物医用材料的安全性评价待完善、生物活性不足 ··· 007

第二章 生物医用材料的分类 ·· 008

    第一节 生物医用金属材料 ·· 008

        一、生物医用金属材料的概念 ······························ 008

        二、生物医用金属材料的分类 ······························ 009

    第二节 生物医用无机非金属材料 ······························ 010

        一、生物医用无机非金属材料的概念 ···················· 010

        二、生物医用无机非金属材料的分类 ···················· 010

    第三节 生物医用高分子材料 ····································· 012

        一、生物医用高分子材料的概念 ··························· 012

        二、生物医用高分子材料的分类 ··························· 013

    第四节 生物医用复合材料 ·· 017

        一、生物医用复合材料的概念 ······························ 017

        二、生物医用复合材料的分类 ······························ 017

    第五节 其他生物医用材料 ·· 019

第三章 生物医用材料的性能与表征 ···································· 021

    第一节 生物医用材料的化学性能与表征 ····················· 021

一、化学键 ⋯⋯⋯⋯⋯⋯⋯⋯⋯⋯⋯⋯⋯⋯⋯⋯⋯⋯⋯⋯⋯⋯⋯⋯⋯⋯ 021

二、物理间作用力 ⋯⋯⋯⋯⋯⋯⋯⋯⋯⋯⋯⋯⋯⋯⋯⋯⋯⋯⋯⋯⋯⋯⋯ 022

三、水溶性 ⋯⋯⋯⋯⋯⋯⋯⋯⋯⋯⋯⋯⋯⋯⋯⋯⋯⋯⋯⋯⋯⋯⋯⋯⋯⋯ 022

四、生物降解性 ⋯⋯⋯⋯⋯⋯⋯⋯⋯⋯⋯⋯⋯⋯⋯⋯⋯⋯⋯⋯⋯⋯⋯⋯ 023

五、化学稳定性 ⋯⋯⋯⋯⋯⋯⋯⋯⋯⋯⋯⋯⋯⋯⋯⋯⋯⋯⋯⋯⋯⋯⋯⋯ 024

六、表征技术 ⋯⋯⋯⋯⋯⋯⋯⋯⋯⋯⋯⋯⋯⋯⋯⋯⋯⋯⋯⋯⋯⋯⋯⋯⋯ 025

第二节 生物医用材料的物理性能与表征 ⋯⋯⋯⋯⋯⋯⋯⋯⋯⋯⋯ 027

一、组成与结构 ⋯⋯⋯⋯⋯⋯⋯⋯⋯⋯⋯⋯⋯⋯⋯⋯⋯⋯⋯⋯⋯⋯⋯⋯ 027

二、热学性能 ⋯⋯⋯⋯⋯⋯⋯⋯⋯⋯⋯⋯⋯⋯⋯⋯⋯⋯⋯⋯⋯⋯⋯⋯⋯ 027

三、光学性能 ⋯⋯⋯⋯⋯⋯⋯⋯⋯⋯⋯⋯⋯⋯⋯⋯⋯⋯⋯⋯⋯⋯⋯⋯⋯ 029

四、流变性能 ⋯⋯⋯⋯⋯⋯⋯⋯⋯⋯⋯⋯⋯⋯⋯⋯⋯⋯⋯⋯⋯⋯⋯⋯⋯ 031

第三节 生物医用材料的生物学性能与表征 ⋯⋯⋯⋯⋯⋯⋯⋯⋯ 032

一、生物医用材料的生物学反应 ⋯⋯⋯⋯⋯⋯⋯⋯⋯⋯⋯⋯⋯⋯⋯⋯ 032

二、生物医用材料的物化反应 ⋯⋯⋯⋯⋯⋯⋯⋯⋯⋯⋯⋯⋯⋯⋯⋯⋯ 033

三、生物医用材料的生物相容性 ⋯⋯⋯⋯⋯⋯⋯⋯⋯⋯⋯⋯⋯⋯⋯⋯ 034

四、生物医用材料的生物学评价 ⋯⋯⋯⋯⋯⋯⋯⋯⋯⋯⋯⋯⋯⋯⋯⋯ 039

第四章 生物医用材料的加工与表面改性 ⋯⋯⋯⋯⋯⋯⋯⋯⋯⋯⋯⋯⋯⋯⋯ 043

第一节 金属材料的加工 ⋯⋯⋯⋯⋯⋯⋯⋯⋯⋯⋯⋯⋯⋯⋯⋯⋯⋯⋯ 043

一、塑性加工 ⋯⋯⋯⋯⋯⋯⋯⋯⋯⋯⋯⋯⋯⋯⋯⋯⋯⋯⋯⋯⋯⋯⋯⋯ 044

二、粉末冶金 ⋯⋯⋯⋯⋯⋯⋯⋯⋯⋯⋯⋯⋯⋯⋯⋯⋯⋯⋯⋯⋯⋯⋯⋯ 045

三、热处理 ⋯⋯⋯⋯⋯⋯⋯⋯⋯⋯⋯⋯⋯⋯⋯⋯⋯⋯⋯⋯⋯⋯⋯⋯⋯ 045

第二节 陶瓷的加工 ⋯⋯⋯⋯⋯⋯⋯⋯⋯⋯⋯⋯⋯⋯⋯⋯⋯⋯⋯⋯⋯ 045

一、切削加工技术 ⋯⋯⋯⋯⋯⋯⋯⋯⋯⋯⋯⋯⋯⋯⋯⋯⋯⋯⋯⋯⋯⋯ 046

二、铣削加工技术 ⋯⋯⋯⋯⋯⋯⋯⋯⋯⋯⋯⋯⋯⋯⋯⋯⋯⋯⋯⋯⋯⋯ 046

三、磨削加工技术 ⋯⋯⋯⋯⋯⋯⋯⋯⋯⋯⋯⋯⋯⋯⋯⋯⋯⋯⋯⋯⋯⋯ 046

四、激光烧蚀加工 ⋯⋯⋯⋯⋯⋯⋯⋯⋯⋯⋯⋯⋯⋯⋯⋯⋯⋯⋯⋯⋯⋯ 046

五、电火花加工 ⋯⋯⋯⋯⋯⋯⋯⋯⋯⋯⋯⋯⋯⋯⋯⋯⋯⋯⋯⋯⋯⋯⋯ 047

六、3D打印技术 ⋯⋯⋯⋯⋯⋯⋯⋯⋯⋯⋯⋯⋯⋯⋯⋯⋯⋯⋯⋯⋯⋯⋯ 047

第三节 聚合物成型加工 ⋯⋯⋯⋯⋯⋯⋯⋯⋯⋯⋯⋯⋯⋯⋯⋯⋯⋯⋯ 047

一、热塑性聚合物 ⋯⋯⋯⋯⋯⋯⋯⋯⋯⋯⋯⋯⋯⋯⋯⋯⋯⋯⋯⋯⋯⋯ 047

二、热固性聚合物 ⋯⋯⋯⋯⋯⋯⋯⋯⋯⋯⋯⋯⋯⋯⋯⋯⋯⋯⋯⋯⋯⋯ 048

三、聚合物的加工方法 ⋯⋯⋯⋯⋯⋯⋯⋯⋯⋯⋯⋯⋯⋯⋯⋯⋯⋯⋯⋯ 048

第四节 生物医用材料的表面改性技术 ⋯⋯⋯⋯⋯⋯⋯⋯⋯⋯⋯⋯ 051

一、概述 ⋯⋯⋯⋯⋯⋯⋯⋯⋯⋯⋯⋯⋯⋯⋯⋯⋯⋯⋯⋯⋯⋯⋯⋯⋯⋯ 051

二、材料表面改性技术的方法 ⋯⋯⋯⋯⋯⋯⋯⋯⋯⋯⋯⋯⋯⋯⋯⋯⋯ 051

第五章　生物医用材料与硬组织再生·······································056

　　第一节　生物医学材料与牙齿及牙周组织再生···················056
　　　　一、牙齿及牙周组织再生概述·······························056
　　　　二、生物医学材料应用于牙齿及牙周组织再生研究领域的现状···060
　　　　三、生物医用材料应用于牙齿及牙周组织再生研究领域的展望···068

　　第二节　生物医学材料与骨组织再生···························069
　　　　一、骨组织再生概述·······································069
　　　　二、生物医学材料应用于骨及软骨组织再生研究领域的现状···073
　　　　三、生物医用材料应用于骨及软骨组织再生研究领域的展望···076

第六章　生物医用材料与软组织再生·······································082

　　第一节　生物医学材料与神经再生·····························082
　　　　一、神经组织再生概述·······································082
　　　　二、生物医用材料应用于神经组织再生研究领域的现状·······083
　　　　三、生物医用材料在神经组织再生研究领域的应用前景及挑战···089

　　第二节　生物医用材料与皮肤再生·····························089
　　　　一、皮肤再生概述···089
　　　　二、生物医用材料应用于皮肤再生研究领域的现状···········092
　　　　三、生物医用材料应用于皮肤再生研究领域的不足与挑战·····097
　　　　四、生物医用材料应用于皮肤再生研究领域的展望···········097

第七章　生物医用材料与器官再生···102

　　第一节　生物医用材料与心肌再生·····························102
　　　　一、心肌再生概述···102
　　　　二、生物医用材料应用于心肌再生研究领域的现状···········104
　　　　三、生物医用材料应用于心肌再生研究领域的不足与挑战·····114
　　　　四、生物医用材料应用于心肌再生研究领域的展望···········114

　　第二节　生物医用材料与肝脏再生·····························115
　　　　一、肝脏再生概述···115
　　　　二、生物医用材料应用于肝脏再生研究领域的现状···········117
　　　　三、生物医用材料应用于肝脏再生研究领域的不足与挑战·····123
　　　　四、生物医用材料应用于肝脏再生研究领域的展望···········125

　　第三节　生物医用材料与肾脏再生·····························125
　　　　一、肾脏疾病的危害及肾脏再生的发展策略···············125
　　　　二、肾脏的功能、发育与再生·························126
　　　　三、生物医用材料在肾脏再生中的应用···················129

四、生物医用材料应用于肾脏再生研究领域的前景 ·················· 132

第八章　生物医用材料与肿瘤治疗 ·· 139

　　第一节　高分子前药与肿瘤治疗 ·· 139

　　　　一、高分子前药概述 ··· 139

　　　　二、高分子前药在肿瘤治疗中的应用 ································ 143

　　　　三、高分子前药面临的挑战 ··· 147

　　第二节　纳米载体与肿瘤治疗 ·· 148

　　　　一、纳米载体概述 ·· 148

　　　　二、纳米载体在肿瘤治疗中的应用 ··································· 151

　　　　三、肿瘤靶向纳米制剂的挑战 ··· 155

　　第三节　可注射微球支架与肿瘤治疗 ·· 156

　　　　一、可注射微球支架概述 ··· 156

　　　　二、可注射微球支架在肿瘤治疗中的应用 ························ 157

　　　　三、可注射微球支架在肿瘤治疗中的挑战 ························ 159

　　第四节　水凝胶与肿瘤治疗 ·· 159

　　　　一、水凝胶概述 ·· 159

　　　　二、水凝胶在肿瘤治疗中的应用 ······································ 160

　　　　三、水凝胶在肿瘤治疗中的挑战 ······································ 163

　　第五节　透膜微针与肿瘤治疗 ·· 164

　　　　一、透膜微针概述 ·· 164

　　　　二、透膜微针在肿瘤治疗中的应用 ··································· 165

　　　　三、透膜微针在肿瘤治疗中的挑战 ··································· 166

第九章　抗肿瘤和促修复一体化生物医用材料 ································· 172

　　第一节　一体化生物医用材料 ·· 172

　　　　一、恶性肿瘤治疗现状 ··· 172

　　　　二、纳米材料 ··· 173

　　　　三、复合材料 ··· 175

　　第二节　一体化生物医用材料在实体瘤中的应用 ······················ 179

　　　　一、骨肿瘤 ··· 179

　　　　二、皮肤肿瘤 ··· 183

　　　　三、乳腺肿瘤 ··· 185

　　第三节　一体化生物医用材料的未来发展趋势与展望 ················ 186

第一章　绪　论

绪论分为两节。第一节介绍生物医用材料的发展史与现状,系统阐述生物医用材料的基本概念、发展历程、发展意义和应用实例,让读者了解生物医用材料的基本历程;第二节主要讲解生物医用材料的技术瓶颈,结合最新研究进展,分析生物医用材料的未来发展趋势及潜在突破点。

第一节　生物医用材料的发展史与现状

一　生物医用材料的发展史

(一) 生物医用材料的基本概念

生物医用材料学是一门包含生物学、材料科学、工程学、医学等学科的交叉学科[1]。目前学术界对于生物医用材料(biomedical materials)的普遍定义是:一类能够增进生物体损坏组织和器官功能或对组织和器官进行诊断、治疗、修复或替换的材料[2]。生物医用材料与其所处的生物环境密切相关,因此,在生物医用材料的设计阶段,除了与材料相关的化学、物理和生物学性能,也要重视生物学中有关免疫、毒理和创伤修复的内容。

基于生物医用材料的可植入性,生物相容性是生物医用材料的一个关键概念。生物相容性是生物医用材料在机体内处于动静态变化过程中的反应,材料在生物体内与组织器官的宿主反应能力是生物相容性的主要表现形式。生物相容性评价主要有体外细胞生物和体内组织学评价两种方法。

(二) 生物医用材料的发展历程

生物医用材料发展是一个动态演变过程。早期的生物医用材料的功能主要是对患病或受损的组织器官的物理取代作用。第一代生物医用材料属于生物惰性材料,能最大限度减少与宿主组织交界处的瘢痕形成。20世纪初,第一次世界大战之前使用的材料为第一代生物医用材料,代表材料有石膏、金属、橡胶以及棉花等物品,这一代材料都已经被淘汰;第二代生物医用材料作为植入体,能够与宿主组织发生界面黏合。第二代生物医用材料起源于20世纪60~70年代,是在对工业化材料进行生物相容性研究的基础上开发的,其材料及产品都已应用于临床。例如,用骨钉、骨板、人工关节、人工心脏瓣膜、人工血管、人工晶体和人工肾等进行体内的固定[3]。其包括羟基磷灰石、氧化铝等无机陶瓷材料和聚乳酸、聚羟基乙酸、胶原、多肽、纤维蛋白等有机高分子材料。上述材料的普遍特性就是生物惰性。纵观初期生物医用材料的发展,所遵从的原则就是尽量使受体对植入器械的异物反应降到最低。在此期间,数以万计的病患植入了惰性生物医用材料,他们的生活质量在植入后5～25年有明显改善。第三代生物医学材料是一类具有促进人体自我修复和再生作用的生物医学复合材料。这种活性材料能够在生理条件下发生可控反应并作用于人体。20世纪80年代中期,生物活性玻璃、生物陶瓷、玻璃-陶瓷、磷酸三钙及其与高分子材料的复合物等多种生物医用材料开始应用于整形外科和牙科。与惰性材料相比,这些活性材料的体内免疫原性低,且材料本身无毒,耐腐蚀强度高,具有表面极性,能与细胞膜表层的多糖和糖蛋白等通过氢键结合,生物相容性优良。除具有活性外,第三代生物医用材料的另一优势在于可降解性。生物可降解材料容易在生物体内分解,其分解产物可以通过内循环系统代谢,并最终排出体外。例如,生物可降解材料在骨损伤领域的应用很广,由生物可降解多聚物、陶瓷、生物活性玻璃和可降解金属组成,能很好地促进骨缺损的修复(图1-1)[4]。

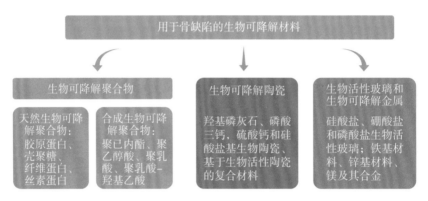

图1-1 生物可降解材料在骨损伤领域的应用

(三)生物医用材料的发展意义

目前,关于生物医用材料的发展,在基于其安全性的前提下,人们正积极探索更好的生物、化学和物理性能。例如:尽可能地改善材料内部结构,以获得更好的生物结构和功能,使其在应用时能更好地调节生物体内部机能,达到促进生物体自我修复组织和器官的目的。

生物安全性及可靠性是对医用金属植入材料的第一要求,在过去的几十年中,生物医用金属材料已经得到快速发展,然而其临床应用仍存在局限性。因此,研究并推动新型生物医用材料的应用,依然非常重要。钛形状记忆合金起初在整形外科和口腔科方面的应用较多,近年来也越来越广泛地应用于心血管疾病的治疗。特别是支架介入治疗日益盛行,各种各样的记忆合金支架开始应用于冠心病治疗。目前,医用多孔镍钛形状记忆合金的研究受到国际上的极大关注,我国在此方面尚处于初级阶段。多孔镍钛形状记忆合金具有形状记忆弹性、生物相容性和较高的机械性能,其多孔结构使植入物的固定更可靠,有利于人体体液营养的传输,可缩短患者康复期。此外,具有特殊性能的镍钛形状记忆合金有较好的植入效果,必将具有更广阔的应用前景。

生物医用材料的发展与医疗行业的发展一直都是齐头并进。随着可代替组织材料的出现和医疗工具的增加,人们已不再局限于将人体其他部位的组织作为修复材料。随着可降解生物医用材料的出现,植入的骨钉和缝合线不再需要二次取出,极大地减少了对患者心理和身体的二次伤害。

生物医用材料的发展也促进了组织工程的发展,同时组织工程也弥补了生物医用材料单一发展的局限,为多功能生物医用材料的发展指明了更为明确的研究方向。人工器官的研究方向从不具备生物功能向具备生物功能过渡。组织工程离不开细胞、支架和生长因子这三大要素。其中的支架就属于生物医用材料,支架性能决定了细胞能否按照既定的形态生长,最终成为具有生物功能的人工器官。

近年来,生物医用材料在介入治疗、疾病诊断方面的应用也逐渐引起人们的关注。例如,通过囊泡将碘造影剂包裹,既能达到造影效果,又能减少碘对人体的伤害;又如可涂药物的记忆型合金支架,用于治疗无法进行手术介入的疾病,可降低手术伤害,改善康复效果。

二 生物医用材料的现状

(一) 生物医用材料的基本特性

基于生物医用材料的特殊应用需求,其性能要求也与一般材料有所不同,除了一般材料所需的物理、化学等性能要求(表1-1),生物医用材料还需要考虑生物相容性、生物安全性、生物活性和生物功能性。

表1-1 常见修复材料的物理、化学性能要求

材料类型	理化性质
人工心脏瓣膜	耐磨、耐腐蚀
颅骨修复材料	强度、导热性
齿修复材料	硬度、耐磨、导热性
血管修复材料	柔性、化学稳定性
骨修复材料	强度、硬度、弹性模量

生物相容性是指生物自身的组织和器官对于植入材料的具体反应和产生有效作用的程度。生物相容性常用于表征生物医用材料在特定状态下与生物体发生的生物学反应程度,可具体分为组织相容性和血液相容性。组织相容性是指材料与皮肤、骨骼、肌肉等生物体自身部位长期接触的相容能力。材料与血液直接接触的相互作用效果属于血液相容性。宿主反应在一定程度上可以反映细胞相容性的好坏。免疫反应、血液反应、组织反应都属于宿主反应,炎症、细胞毒性、致敏、刺激性、溶血、致诱变、致畸、致癌、免疫反应都属于这类反应的具体表现。材料与生物体的相互作用程度和使用的微环境很大程度上决定了材料生物相容性的好坏。

生物安全性是指材料在与受体接触后对细胞有害作用的程度,一般是指生物医学材料制品在临床使用前具有安全有效的性质,主要强调的是材料本身对人体安全、无毒害性。生物安全性的检测中一般会使用生物学方法进行活体实验。

生物活性在材料领域里主要是指能在材料与生物组织界面上诱发特殊生物、化学反应的特性,这种反应导致材料和生物组织间形成化学键合。例如,在生物矿化过程中生物医用材料与活体骨产生化学键合的能力,是衡量骨修复生物医用材料生物活性的一个重要指标,

一般可通过材料表面在人体模拟体液中形成磷灰石的能力，反映出材料在体内的生物活性[5]。

生物功能性是指材料在进入生物体后执行一定功能的能力。这类材料不仅需要考虑自身的性质，其植入位置也至关重要。因此决定生物医用材料生物功能有效性的因素除了自身的理化性质，还包括其所处的生物环境。

（二）生物医用材料的分类

见表 1-2。

表 1-2　生物医用材料的分类

分类标准	具体内容
应用部位	肌腱、关节、骨、牙等肌肉、骨骼系统修复材料；皮肤、食管、乳房、膀胱、呼吸道等软组织材料；血管、心血管内插管、人工心瓣膜等心血管系统材料；血液净化膜、气体选择性透过膜、分离膜、角膜接触镜等医用膜材料；药物释放载体材料、组织黏合剂和缝线材料、生物传感器及临床诊断材料、齿科材料等
生物活性	生物医用惰性材料、生物可降解和可吸收材料、生物医用活性材料
材料组成与性质	生物医用金属材料、生物医用无机非金属材料、生物医用高分子材料、生物医用复合材料、生物医用衍生材料

（三）生物医用材料的应用实例

1. 移植替代

例如牙科材料，也称为口腔材料，用于修补缺损的牙齿或替代缺损、缺失的牙列，使其恢复解剖形态、功能和美观，还包括在口腔预防保健和畸形矫治等领域中所使用的各种材料。口腔材料一般包括玻璃离子材料、复合树脂材料，以及烤瓷和全瓷等材料。根据不同材料种类，口腔材料可以分为口腔无机非金属材料、口腔金属材料、口腔有机高分子材料。依据具体功能，口腔材料可以分为烤瓷材料、充填材料、耐火包埋材料、印模材料、种植材料和黏结材料等。随着公众对于口腔健康问题的重视度提升以及相关技术的成熟，越来越多的口腔材料被应用于临床。但与口腔材料相关的仿生材料依然需要进一步探索，以弥补现存不足，例如陶瓷材料的脆度较大、挠曲强度不足以及牙科修复中的颜色再现等问题。

2. 组织修复

（1）生物活性医用材料：

随着科技的发展，生物医用材料的活性也日益被重视起来。能够在材料的界面作用并引发特殊的生物反应，使组织和材料之间产生化学键，达到组织和器官修复目的的材料统称为生物活性医用材料。这类材料虽然只经过了短短几十年发展，但在生物医用材料领域里已经成为不可代替的部分。

可降解的磷酸三钙生物陶瓷，被广泛应用于骨修复材料。这类材料可以诱发新生组织生长，为组织生长提供合适空间，在组织细胞完成生长后被降解，最终生长成完整的功能性骨组织。生物活性玻璃是一类能对机体组织进行修复、替代与再生，并使组织和材料之间形成键合作用的材料。生物活性玻璃在 1969 年由 Hench 发现，是由 SiO_2、Na_2O、CaO 和 P_2O_5 等基本成分组成的硅酸盐玻璃。生物活性玻璃的降解产物能够促进生长因子生成、促进细胞增殖、增强成骨细胞的基因表达和骨组织生长,是迄今为止唯一既能够与骨组织成键结合,又能与软组织相连接的人工生物医用材料[11]。

（2）组织工程材料:

运用生命科学与工程的原理和方法,促进人体细胞和组织的生长,达到修复受损的组织或器官的功能的方法统称为组织工程。这类方法的一般步骤是将特定细胞种植于生物相容性好、可降解吸收的组织工程材料上,最终形成细胞与生物医用材料的复合体。组织工程材料就像土壤,为人体细胞提供了适合增殖的立体空间和营养代谢环境。在细胞依附于组织工程立体结构生长的同时,组织工程材料也在不断降解,最终形成具有一定形态和功能的组织和器官,代替受损组织和器官,且组织工程材料被完全吸收或被排出体外。组织工程材料可分为软组织和硬组织材料。目前软组织材料的科研领域主要集中于用化学、物理、生物或基因工程方法修饰原有材料,研究材料与细胞之间的信息传输机制以及细胞再生的规律和原理,研发具有选择透过性的膜材料以及对细胞、组织具有诱导作用的智能高分子材料等。而硬组织工程材料的研究主要集中在医用高分子材料（聚乳酸等）、医用金属材料（钛合金等）、医用无机材料（生物玻璃、羟基磷灰石等）及医用复合材料。

3. 疾病诊断

介入治疗材料:

通过医学影像技术,运用穿刺针、导管、导丝等仪器治疗病变部位都属于介入材料的应用范围。与外科手术相比,介入治疗的创伤更小,治疗效果相同或更好。导管材料、栓塞材料和支架材料都属于常见的介入治疗材料。例如在治疗心血管疾病中,通常会使用支架材料,这类材料在血管内壁上扩张,有较好的治疗效果,但仍需解决术后发病率高等问题。支架材料除了常见的放射活性支架、可降解支架,还有药物涂层支架和包被支架等。

导管材料主要是高分子材料,如聚乙烯、聚氯乙烯、聚四氟乙烯等。为了满足一定的记忆功能和硬度要求,导管材料主要由聚乙烯、聚酯等制备而成,而内层主要选用光滑的聚四氟乙烯。

根据材料的不同性质,栓塞材料可分为对机体无活性、放射性颗粒和自体材料。这类材料需要保证无毒、无抗原、有良好的生物相容性,不仅能够迅速闭塞血管,甚至还能控制血管闭塞时间,有可回收性。常用栓塞材料有微胶原纤维、胶原绒聚物、明胶海绵、自体血块等。

4. 疾病治疗

（1）生物医用纳米材料:

药物载体和药物控释材料是生物纳米材料的主要应用领域。依照物质性质,这类材料可以分为金属纳米材料、无机非金属纳米材料和高分子纳米材料;依照形态可分为脂质体、纳米囊、纳米球和纳米胶束等。随着相关技术的成熟,其在生物医用材料上的应用也不断扩大。目前的主要研究方向有药物控释材料和基因治疗的药物载体材料。其中药物控释材料是一类能够将药物做到可控化、定位化、智能化释放的材料,可以在提高治疗效果的同时减少其毒副作用,做到适量、精准释放,而基因治疗中不可或缺的是导入基因的载体,这类载体可以将基因带入细胞核,达到基因治疗的目的。作为一种理想的基因治疗材料,高分子纳米材料和脂质体等药物载体具有装载量大、可控性好等特点。

除此之外,生物医用纳米材料在分析和检测方面也有发展空间,例如纳米复合材料与生物大分子进行组装，可以应用于磁性或光学生物成像等。纳米机器人可以进行复杂疾病的介入诊断和治疗。纳米级羟基磷灰石材料现在已经广泛应用于骨修复材料。生物医用纳米材料未来的发展方向是微型化、微量化、无创化、快速化、功能化和智能化。

（2）血液净化材料：

血液净化材料是一类通过过滤或吸附沉淀的方式，将内源性或外源性的有毒有害物质选择性去除的材料。免疫性疾病、高脂血症、药物中毒、尿毒症等疾病的主要治疗方法是血液净化，这类治疗技术的核心在于开发高性能滤膜、选择性吸附膜材料等。

第二节　生物医用材料的技术瓶颈

一 缺乏精准的可控合成与加工技术

通过对生物医用材料进行表面改性可以极大程度地提高其生物相容性，解决生物医用材料领域的重大问题。目前主要的材料表面改性技术有：表面涂层技术（主要通过在高分子材料表面增加抗凝血涂层，钝化敏感材料表面，隔绝接触）、表面接枝改性技术（接枝亲水基团或者疏水基团以改善血液相容性）、等离子体表面改性技术（通过处于亚稳态和激发态的分子、自由基、离子、原子等与材料表面发生反应来达到改性目的）、光化学固定技术（通过紫外线或者可见光等照射，带有双官能团的光偶联剂将含有生物活性成分的化学分子偶联到材料表面）、表面仿生修饰技术（对表面进行仿生化修饰，使其不被视为异物）。材料表面改性技术是目前改善生物医用材料生物相容性的最可行的方法，材料表面技术的突破有利于生物医用材料长期可持续发展。尽管在近几十年，材料表面改性技术得到了快速发展，但到目前为止，生物医用材料的表面改性技术还有巨大的发展空间，许多生物医用器械的生物相容性仍然不够理想。随着更多改性手段和改性物质的开发，生物医用材料能够更好地满足实际应用的需求，表面改性技术领域已成为生物医用材料学科最活跃、最引人注目和发展迅速的领域之一。

二 临床审批的标准化程度待完善与审批周期长

由于生物医用材料应用于生物体的特殊性，为了保障生物医用材料的安全性和有效性，临床应用审批也更为严格。对于生物医用材料的审批，需要临床评价、产品风险分析、产品技术要求、产品注册检验报告、证明性文件、医疗器械安全有效基本要求清单、综述资料、研究资料、生产制造信息等资料。但各地区对于生物医用材料的研发和审批也有优先政策，例如上海市在 2017 年 9 月 1 日起，对于纳入优先审批流程的项目提供由优先安排注册检验、优先临床试验指导、优先注册受理、优先技术审核、优先核查和交流服务等[12]。

新的生物相容性内容的研究对材料的生物学评价提出了新的要求，除了目前的ISO10993 标准外，新的评价方法将从以下几个方面展开：①生物医用材料对人体免疫系统的影响；②生物医用材料对各种细胞因子的影响；③生物医用材料对细胞生长、凋亡的影响；④降解控释材料对人体代谢过程的影响；⑤智能材料对人体信息传递和功能调控的影响；⑥药物控释材料、净化功能材料、组织工程材料的生物相容性评价。

三　生物医用材料的安全性评价待完善、生物活性不足

生物医用高分子材料有自身局限性,当合成材料植入机体内,细胞膜表面的受体会识别其接触的材料表面信号,来区别自体或者异体(免疫应答反应)。没有经过表面改性的医用高分子材料的生物相容性差,会使机体产生强烈的免疫排斥反应,最终导致手术的失败。因此生物医用材料需要具有良好的功能特性,这些特性包括:与组织的高度相容性、无毒性、无致癌性、无热源反应等。优异的生物相容性是生物医用材料的终极目标,改善生物相容性是深化发展生物医用材料的关键问题,生物医用材料的可控性也是目前研究的重点,药物释放载体只有达到精准释放才能充分发挥药效,组织工程中细胞的可控化生长才能使之形成对应形态的组织器官,进而达到功能化。如今生物活性材料还面临活性差、结构单一、功能单一、细胞响应性差、无法快速修复等问题[13]。由于活性差,生物医用材料无法很好地与人体组织产生作用,导致细胞难以生长,破损组织无法修复或时间较长。结构的单一性也导致了功能的单一性,往往一种材料难以同时具有优良的生物学性能和理化性能。细胞对于生物医用材料产生反应的时间较长,细胞的响应性较差,导致组织器官无法快速修复,以上诸多问题还有待突破。

参考文献

[1] 梅建国,庄金秋,汤少伟,等. 生物医用高分子材料的生物相容性及其表面改性技术[J]. 材料导报,2014,28(19):139-142+146.

[2] (美)Temenoff JS, Mikos AG. 生物材料:生物学与材料科学的交叉[M]. 北京:科学出版社,2009.

[3] 魏利娜,甄珍,奚廷斐. 生物医用材料及其产业现状[J]. 生物医学工程研究,2018,37(1):1-5.

[4] Winkler T, Sass FA, Duda GN, et al. A review of biomaterials in bone defect healing, remaining shortcomings and future opportunities for bone tissue engineering: The unsolved challenge [J]. Bone & Joint Research, 2018,7(3):232-243.

[5] 杨莹. 多壁碳纳米管细胞黏附性和蛋白吸附性的初探[D]. 天津师范大学,2009.

[6] 雷宇. 可降解生物医用镁合金材料的研究进展[J]. 有色冶金设计与研究,2019,40(4):5-8.

[7] 焦永峰,赵磊. 生物陶瓷材料的研究进展[J]. 江苏陶瓷,2008(2):7-9+12.

[8] Shearer A, Montazerian M, Sly JJ, et al. Trends and perspectives on the commercialization of bioactive glasses [J]. Acta Biomaterialia, 2023,160:14-31.

[9] 汪晓鹏. 简述医用高分子材料的发展与应用[J]. 西部皮革,2020,42(17):30-31+33.

[10] Amiryaghoubi N, Fathi M, Pesyan NN, et al. Bioactive polymeric scaffolds for osteogenic repair and bone regenerative medicine [J]. Medicinal Research Reviews, 2020,40(5):1833-1870.

[11] Lu Y, Aimetti AA, Langer R, et al. Bioresponsive materials [J]. Nature Reviews Materials, 2016,2(1):1-17.

[12] 钱虹. 医疗器械及创新医疗器械产品注册申报与技术审评[C]. 第十七届上海地区医用生物材料研讨会论文集,2017:1-4.

[13] Hench LL. The story of Bioglass® [J]. Journal of Materials Science: Materials in Medicine, 2006,17(11):967-978.

第二章　生物医用材料的分类

生物医用材料是用来对生物体进行诊断、治疗、修复，替换其病损组织、器官，或增进其功能的材料[1]。它是研究人工器官和医疗器械的基础，已成为当代材料学科的重要分支，尤其是随着生物技术的蓬勃发展和重大突破，生物医用材料已成为各国科学家竞相进行研究和开发的热点领域[2]。生物医用材料按材料的组成和性质可以分为生物医用金属材料、生物医用无机非金属材料、生物医用高分子材料和生物医用复合材料。

第一节　生物医用金属材料

一　生物医用金属材料的概念

生物医用金属材料是指一类用作生物医用材料的金属或者合金，是一类惰性生物医用材料，又称外科医用金属材料。它通常用于整形外科、牙科等领域，具有治疗、修复固定和置换人体硬组织的功能。

在生物医学材料中，金属材料应用最早，已有数百年历史。人类在古代就已经尝试使用外界材料来替换修补缺损的人体组织。在公元前，人类就开始利用天然材料来修复骨组织，如象牙；到了 19 世纪，由于金属冶炼技术的发展，人们开始尝试使用多种金属材料发展生物医用材料，以解救在临床上由创伤、肿瘤、感染所造成的骨组织缺损患者，如用银汞合金（主要成分包括汞、银、铜、锡、锌等）进行牙齿修复等；目前临床应用的医用金属材料主要有不锈钢、钴基合金、钛基合金、镁合金等几大类。

生物医用金属材料的特性与要求：

（1）生物相容性好，即生物学反应小，包括无毒性、无热源反应、不致畸、不致癌、不引起过敏反应或干扰机体的免疫机制、不破坏邻近组织，也不发生材料表面的钙化沉积等。

（2）物理和化学稳定性好，包括强度、弹性、尺寸稳定性、耐腐蚀性以及界面稳定性等。

（3）易于加工成型，材料易于制造，价格适当，便于产业化生产。

（4）对于植入心血管系统或与血液接触的材料，除能满足以上条件外，还需具有良好的血液相容性，即不凝血（抗凝血性好）、不破坏红细胞（不溶血）、不破坏血小板、不改变血中蛋白（特别是脂蛋白）。

生物医用金属材料的分类

（一）生物医用不锈钢

用作生物医用材料，医用不锈钢应具有良好耐腐蚀性能和综合力学性能。该材料加工工艺简单，是生物医用金属材料中应用最广、种类最多的材料。人们很早就使用铁丝、镍钢、镀金的铁钉及钒钢等金属材料进行临床治疗尝试。目前医用不锈钢得到了广泛应用，如AISI304、AISI316 等 316L 不锈钢是制作医用人工关节比较廉价的常用金属材料，主要用作关节柄和关节头材料。

医用不锈钢的生物相容性及相关问题，主要涉及不锈钢植入生物体后由于腐蚀或磨损造成金属离子溶出所引起的组织反应等，特别是不锈钢中镍离子析出诱发的严重病变（主要是奥氏体医用不锈钢均含有 10% 左右的镍）。临床研究表明，316L 不锈钢植入人体后，在生理环境中，有时会产生缝隙腐蚀或摩擦腐蚀以及疲劳腐蚀破裂的问题，并且会因为摩擦缺损等原因释放出一些金属离子，从而引起假体的松动，最终导致植入体失败。

近些年来低镍或者无镍的医用不锈钢正逐渐得到发展和应用，医用不锈钢由于其优良的综合性能，主要应用于骨骼的置换和修复方面。此外，在牙科、心脏外科和心血管植入支架等方面也得到应用。

（二）生物医用钴基合金

钴基合金通常指钴铬合金（Co－Cr 合金），有两种基本牌号：钴铬钼合金（Co－Cr－Mo 合金）和钴镍铬钼合金（Co－Ni－Cr－Mo 合金），锻造加工的 Co－Ni－Cr－Mo 合金是一种新材料，用于制造关节替换假体连接的主干，如膝关节和髋关节替换假体等。从耐腐蚀和力学性能等方面综合衡量，它是目前医用材料中最优良的材料之一，已列入 ISO 国际标准。

医用钴基合金也是医疗中常用的医用金属材料，相对不锈钢而言，医用钴基合金更适合制作体内承载条件苛刻的长期植入体。国外研制的钴铬钼铸造合金，其耐腐蚀性比不锈钢高 40 倍，且力学性能不低于不锈钢，四川大学华西口腔医院的研究人员发现，深冷处理可以有效提高钴铬钼高熔铸造合金的抗拉强度，也能有效增强口腔铸造合金的弯曲弹性模量、抗弯强度、耐磨性和耐腐蚀性。但是由于钴基合金价格昂贵，并且合金中的 Co、Ni 元素存在严重致敏性等生物学问题，其应用受到一定的限制。近些年来通过表面改性来改善钴基合金表面特性的技术正在逐步发展，能够有效提高其临床效果。

（三）生物医用钛基合金

纯钛具有无毒、质轻、强度高、生物相容性好等优点，且纯钛不生锈，耐高低温，耐腐蚀，可与骨组织直接连接形成物理性或化学性结合，因此在骨科领域应用较广[3]。20 世纪 50 年代，美国和英国就开始把纯钛材料用于生物体。20 世纪 60 年代，钛金开始作为人体植入材料而广泛用于临床，为了进一步增强纯钛的强度，钛合金材料随之出现，虽然其生物相容性不如纯钛，但强度是不锈钢的 3.5 倍。从最初的 Ti－5Al－4V 到随后的 Ti－5Al－2.5Fe 和 Ti－6Al－7Nb 合金，以及近些年发展起来的新型 β 钛合金，由于其优良的强度特性，钛合金在人体植入材料方面一直发展都比较快。

（四）生物医用镁合金

从这十几年来国内外对镁及镁合金各方面的报道可以发现镁作为硬组织植入材料，与现已投入临床使用的各种金属植入材料相比，具有资源丰富、与人骨的骨密度相近、高比强度与比刚度、加工性能良好、能有效缓解应力遮挡效应等优势。由于镁离子有助于成骨，且镁及其合金与生物相容性好，因此医用镁合金作为可降解骨科生物医用材料临床应用前景广阔[4]。

尽管有很多报道或文献使人们对生物可降解镁合金成为骨科新一代内植物材料的前景抱有期望，但目前并无可降解镁合金产品。目前镁合金作为医用材料存在的最大障碍就是腐蚀速度过快，且腐蚀时会伴有大量气体产生，这大大限制了镁合金的开发和应用。从骨科学角度讲，镁合金的力学性能、降解性能及生物相容性等方面的研究是在骨科领域应用的研究热点。可以通过合金化设计和制备，在镁基体中添加其他特定合金化元素，来观察其性能变化。要使镁及镁合金替代现有金属生物医用材料成为可能，需要对其表界面结构进行改性，以满足临床应用对生物医用材料耐蚀性能的苛刻要求。高家诚[4]等用激光在 Ti－6A－14V 上合成及涂覆含稀土的生物基钙磷基陶瓷涂层，将其植入成年狗体内 7～180 天后，发现与骨结合良好，通过稀土转化膜工艺处理过的镁合金应用于生物医用材料领域成为可能。碱处理、热处理对镁及镁合金的表面进行改性也可改善其耐腐蚀性。对可降解镁合金力学性能、腐蚀性能、生物相容性、降解产气、生物毒性等多方面进行研究，可为新型可降解镁合金材料开发奠定基础。

第二节　生物医用无机非金属材料

一　生物医用无机非金属材料的概念

无机非金属材料是以某些元素的氧化物、碳化物、氮化物、卤素化合物、硼化物以及硅酸盐、铝酸盐、磷酸盐、硼酸盐等物质组成的材料，是除有机高分子材料和金属材料以外的所有材料的统称。无机非金属材料是在 20 世纪 40 年代以后提出的，随着科学技术的发展，从传统的硅酸盐材料演变而来。生物医用无机非金属材料根据不同应用通常可以分为生物医用玻璃和生物医用陶瓷这两大类。

二　生物医用无机非金属材料的分类

（一）生物医用玻璃

生物医用玻璃大致可以分为生物惰性医用玻璃和生物活性医用玻璃。生物惰性医用玻璃主要应用于口腔医学领域；云母系玻璃是可铸造玻璃，主要是由氧化硅、氧化钾、氧化镁等氧化物及少量氟化物组成的八硅氟云母晶体，还含有微量的氧化铝和氧化锌；白榴石玻璃作为内部增强剂用于牙科材料，以提高全瓷修复体的强度。由于具有良好的生物相容性、优良的耐磨性和独特的美学性能，可用于制作前后牙的牙冠，还可用于制作嵌体和贴面。

生物活性医用玻璃作为生物医用材料，具有金属、高分子及生物惰性材料不可比拟的优势，能与人体骨形成直接的化学结合。近几十年来，由于其具有良好的生物相容性、生物活性和化学稳定性等优异性能而作为理想的骨移植材料得到了快速发展。早期主要应用是口腔方面，如用于下颌骨置换、牙周病治疗、拔牙窝填充等。目前国际上已发展为产品的牙科用生物玻璃陶瓷有两种：一是 ERMI 填充材料，形如牙根，用于拔牙后的牙床填充，以防止牙床萎缩；其二是倍骼生（PERIOGLAS）粉，用于治疗牙周炎中牙根与牙床的脱落。此外，生物玻璃也被用于耳聋方面的治疗,如制成耳中骨植入耳中,能使某些耳聋患者恢复不同程度的听力;还用于做人工喉管支架、眼晶状体修复等。

(二)生物医用陶瓷

1. 惰性生物陶瓷材料

惰性生物医用陶瓷主要分为氧化物陶瓷、非氧化物陶瓷以及玻璃陶瓷三类。氧化物陶瓷主要是 Al、Mg、Ti、Zr 等氧化物,非氧化物陶瓷主要是指硼化物、氮化物、碳化物等。氧化物陶瓷包括氧化铝陶瓷和氧化锆陶瓷。生物医用氧化铝陶瓷(简称铝瓷)由高纯三氧化二铝组成,以主晶相为刚玉的陶瓷材料。氧化铝陶瓷在与机体组织的结合力方面属生物惰性材料,并且这种陶瓷还具有较高的机械强度、硬度、耐磨性和化学惰性。由于氧化铝陶瓷是生物惰性材料,在人体内不会发生化学反应,对人体无害,亲和性也好,在临床中广泛用于股骨、骨关节、牙根、骨修补物和骨骼螺钉等。Boutin 等[5]1970 年提出使用全氧化铝陶瓷植入物,并且首次在临床上使用氧化铝陶瓷材料人工髋关节,之后又有许多国家开始广泛使用氧化铝陶瓷制作人工牙根、人工关节和人工骨。在近 30 年的临床实践中,使用氧化铝假体进行人工关节固定,取得了令人满意的结果。现在高密度、高纯氧化铝陶瓷是主要关节修复手术的关键材料,长期临床实践已经说明了氧化铝陶瓷和聚乙烯之间具有优异的抗磨损性能。有学者复查了最近 20 年来 118 例髋部手术的患者,其中 86 例使用骨水泥填充孔隙,32 例没有使用骨水泥填充而是使用了三枚螺丝钉固定,不用骨水泥比用骨水泥获得了更满意的效果,88.5%不用翻修,且在骨盆正位片上没有检测到明显磨损。

纯的氧化锆陶瓷不能做医用材料,因为在烧结过程中从高温降到室温以上时会发生从四方到单斜的晶相转变,这一项转变同时伴随着 3%~4%的体积扩展,使材料内部产生内应力和裂纹。加入氧化锰或氧化钇会抑制相变的产生。另外由于其具有更高的断裂强度,使得氧化锆陶瓷能够被设计成氧化铝陶瓷不能达到的几何尺寸和形状仍然具有可靠性的髋关节头。氧化锆和聚乙烯结合被证明与体外实验的氧化铝和聚乙烯结合有相似的磨损率,但是在体内试验中结果并不乐观。在体内实验中氧化锆陶瓷的年磨损率会逐年增加,而氧化铝相对变化稳定。

非氧化物陶瓷材料是以难熔化合物为基础制成的,而这些化合物又是由 B、C、N、Al、Si 形成,主要以共价化学键形式存在,在极宽温度范围和其他外作用条件下具有很高的稳定性,非氧化物陶瓷材料作为生物医用材料的报道较少,主要用作硬组织的替换材料,例如碳化硅和氮化硅陶瓷材料。另外,医用碳材料具有许多优良性质,植入人体后化学稳定性好,与人体亲和性好,没有毒性,没有排异反应。碳有许多同素异构体,在医学上广泛应用的异构体主要包括热解各项同性碳和碳纤维复合材料,早期使用的玻璃质碳因为会使软组织变黑而很少应用。

2. 活性生物陶瓷材料

生物活性陶瓷包括表面生物活性陶瓷和生物吸收性陶瓷,又叫生物降解陶瓷。生物表面活性陶瓷通常含有羟基,还可做成多孔性,生物组织可长入并同其表面发生牢固键合;生物吸收性陶瓷的特点是能部分吸收或者全部吸收,在生物体内能诱发新生骨生长。生物活性陶瓷有生物活性玻璃(磷酸钙系)、羟基磷灰石陶瓷、磷酸三钙陶瓷等几种。

作为一种表面活性材料,羟基磷灰石(简称 HAP)的化学式为 $Ca_{10}(PO_4)_6(OH)_2$。因为生物体硬组织(牙齿、骨)的主要成分是羟基磷灰石,所以羟基磷灰石陶瓷也被称为人工骨

(图2-1)。HAP的优点是与人体骨骼晶体成分和结构基本一致,具有较好的生物活性和生物相容性,无毒、无排斥反应、不致癌、可降解、可与骨直接结合等。用作骨缺损的填充材料,能为新骨的形成提供支架,发挥骨传导作用,是理想的硬组织替代材料。然而,HAP本身强度低、脆性高、抗折强度低、韧性和力学性能差等缺陷的限制,影响了它在医学临床的广泛应用。但这并不影响人们研究HAP系列的各种复合材料,由此来获得力学性能优良、生物活性好的生物医学复合材料,例如:①羟基磷灰石与金属相结合;②羟基磷灰石与惰性生物陶瓷材料相复合;③羟基磷灰石与有机物相复合。

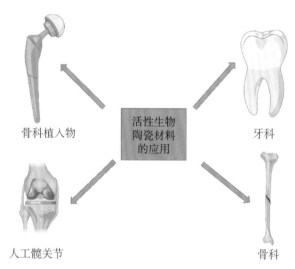

图2-1　以髋关节假体和牙科螺钉、多孔骨移植物、骨水泥和糊剂涂层形式使用的磷酸钙基材料(例如β-磷酸三钙、磷酸二钙脱水、磷酸三钙和磷灰石钙)

磷酸三钙(calcium phosphate),分子式$Ca_3(PO_4)_2$,简称TCP,其钙磷比为1.5,与正常骨组织的钙磷比很相近,生物相容性良好,与骨结合无排异反应,目前广泛应用的生物降解陶瓷为β-磷酸三钙(β-TCP),属于磷酸钙的一种高温相[6]。与HAP相比,β-TCP的最大优点在于更易于体内溶解,植入机体后与骨直接融合而被骨组织吸收,是一种可吸收性骨重建材料。可根据不同部位骨性质的不同及降解速率的要求,制成具有一定形状和大小的中空结构构件,用于治疗各种骨科疾病。然而,β-TCP的脆性大,难以加工成型或固定钻孔,但致密磷酸钙陶瓷可以通过添加增强相来提高它的断裂韧性,多孔磷酸钙陶瓷虽然可被新生骨长入而极大增强,但是在再建骨完全形成之前,为尽快代行其功能,也必须对它进行增韧以补强改性(图2-1)。

第三节　生物医用高分子材料

一　生物医用高分子材料的概念

生物医用高分子材料是指用于制造人体内脏、体内器官、药物剂型及医疗器械的聚合物材料,按来源可分为天然生物医用高分子材料和合成生物医用高分子材料[8]。天然生物医用高分子材料来源于自然,包括纤维素和木质素、淀粉和环糊精、胶原和明胶、甲壳素和壳聚糖等;合成生物医用高分子材料是通过化学方法人工合成的用于医用的高分子材料,主要分为可降解合成生物医用高分子材料和不可降解合成生物医用高分子材料[9]。其中前者包括脂肪族聚酯、聚乙烯醇、聚乳酸、聚己内酯等,后者包括聚烯类、聚氨酯、聚甲基丙烯酸甲酯等。

生物医用高分子材料的分类

(一) 天然生物医用高分子材料

1. 纤维蛋白

纤维蛋白原是一种血浆蛋白,含量为 $200\sim500$ mg/dL,分子量约为 33 万。它由 3 对肽链构成,每条肽链的相对分子质量为 4.7 万～6.4 万,还含有糖基。纤维蛋白原参与凝血过程,在纤溶酶(蛋白酶)的作用下,水解肽链上各个部分的 Arg-Gly 键,除去带负电的纤维蛋白酶,部分聚合即形成纤维蛋白。纤维蛋白作为天然细胞外基质成分,有较好的介导细胞间信息传导及相互作用的性能。具有良好的生物相容性,没有毒性和其他不良反应。纤维蛋白具有止血功能,还可促进组织愈合,可作为止血剂、创伤辅料、骨填充剂等。

2. 糖胺聚糖

糖胺聚糖是含氮多糖,具有较大的黏稠性,故又称黏多糖。糖胺聚糖是长链无分支的糖,具有羧基和硫酸基,其基本结构是糖醛酸与己糖胺组成的二糖。糖胺聚糖有透明质酸、硫酸软骨素、硫酸皮肤素、硫酸角质素和肝素等,主要在软骨、肌腱等结缔组织中构成组织间质。糖胺聚糖在体内主要于蛋白质结合形成蛋白聚糖,又称黏蛋白。糖胺聚糖对水有较强的亲和力,同时含有较多酸性基团,对细胞外液阳离子具有较大亲和力,可调节阳离子的组织分布。

透明质酸广泛存在于结缔组织中,是细胞外基质糖胺聚糖的组成物。它是由 N-乙酰葡萄糖与葡糖糖醛酸形成的共聚物,分子量为 10 万～100 万,呈双螺旋空间结构。透明质酸具有良好的生物相容性,无免疫原性、致癌性、致畸性,不产生炎症或免疫反应,有较高的润滑性、吸水性和保水性,但强度和稳定性差。透明质酸很容易被化学修饰,使羟基变为酯基,亲水性降低,黏度增加。近年来,透明质酸广泛应用于骨科、耳科、眼科和普外科等。

肝素是一种天然抗凝血物质,是带有负电的黏多糖。它是由硫酸葡萄糖胺和葡萄糖醛酸交替组成的大分子物质,分子量约为 2 万,因为含有丰富的硫酸根离子($\sim40\%$),呈现负电性。肝素具有迅速的抗凝血作用,抗凝血作用主要是通过抗凝血酶实现,可对生物医用材料改性,以提高生物医用材料的血液相容性,同时肝素还可以延缓纤维蛋白的形成,肝素当前已在临床得到广泛应用。

3. 胶原和明胶

胶原是哺乳动物体的主要结构蛋白,约占机体蛋白质的 30%,胶原作为细胞外最重要的纤维蛋白构成细胞外基质的骨架,并给细胞提供张力和弹性,并在细胞迁移和发育中起作用[9]。胶原广泛存在于皮肤、骨、腱、软骨、血管等组织中。胶原可分为 14 种,其中Ⅰ～Ⅲ、Ⅳ和Ⅺ型胶原为纤维胶原。Ⅰ型胶原在动物体内含量最多,已作为生物医用材料被广泛地应用于临床。

牛和猪的肌腱、生皮、骨骼是产生胶原的原料,各种类型的胶原在结构上呈现高度相似性。最基本的胶原单位是由三条分子量约为 10 万的肽链组成的三股螺旋状结构,直径为 $1\sim1.5\,nm$,长为 $300\,nm$,每条肽链都具有左手螺旋三级结构。胶原蛋白属于中性蛋白质,胶原内含有一些糖类,如 I 型胶原中糖类较少,仅有不到 1%[10]。

胶原具有良好的生物相容性,植入体内无毒性作用和刺激性,不易引起免疫反应,能促进细胞增殖,加快创面愈合,并具有可降解性,它能够制成创伤辅料、人工皮肤、可吸收缝合线、组织工程基质等。胶原单独使用时强度差,降解速度快,为了提高其强度,控制降解速度,可通过戊二醛交联剂对胶原进行交联,以控制其物理性质和生物降解性。

明胶是经过高温加热变形的胶原,由动物的骨或皮肤经过煮沸、过滤、蒸发干燥制备而成。医用级明胶比胶原成本低。明胶在冷水中溶胀而不溶解,但可溶于热水中形成黏稠溶液。明胶还能与戊二醛交联形成水凝胶,可通过冷冻干燥形成多孔明胶支架(如膜、管等),用于组织再生修复。

4. 甲壳素和壳聚糖

甲壳素广泛存在于虾壳、蟹壳、昆虫外壳及真菌类细胞壁中。甲壳素具有独特的化学结构,是由 N-乙酰-D-葡萄糖胺构成的线性多糖组成的带正电的聚合物[11]。壳聚糖是由甲壳素在氢氧化钠溶液中水解脱去部分乙酰基后的产物。壳聚糖可溶于稀酸溶液,其分子仍保留了甲壳素的结构骨架。

甲壳素和壳聚糖具有以下特点:无毒、无刺激性、免疫原性低、生物相容性好、可降解性,对机体组织的生长具有促进作用,有镇痛、止血、消炎等作用,可调节机体免疫功能及胆固醇代谢,促进伤口愈合和抑制瘢痕形成。其降解产物是 N-乙酰-氨基葡萄糖和氨基葡萄糖,可被生物吸收。甲壳素和壳聚糖的侧链含有氨基、羟基等反应性官能团,易于进行化学改性和加工。广泛应用于骨修复、可吸收手术缝合、医用辅料、抗凝血材料、生物组织工程、药物释放载体和人工皮肤等方面。例如,甲壳素作为可吸收缝合线,同时能促进伤口愈合,用于伤口包扎辅料。

(二) 合成生物医用高分子材料

1. 可降解合成生物医用高分子材料

可降解合成高分子材料来源丰富,成分明确,免疫原性低,具有良好的生物相容性和机械性能,同时可通过化学或物理方法改性,易加工和价格便宜。合成可降解高分子材料的细胞亲和性一般都比天然高分子材料差[12]。高分子量的合成可降解高分子材料机械强度较高,降解速度可控,可用开发如骨内固定器械等工程制品;较低分子量高分子材料适用于药物释放载体和组织工程支架等。

(1)聚羟基乙酸(PGA):PGA 作为线性脂肪聚酯具有规整的分子结构,易形成结晶,结晶度为 40%～50%,具有较高的熔点(225℃)。PGA 亲水性好,降解速度快,作为可吸收缝合线 2 周后其强度损失 50%,4 周后强度损失 100%,4～6 个月其碎片完全被机体吸收,一般适用于 2～4 周伤口愈合的外科手术缝线手术。PGA 在体内完全降解而不需特殊的酶参与,降解后生成羟基乙酸,可被人体代谢吸收,最终从尿液或呼吸排出体外。

(2)聚乳酸(PLA):PLA 是一种生物可降解可吸收材料,在体内分解成乳酸。它的力学性能与其相对分子质量和构型密切相关,相对分子质量越大,强度和刚性就越好,在体内降解吸收所需的时间就越长(图 2-2)。由于聚乳酸分子空间排列的不同,形成不同构型,因

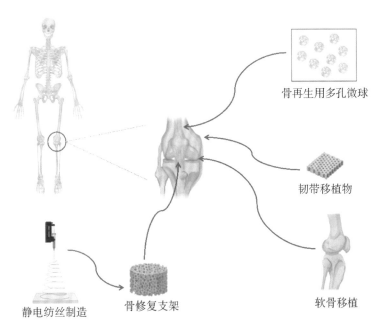

图2-2 聚乳酸基生物医用材料以微球,静电纺纳米纤维,多孔双相和 3D编织微纤维支架的形式在骨,软骨,弯月板和韧带再生中的应用示意图

此聚合物在性能上也存在很大差异。例如,左旋聚乳酸(PLLA)分子中不对称的碳链为规整构型,易形成结晶性聚合物,熔点为173~178℃。PLA机械强度高,降解速度较慢,完全在体内吸收需要一般为3~4年,可用于开发可吸收骨固定器械[13]。右旋PLA分子中不对称的碳链为非规整构型,易形成无定形聚合物,生物周期一般为3~6个月,可用于制备软组织修复材料及药物控释医用敷料等。

(3)聚己内酯(PCL):PCL作为线型脂肪聚酯由己内酯单体开环聚合而成。PCL是一种半结晶的聚合物,结晶度为45%,玻璃化温度和熔点较低,具有更好柔韧性。PCL具有良好生物相容性,可被完全代谢吸收。PCL在生理环境中可以水解成相对分子质量较低碎片并被吞噬细胞吞噬,并在细胞内降解。PCL具有较高结晶度,其与PGA和PLA相比更不易降解,适合作为更长周期的可吸收移植物。PCL具有很好的通透性,可用作药物缓释载体,可被开发为不同形式的扩散控制释放系统,包括膜、纤维、棒状及微球、微胶囊、纳米粒子载体等。

2. 不可降解合成生物医用高分子材料

不可降解合成医用高分子材料主要有聚乙烯、聚四氟乙烯、聚氨酯、聚甲基丙烯酸甲酯等。它们具有良好生物相容性和物理机械性能,在生物环境中能长期保持结构稳定性,不发生降解、交联或物理磨损等,材料本身或少量的降解产物并不会对宿主产生明显毒性作用。这类材料主要用于人工器官、人工皮肤、人工血管、人体软硬组织的修复或置换等。

(1)聚乙烯(PE):聚乙烯是一种聚烯烃聚合物,呈乳白色半透明的蜡质状。随着聚乙烯密度的升高,张力强度,硬度和化学稳定性也有所提高。低密度聚乙烯是在高压下加入氧或过氧化物作为引发剂聚合而成的。低密度聚乙烯主要用于矫形、眼科、心血管外科、泌尿外科、肌腱修复的装置、医用导管及包装材料等。高密度聚乙烯是在低压下聚合而成的,耐热性好,制成的注射器易消毒灭菌。

在特殊条件下,聚乙烯可以产生超高分子量聚乙烯(UHMWPE)。UHMWPE 摩擦系数很小,具有较好的自润滑性、耐磨性,抗冲击强度和抗应力开裂性能均很好,可制成骨科关节假体、骨科缝线和人工韧带等。尽管如此,临床研究发现超高分子量聚乙烯关节产品产生耐磨颗粒所导致的骨质溶解是髋关节置换术后失败的主要原因,因此如何提高其耐磨性和改善生物相容性是研究热点。Kustandi 等采用纳米压印技术对 UHMWPE 表面进行织构化处理,发现它的耐磨性能和耐摩擦系数显著提高[14]。

(2)聚四氟乙烯(PTFE):聚四氟乙烯是一种透明、弯曲性能好和质地较软的塑料。它的化学稳定性和耐热性能好,但由于分子间作用力小,其机械强度、摩擦系数和耐磨性能都比较低,在应力作用下蠕变较大。聚四氟乙烯可以制成人工血管、人工瓣膜的底座或人工肺的透析膜等。

(3)聚甲基丙烯酸甲酯:聚甲基丙烯酸甲酯(PMMA)是由甲基丙烯酸发热聚合反应生成的无定型聚合物,具有较高的玻璃化转变温度,机械强度高,结构尺寸稳定好[15]。PMMA具有良好的生物相容性,有一定的强度、韧性及黏结性,被开发为 PMMA 骨水泥,可用于髋关节置换手术,以及制成硬接触眼镜片、人工晶状体和人工颅骨等(图 2-3)。针对聚甲基丙烯酸甲酯韧性差、强度低等问题,刘斌等将经过偶联剂 KH-502 改性的纳米 SiO$_2$ 加入聚甲基丙烯酸甲酯粉体中,显著提高了材料的弯曲强度、弯曲弹性模量和硬度[16]。

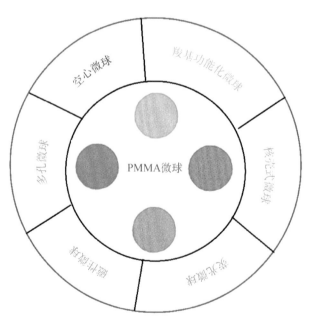

图 2-3　PMMA 微球的制备体系包括乳液聚合、悬浮聚合、分散聚合、种子溶胀聚合,以及涉及基团修饰、磁性纳米颗粒掺杂、多孔和空心结构的微球功能化策略

第四节　生物医用复合材料

一　生物医用复合材料的概念

生物医用复合材料是由两种或两种以上不同材料复合而成的材料[17]。制备此类材料的目的是进一步提高或改善单一材料的性能。根据基材不同,生物复合材料可分为陶瓷基复合材料、高分子基复合材料和金属基复合材料(图2-4)。

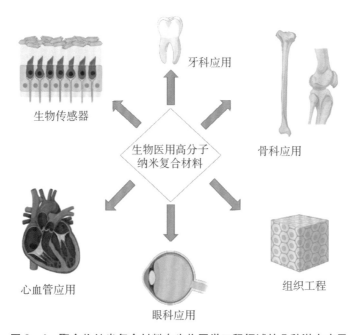

图2-4　聚合物纳米复合材料在生物医学工程领域的几种潜在应用

二　生物医用复合材料的分类

(一) 陶瓷基生物医用复合材料

陶瓷基生物医用复合材料是以陶瓷、玻璃或玻璃陶瓷为基体,通过不同方式引入颗粒、晶体、晶须或纤维等形状的增强体材料而获得的一类复合材料。目前生物陶瓷基复合材料虽达到临床应用阶段的种类不多,但它已成为生物陶瓷研究中最为活跃的领域,其研究主要集中于生物医用材料的活性和骨结合性能研究以及材料增强等。Al_2O_3、ZrO_3 等生物惰性材料自 20 世纪 70 年代初就开始了临床研究,但它与生物硬组织的结合为一种机械的锁合,以高强度氧化陶瓷为基材,掺入少量生物活性材料,可使材料在保持氧化物陶瓷优良力学性能的基础上赋予其一定的生物活性和骨结合能力。将具有不同膨胀系数的生物玻璃用高温熔烧或等离子喷涂的方式,在致密 Al_2O_3 陶瓷髋关节置入物表面进行涂层,试样经高温处理,大量的 Al_2O_3 掺杂进入玻璃层中,有效地增强了生物玻璃与 Al_2O_3 陶瓷的界面结合,复合材料在缓冲溶液中反应数十分钟即可有羟基磷灰石形成。

为满足外科手术对生物学性能和力学性能的要求，人们又开始了生物活性陶瓷与生物玻璃的复合研究，以使材料在气孔率、比表面积、生物活性和机械强度等方面的综合性能得以改善。近年来，对羟基磷灰石（HA）和磷酸三钙（β-TCP）复合材料的研究也日益增多。30%HA 与 70%TCP 在 1 150℃烧结，其平均抗弯强度达 155 MPa，优于纯 HA 和 β-TCP 陶瓷，研究发现 HA/β-TCP 复合材料的断裂主要为穿晶断裂，其沿晶断裂的程度也大于纯单晶相陶瓷材料。HA/β-TCP 复合材料植入动植物体内，其性能起初类似于 β-TCP，而后具有 HA 的特性，通过调整 HA 与 β-TCP 的比例，达到满足不同临床需求的目的。45SF1/4 玻璃粉末与 HA 制备而成的复合材料植入兔骨中 8 周后取出，骨质与复合材料之间的剪切破坏强度达 27 MPa，较纯 HA 陶瓷有明显提高。

（二）高分子基生物医用复合材料

研究表明几乎所有的生物体组织都是由两种或两种以上材料构成，如人体骨骼和牙齿就是由天然有机高分子构成的连续相和弥散在其基质的羟基磷灰石晶粒复合而成的[20]。生物有机高分子复合材料，尤其生物无机材料与高分子复合材料的出现和发展，为人工器官和人工修复材料、骨填充材料的开发与应用奠定了坚实基础。

生物陶瓷增强聚合物复合材料于 1981 年由 Bonfield 提出，目前的研究对象主要有 HA（羟基磷灰石）、AW 玻璃陶瓷［是指含有磷灰石（apatite）和硅灰石（wallasto-nite）两种结晶相的特定组成的玻璃陶瓷］、生物玻璃等增强高密度聚乙烯和聚乳酸等高分子化合物。高密度聚乙烯-羟基磷灰石（HDPE-HA）复合材料随 HA 参量的增加，其密度也增加，弹性模量可从 1 MPa 提高到 9 MPa，但材料从柔性向脆性转变，其断裂形变可从大于 90%下降至 3%，因此可通过控制 HA 的含量调整和改变复合材料的性能。HA 增强 HDPE 复合材料的最佳抗拉强度可达 22～26 MPa。该复合材料的弹性模量与天然骨模量匹配，并且具有引导新骨形成的功能。AW 玻璃陶瓷/生物玻璃/HDPE 复合材料表面可形成磷灰石层，通过控制和调整 AW 玻璃陶瓷和生物玻璃的含量，使其满足不同临床应用的需求。

碳纤维增强生物医用高分子复合材料主要用作骨水泥、人工关节和接骨板等。碳纤维增强 HDPE 复合材料，其强度、刚性、抗疲劳和抗磨损性能均显著高于 HDPE 材料，可用作承受复杂应力和摩擦作用的髋关节和膝关节。碳纤维增强聚砜复合材料的抗扭强度最高可达 100 MPa。碳纤维增强聚甲基丙烯酸甲酯复合材料在 90 年代初就成功地用于颅骨缺损修复，其弯曲强度、断裂模量及其抗冲击性能均优于人体颅骨材料，在患者实施颅骨缺损修复后起到重要防护作用。用四氟乙烯纤维与碳纤维复合制备成多孔复合材料，其表面积为宏观的 1 200 倍，有利于生物组织长入，已用于牙槽骨、下颌骨和关节软骨的修复[19]。

（三）金属基生物医用复合材料

作为生物医用材料，金属材料占有极其重要的地位，它具有较好的综合力学性能和优良的加工性能，是国内外较早用于人体硬组织修复和植入的一类材料。但金属材料与机体的亲和性、生物相容性较差，在体液中存在材料腐蚀等问题。因此，除进一步优化材料的整体性能外，必须通过表面涂层、离子注入等技术进行表面处理[20]。自国外 1931 年发表生物氧化物涂层的文献以来，涂层技术不断地丰富和发展，材料与骨组织之间的结合力改性是目前金属基复合材料的研究重点。近年来，随着涂层技术的不断发展，电化学沉积法、浸渍-热解法、水热处理法不断出现，已成为金属基生物医用复合材料研究的一个重要方向，涂层材料的研究已从生物惰性涂层发展到生物活性材料以及非氧化物涂层材料。

生物活性陶瓷能与骨形成直接的骨键合。早在 20 世纪 70 年代 Hench 就提出以金属材料为基体,表面涂覆生物活性陶瓷,使其既具有金属材料的优良力学性能,又具有生物活性陶瓷的表面生物活性特征。将生物活性陶瓷、生物玻璃和生物玻璃陶瓷用等离子喷涂于钛合金表面,生物玻璃涂层能与骨组织发生化学结合,结合界面处含有明显的钙、磷成分过渡区,用该法制备的钛合金人工骨、人工齿根已成功地应用于临床。近年来,我国采用两步烧结法,以膨胀系数与表面涂层和基体相匹配的材料作为中间层,分别将中间层材料及表面处理烧结在基体表面形成复合涂层,有效地解决了涂层与基体之间的界面结合性能。

非氧化物陶瓷涂层近几年发展较快,涂层的材料主要有氮化物、碳化物、硼化物和硅化物等,用作植入体抗磨损和腐蚀保护。钛合金表面经氮化处理,形成氮化钛,在常温 SBF 中浸泡,其抗腐蚀性能明显改善,采用离子注入法,在金属材料表面注入 C、N、P 等元素,有效地提高了金属人工骨和人工齿根的腐蚀性、耐磨性和生物相容性。

第五节 其他生物医用材料

除了上述的生物医用材料,还存在着许多重要的其他生物医用材料,例如纳米生物医用材料和生物衍生医用材料等[21]。纳米生物医用材料在医学上主要用作药物控释和药物载体。从物质性质上可以将纳米生物医用材料分为金属纳米颗粒、无机非金属纳米颗粒和生物降解性高分子纳米颗粒;从形态上可以将纳米生物医用材料分为纳米脂质体、固体脂质纳米粒、纳米囊(纳米球)和聚合物胶束。

纳米技术在 20 世纪 90 年代获得了突破性进展,在生物医学领域的应用研究也不断得到扩展,目前的研究热点主要是药物控释材料及基因治疗载体材料。药物控释是指药物通过生物医用材料以恒定速度靶向定位或智能释放的过程。具有上述性能的生物医用材料是实现药物控释的关键,可以提高药物治疗效果,减少其用量和毒副作用。例如,以纳米技术为基础的基因治疗具有很好的应用前景。由于人类基因组计划的完成及基因诊断与治疗不断取得进展,科学家对使用基因疗法治疗肿瘤充满信心,基因治疗是在特定的细胞(癌细胞)中导入正常基因,对缺损的或致病的基因进行修复;或者导入能够表达出具有治疗癌症功能的蛋白质基因,或导入能阻止体内致病基因合成蛋白质的基因片段来阻止致病基因发生作用,从而达到治疗的目的。基因疗法的关键是导入基因的载体,只有借助于载体,正常基因才能进入细胞核内。目前,高分子纳米材料和脂质体是基因治疗的理想载体,它们具有承载容量大、安全性高的特点。

生物衍生材料是由经过特殊处理的天然生物组织形成的生物医用材料[22],也称为生物再生材料。生物组织可取自同种或异种动物体的组织,特殊处理包括维持组织原有构型而进行的固定、灭菌和消除抗原性的轻微处理,以及拆散原有构型、重建新的物理形态的强烈处理。由于经过处理的生物组织已失去生命力,所以生物衍生材料是无生命力的材料。但是,由于生物衍生材料及其组成类似自然组织,或是具有类似自然组织的构型和功能,在维持人体动态过程的修复和替换中具有重要作用。主要用于制备人工心瓣膜、血管修复体、皮肤掩膜、纤维蛋白制品、骨修复体、巩膜修复体、鼻种植体、血浆增强剂和血液透析膜等。

参考文献

［1］王景昌,陈瑞,阜金秋,等.生物医用高分子材料合成与改性的研究进展[J].塑料,2021,50(3):83－87＋92.

［2］王苗苗,韩倩倩.丝素蛋白的制备方法及在生物医用材料领域的应用[J].中国医疗器械杂志,2021,45(3):301－304＋309.

［3］郭佳明,梁精龙,沈海涛,等.生物医用钛合金材料制备方法及应用进展[J].热加工工艺,2021,50(20):30－34.

［4］高家诚,胡德,宋长江.医用镁合金降解及其对人体的影响[J].功能材料,2012,43(19):2577－2583.

［5］Boutin P. Total arthroplasty of the hip by fritted aluminum prosthesis. Experimental study and 1st clinical applications [J]. Revue de chirurgie orthopedique et reparatrice de l'appareil moteur, 1972,58(3):229－246.

［6］Islam MT, Felfel RM, Abou Neel EA, et al. Bioactive calcium phosphate-based glasses and ceramics and their biomedical applications: a review [J]. Journal of Tissue Engineering, 2017,8:2041731417719170.

［7］潘浩波.序言:生物材料——开启第二次生命的催化剂[J].集成技术,2021,10(3):61－62.

［8］马晓璇.陈学思院士:生物医用高分子材料的制备和应用[J].高科技与产业化,2020,4(11):23－25.

［9］范德增."十三五"期间我国生物医用材料发展状况回顾[J].新材料产业,2020,4(6):20－24.

［10］汪晓鹏.胶原生物材料在临床医学上的应用[J].西部皮革,2021,43(9):20－21.

［11］陈学思.蓬勃发展的中国生物医用材料[J].科学通报,2021,66(18):2215－2216.

［12］黄超伯,游朝群,熊燃华,等.天然多糖在生物医用材料领域的应用研究进展[J].林业工程学报,2021,6(3):1－8.

［13］施娟娟.医疗中生物医用高分子材料的应用探析[J].当代化工研究,2020,4(14):80－81.

［14］Kustandi TS, Choo JH, Low HY, et al. Texturing of UHMWPE surface via NIL for low friction and wear properties [J]. Journal of Physics D: Applied Physics, 2009,43(1):015301.

［15］Narayanan G, Vernekar VN, Kuyinu EL, et al. Poly (lactic acid)-based biomaterials for orthopaedic regenerative engineering [J]. Advanced Drug Delivery Reviews, 2016,107:247－276.

［16］肖月,刘斌,王健平,等.两种偶联剂改性纳米二氧化硅可影响树脂基托的力学性能[J].中国组织工程研究,2012,16(25):4601－4604.

［17］熊党生.生物材料与组织工程[M].北京:科学出版社,2018.

［18］(美)Temenoff JS, Mikos AG.生物材料:生物学与材料科学的交叉[M].北京:科学出版社,2009.

［19］Gao Y, Zhang J, Liang J, et al. Research progress of poly (methyl methacrylate) microspheres: preparation, functionalization and application [J]. European Polymer Journal, 2022:111379.

［20］汪晓鹏.简述医用高分子材料的发展与应用[J].西部皮革,2020,42(17):30－31＋33.

［21］Mozumder MS, Mairpady A, Mourad AHI. Polymeric nanobiocomposites for biomedical applications [J]. Journal of Biomedical Materials Research Part B: Applied Biomaterials, 2017,105(5):1241－1259.

［22］Rabayah KS, Maree M, Alhashmi SM. Cultural factors that influence the adoption of e-commerce: A Palestinian case study [J]. Information Development, 2022,38(4):623－640.

第一节　生物医用材料的化学性能与表征

化学性能主要是指材料与各种化学试剂发生化学反应的可能性和反应速度的相关参数。本节将从材料的化学结构、化学性质及其表征方法三个方面来介绍生物医用材料的化学性能。

一　化学键

化学结构反映了物质分子内部各元素原子的秩序,即原子的联结方式和顺序,是认识和掌握物质化学性质和化学反应规律的基础,而几乎所有的元素都能通过一定的结合方式构成物质,同种或不同种的原子通过化学键结合以构成物质的分子,生物医用材料中同时存在多种不同化学键。故本小节主要介绍材料的化学键。

（一）离子键

生物医用材料中有很多离子化合物,组成离子化合物最重要的化学键就是离子键。离子键是由阴阳离子相互之间产生的静电引力所形成的一种键合[1],这个引力同邻近的其他所有原子都相互发生作用,从而构成一个整体。离子键经常发生在正电性元素和负电性元素之间,如 NaCl 和 MgO。在 NaCl 晶体中不存在独立的 NaCl 分子,每个 Na 原子将一个价电子转移给每个 Cl 原子而分别形成阳离子和阴离子,相互之间的静电引力将它们结合在一起形成晶体。一般来说,由于形成离子键的静电力来源于离子过剩的电荷,晶体中离子的电子云密度分布应该是对称的,通常不产生变形[1]。因此离子键具有无定向性和饱和性的特点,这也是离子化合物配位数高、堆积致密的一个重要原因。虽然离子键作用力主要来源于过剩电荷,但在一定条件下也会通过电场的相互作用发生极化,离子极化经常造成键力加强、键长缩短和配位反常的现象,严重的极化还可能使离子键向共价键过渡。

（二）金属键

在生物医用材料中也经常用到金属材料,金属原子在形成金属晶体(金属材料)时,每个原子只提供少数价电子作为自由电子用于整个晶体,这些自由电子与排列成晶格的金属离子之间的静电吸引力构成金属键,这种静电吸引力把各个离子化的金属原子吸引在一起,特点是具有键合作用的价电子为整个金属晶体所共有[1],所以在本质上金属键与共价键有类似的地方,但是其外层电子比共价键更公有化,金属键和共价键两者最明显的区别就是金属键没有方向性和饱和性,因而金属键是非极性键。

(三) 共价键

共价键在生物医用材料中也是不可或缺的,它是两个原子共有最外层电子的化学键。由于每个原子所提供的未成对电子数是一定的,即能形成的共价键总数也是一定的,所以键强度随着参与键合的电子数增多而增强。不同的原子之间也可以形成共价键。还有一类共价键为配位共价键,它的特点是形成的共享电子对全由一个原子提供。

所有非金属原子,除了惰性气体外,一般都倾向于形成共价键。在共价键形成时,由于能量上的原因,总是选择在合适方向上成键,因此共价键具有方向性。此外,因为共价键来源于电子共享,原子所能形成共价键的数目要受到其电子结构的限制,所以共价键具有饱和性。鉴于上述本质,典型的共价键晶体总是具有较高的熔点和硬度、良好的光学特性和不良的导电性。除单质外,共价键也大量存在于化合物。

二 物理间作用力

(一) 氢键

氢键是氢原子在分子中与一个原子发生键合时,还可以形成与另一个原子的附加键,是一类结合力比较弱的键,但它的作用力比范德华力要强。氢键发生于某些含有氢与高电负性原子共价键的极性分子之间。氢键的产生主要是由于氢与高电负性的原子形成共价键时,共有电子对向该原子强烈偏离,这样氢原子几乎就变成一个半径很小的带正电荷的核,因此这个氢原子还能与另一个分子中高电负性的原子相互吸引而形成附加键。氢键既有饱和性又有方向性,在生物医用材料中起到非常重要的作用。

(二) 范德华力

范德华力不同于以上几种键合,但是它在生物医用材料中也发挥了巨大的作用。原子可以视为很小的偶极子,尽管对于平均时间来说,原子中电子的空间分布以原子核为中心对称,但是在某一瞬间,整个原子正负电荷中心可能不重合,从而形成很小的偶极子,这些小的偶极子之间的相互作用所产生的引力,就是范德华力。范德华力是永远存在于分子间或分子内非键结合的力,是一种相互吸引的力。不过,这类键一般作用力很弱,只有在不存在其他键时,它才能显示出来。范德华力一般在聚合物的分子之间的作用比较明显。

三 水溶性

生物医用材料的水溶性在狭义上指材料在水中的溶解性质,在广义上指材料在极性溶剂中的溶解性质。本书中主要介绍生物医用高分子材料的水溶性。水溶性高分子材料又被称为水溶性树脂或水溶性聚合物[2]。水溶性高分子材料按来源通常分为天然水溶性高分子、化学改性天然聚合物以及合成聚合物三大类。通常所说的水溶性高分子化合物是一种具有强亲水性的高分子材料,能溶解或溶胀于水中形成水溶液或分散体系。在水溶性聚合物的分子结构中含有大量的亲水基团,亲水基团通常可分为三类:极性非离子基团、阳离子基团和阴离子基团。水溶性高分子材料中的亲水基团不仅使其具有水溶性,而且还使其具有化学反应功能和分散、絮凝、增黏、减阻、黏合、成胶、成模以及螯合等多种物理功能。具有水溶性的医用高分子材料的应用实例是羧甲基壳聚糖,羧甲基壳聚糖与未发生羧甲基化的壳聚糖相比,水溶性得到了提高,具有更好的亲水性和生物相容性。

四　生物降解性

生物医用材料的可降解性是指所植入身体的材料在愈伤或者是释药过程中可以降解吸收,实现完全代谢及再生的性能。在医学治疗的过程中需要一些暂时性的材料,比如在骨折内固定材料及药物缓释材料,这些材料在发挥作用之后需要从人体内排出,因此生物降解性对生物医用材料来说十分重要[3]。

(一)生物高分子材料的可降解性

生物医用高分子材料的可降解性是指此种材料在生物体内经水解或酶解等过程,逐渐降解成低分子量化合物或单体,降解产物能被排出体外或参加体内正常新陈代谢而消失(图3-1)。可降解生物高分子材料包括胶原、明胶、聚氨基酸、聚乳酸、聚乙醇酸以及聚乙内酯等。这种材料可用于手术缝合线、人工血管、骨固定及修复,以及药物控制释放等[4]。

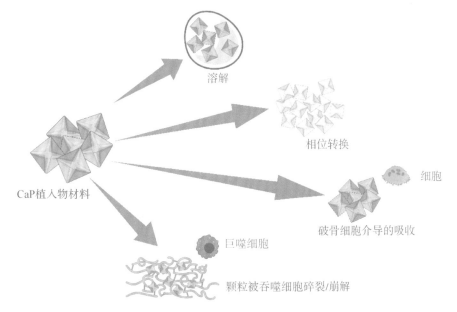

溶解

相位转换

细胞

破骨细胞介导的吸收

CaP植入物材料

巨噬细胞

颗粒被吞噬细胞碎裂/崩解

图 3-1　磷酸钙植入体内后的代谢结果

(二)生物陶瓷材料的可降解性

生物陶瓷材料的可降解性是指在生理环境中被逐步分解或吸收。可降解生物陶瓷材料主要包括磷灰石陶瓷、磷酸三钙陶瓷和部分生物活性玻璃。这种材料能诱发新骨的生长,随之被新生组织所替代,从而达到修复或替换被损坏组织的目的,同时还可作为药物释放的载体[5]。

(三)生物复合材料的可降解性

生物复合材料集合了其他材料的优点,主要用于修复或替换人体组织、器官,制造人工器官以及增进器官的功能。例如聚乳酸是一种骨修复材料,可用作骨折内固定物,但是聚乳酸缺乏骨结合能力,单独用于骨折固定的治疗效果较差;而羟基磷灰石可以引导骨的生长,但是缺乏机械强度。两种材料结合在一起做成的复合材料集中了两种材料的优点,可以达到修复骨组织缺损的目的。

五 化学稳定性

材料的化学稳定性指的是材料抵抗各种介质作用的能力,如抗氧化性、溶释性、耐腐蚀性以及抗渗入性等都可归结为材料的化学稳定性。生物医用材料的化学稳定性取决于材料的组成和结构等因素,而损坏的过程则因材料所处的环境有所不同。

(一)金属材料的化学稳定性

金属材料的化学稳定性通过金属对周围介质侵蚀的抵抗能力来衡量,不同的金属差别很大,如铂、金和银等金属的化学稳定性都很好。金属腐蚀是一种常见的现象,导致腐蚀的原因可分为化学腐蚀和电化学腐蚀两种。金属材料在医学领域有着悠久的应用历史,生物植入材料(如血管支架)是金属材料的重要应用方向。但是由于传统金属材料不可降解,它们在植入人体内完成任务后,会以异物形式长期存在于体内,导致身体的不良反应(图3-2)。可降解金属支架材料成为人们研究的热点,而这项研究的进行与金属材料的化学稳定性密不可分,提高金属及合金材料的腐蚀速率可以促进金属支架的降解,使其更好地为发挥作用[6]。

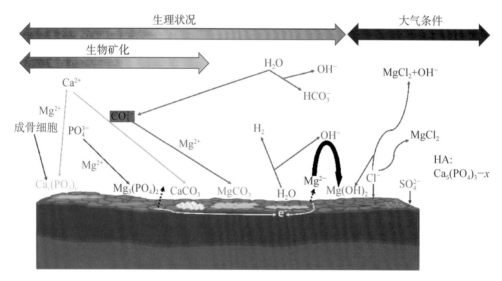

图3-2 镁植入物在生理条件下形成的降解产物

(二)无机材料的化学稳定性

无机非金属材料的耐久性,是由材料的密度、气孔率、物理作用、化学作用等因素决定的。陶瓷材料使用中也常遇到气体侵蚀问题,如还原性、氧化性和反应性气体都会对陶瓷进行腐蚀,其机制由气相固相反应的热力学和动力学所决定。

(三)高分子材料的化学稳定性

高分子材料的化学性质总的来说是比较稳定的,具有良好的抗腐蚀能力。高分子材料之所以具有良好的化学稳定性,其主要原因有三个方面:分子链上各原子是由共价键结合而成的,键能较高,结合很牢;高分子的特殊形态,使得大分子链上能够参加化学反应的基团在与化学反应介质的接触上比较困难,高聚物大都是绝缘体,不会产生电化学腐蚀。

而高分子材料的化学稳定性主要与高分子材料的老化有关,老化是指在使用过程中,受化学结构影响,在光、热、氧化、高能辐射、气候以及微生物等因素的综合作用下,使其失去原有性能而丧失使用价值的过程。高分子材料的老化有两种情况:由于大分子链之间产生交联,使其从线型结构或支链型结构转变为体型结构;由于大分子链的降解,使其链长度减短,分子量降低,聚合度减少。现如今,高分子材料广泛应用于医疗器械领域,增强高分子材料的稳定性和避免老化是重要研究方向。

六　表征技术

生物医用材料的主要研究包括其材料组成、结构、制备工艺与材料性能和应用的关系,其中结构与性能是最本质的关系。材料的表征技术将极大拓展人们认识材料化学结构的能力,为提升材料化学性能提供指导,这就要求工程技术人员必须掌握工程材料表征技术[7]。

(一) 红外光谱(IR)

1800 年,英国天文学家赫歇尔在利用棱镜研究太阳光光谱时测量了每个颜色的温度,发现温度最高的地方在红光以外(波长比红光长),这是第一次认识到红外光的存在。20 世纪初,人们进一步系统地了解了不同官能团具有不同红外吸收频率的这一事实。1970 年以后,随着计算机科学的进步,出现了傅里叶变换红外光谱仪。到现在,红外光谱技术已经成为物质鉴别、化合物结构分析的主要手段之一。在材料的化学性能方面,红外光谱主要用来测量有机物的特征官能团、分子结构和化学组成。

红外光谱是一种吸收光谱。红外光只能激发分子内原子核之间的振动和转动能级的跃迁。因此,红外光谱是通过测定这两种能级跃迁的信息来研究分子结构[8]。红外光谱研究始于 20 世纪初期。自 1940 年红外光谱仪问世以来,红外光谱在有机高分子材料研究中得到了广泛的应用。在红外光谱图中,纵坐标一般用线性透光率作为标度,称为透射光谱图;也有采用非线性吸光度作为标度的,称为吸收光谱图,横坐标通常以红外光的波数为标度,但有时也用波长作为标度。

(二) 核磁共振光谱(NMR)

核磁共振技术不仅可对反应物或产物进行结构解析和构型确定,在研究合成反应中的电荷分布及其定位效应、探讨反应机制等方面也有着广泛应用。核磁共振波谱能够精细地表征出各个氢核或碳核的电荷分布状况,通过研究配合物中金属离子与配体的相互作用,从微观层次上阐明配合物性质与结构的关系,对有机合成反应机制的研究主要是通过对其产物结构的研究和动力学数据的推测来实现的[8]。

核磁共振是有机合成物结构鉴定的一个重要手段,一般根据化学位移鉴定基因;由耦合分裂峰数和偶合常数确定基团联结关系;根据各 ^1H 峰积分面积定出各基团质子比。核磁共振谱可用于化学动力学方面的研究,如分子内旋转和化学交换等,因为它们都影响核外化学环境的状况,谱图上都应该有所反映。核磁共振还用于研究聚合反应机制和高聚物序列结构。

核磁共振谱仪有两大类:高分辨核磁共振谱仪和宽谱线核磁共振谱仪。高分辨核磁共振谱仪只能测液体样品,谱线宽度可小于 1 Hz,主要用于有机分析。宽谱线核磁共振谱仪可直接测量固体样品,谱线宽度达 10 Hz,在物理学领域用得较多。高分辨核磁共振谱仪使用普遍,通常所说的核磁共振谱仪即指高分辨谱仪。

按工作方式可分为连续波核磁共振谱仪(普通谱仪)和傅里叶变换核磁共振谱仪。连续波核磁共振谱仪通过改变磁场或频率记谱,以这种方式测谱,对同位素丰度低的核(如 C 等)必须多次累加才能获得可观察信号。

傅里叶变换核磁共振谱仪,用一定宽度的强而短的射频脉冲辐射样品,样品中所有被观察的核同时被激发,并产生一响应函数,它经计算机进行傅里叶变换,仍得到普通的核磁共振谱。傅里叶变换仪每发射脉冲一次即相当于连续波的一次测量,从而大大缩短测量时间。

(三)拉曼光谱(Ram)

拉曼光谱是一种散射光谱,出现于 20 世纪 30 年代。由于拉曼效应较弱,故其应用受到限制。后来将激光技术引入拉曼光谱,发展成为激光拉曼光谱,其应用才逐渐广泛起来。目前,其与红外光谱相配合,成为研究分子振动和转动能级的有力手段。

(四)质谱(MS)

质谱分析是一种测量离子质荷比的分析方法,其基本原理是使试样中各组分在离子源中发生电离,生成不同荷质比的带电荷的离子,经加速电场的作用,形成离子束,进入质量分析器[4]。在质量分析器中,再利用电场和磁场发生相反的速度色散,将它们分别聚焦而得到质谱图,从而确定其质量。质谱的工作原理是:有机化合物的蒸汽在高真空下受到能量很高的电子束的轰击,失去一个电子变成分子离子,分子离子实际上是正离子自由基,由于电子的质量很小,分子离子的质量等于化合物的分子量。10 eV 的电子束能量便可使分子变成分子离子,而质谱仪中使用的电子束能量远高于这个数值,如 70 eV,多余能量传给分子离子,使其裂解成各种不同的带正电或不带电碎片,通过测定不同质荷比的正离子,所得结果打印出来称为质谱图。各类有机化合物的分子离子裂解成大小不同的碎片具有一定规律性,根据这些不同裂解规律可推导出有机分子结构。

(五)X 射线衍射(XRD)

根据晶体对 X 射线的衍射特征来鉴定材料的物相与结构的方法称为 X 射线衍射动相分析法,一般包括 XRD 物相定性分析和 XRD 物相定量分析[7]。下面主要介绍 XRD 物相定性分析,包括它的原理和步骤。每种晶体都具有特定的结构,在一定波长的 X 射线照射下,不同的晶体结构产生完全不同的衍射花样;而多相物质的衍射花样互不干扰且互相独立,只是进行机械叠加。这与人的指纹是一样的,不同的人指纹也不会相同。因此,可以根据 X 射线衍射花样来分析试样的物相组成。

XRD 物质定性分析步骤为:①获得衍射花样。衍射花样可以用德拜照相法和衍射仪法等获得,与德拜照相法相比,衍射仪法精度高且灵敏度高,一般使用衍射仪法获得衍射花样。②根据衍射花样计算晶面间距和相对强度值。对于物相定性分析,以衍射角 $2\theta < 90°$ 的衍射线为主要分析依据,要求晶面间距有足够的精度,精度为 0.01 Å。③检索粉末衍射文件(PDF)卡片对所计算的晶面间距给出适当的误差。误差一般为 ±0.02 Å,找出三强线的晶面间距、相对强度值与 PDF 卡片索引中的三强线相吻合的条目,再核对八强线的晶面间距、相对强度值是否与该条吻合。如果吻合,根据索引中卡片的编号提起 PDF 卡片。④最后判定。有时经初步检索及核对卡片后不能给出唯一准确的卡片,此时就需要试验者根据实践经验和其他信息判定唯一准确的 PDF 卡片,例如可根据试样中含有的元素来判定唯一准确的 PDF 卡片[1]。这些步骤可用于单相物质的定性分析,而多相物质定性分析的原理与单相物质分析的原理相同,但是需要反复尝试,分析过程比较复杂。

第二节 生物医用材料的物理性能与表征

一 组成与结构

（一）材料的组成

任何一种材料的宏观性质都取决于材料内部的化学组成和组织结构。材料可以由单质或化合物组成，这些单质和化合物作为材料组元，是组成材料最基本的物质。材料中具有相同的化学成分并且结构相同的部分被称为相，各种相及各个晶粒所构造出来的不同微观形貌即为材料的组织。不同的材料有不同的化学组成[1]。其中，金属材料可以分为两种：由单一金属元素组成的纯金属，由金属元素组成或以金属元素为主的合金。常见的无机非金属材料有玻璃、陶瓷和水泥等，它们都是由金属元素和非金属元素相互结合构成的；高分子材料由有机化合物组成，其相对分子质量通常较高，主要以碳元素为主。

（二）晶体结构及其缺陷

晶体由原子、分子或离子构成，这些质点在空间中呈现出三维周期性规则排列为晶体最基本的结构特征，是材料性能最基本的决定性因素之一。晶体可分为单晶体与多晶体，其内部都存在保持相对稳定的晶格。单晶体中的晶格是连续单一的，多晶体则是各取向不同的小单晶体组成的聚集体。然而实际上，绝大部分晶体都和理想的原子排列有一定的偏离，这种晶体材料的结构缺陷将对材料性能产生一定影响，但不同材料中缺陷的影响程度并不相同。比如聚合物晶体中通常存在有大量缺陷，但这些缺陷对材料总体性质的影响与金属和陶瓷相比往往更小。结构缺陷类型可分为三类：点缺陷、线缺陷和面缺陷。它们所涉及的原子从少到多。这些结构缺陷以不同的方式对材料的热学性能、力学性能、可加工性等都产生或大或小的影响，尤其二维缺陷面缺陷对生物医用材料的生物相容性起到重要影响，在材料的设计合成中可以加以利用，通过各项技术改变材料的微观结构，从而实现对材料性质的把控。

（三）聚合物材料的结构特性

聚合物结构通常分为两种：高分子链结构和高分子聚集态结构。高分子链结构可分为一级结构和二级结构。其中，一级近程结构又包括结构单元的化学组成、连接顺序和立体构型等，二级远程结构包括高分子链的形态及其分子量等。高分子聚集态结构为高分子化合物的三级结构，有晶态、非晶态、取向态、液晶态及织态等。这些不同的结构决定了高分子化合物具有不同的特性。例如，高分子长链以线型结构存在，这类化合物在一些合适的溶剂中表现出良好的可溶性，且具有良好的弹性和塑性，同时在温度升高时会发生软化、流动等现象，易于加工并重复使用；然而以交联网状结构存在的高分子化合物往往不能溶解或仅溶于少数几种溶剂，弹性和塑性低，温度升高时也不会出现熔融或软化状况，但是这类材料通常表现出较好的机械强度、尺寸稳定性和耐热性。

二 热学性能

在生物医用材料研究中，由于特殊的人体使用环境，材料亚基随温度的变化情况十分重要。材料的热学性能包括热容、热传导、热膨胀、热电势以及热辐射等，这些性能对材料的相变研究具有重要意义。本节将向读者介绍黏性流动、热转变及相关热分析技术。

（一）黏性流动

在实际流体中，有许多具有黏性的流体。黏度是用来表示流体黏性大小的量，表示材料抵抗变形的能力。材料的黏度为对材料施加的应力与施加的应变速率之比，其大小影响材料的可加工性。黏性流动是指黏性流体的运动状况。具有黏性的实际流体在流动过程中，由于其本身的黏性作用，流体的部分质点黏附在物体表面，形成黏性不滑移，由此在两者之间产生摩擦阻力和能量耗散。当流体流过钝体时，流体从物体表面分离并形成尾流和压差阻力。同时，流体内部也产生内摩擦和能量耗散。黏性流动往往同传热传质现象相联系，正是因为在黏性流体流动的过程中，损失的机械能转换为大量热量，质量交换导致了动量交换。这种现象在自然界和工程技术中普遍存在，例如人体血管中的血液流动、流体在管道中的流动。黏性流体动力学的研究对工程应用具有重大意义。

（二）热转变

晶体材料具有明确的熔点，这是其最典型的热转变点。当材料温度高于熔点时，材料的高度有序结构被打破，由固体向液体转变，通过黏性流动发生变形。

非晶体材料并没有明确的熔点，通常都是随着温度的降低，材料的黏度逐渐增大，原子运动趋于缓慢微小。虽然非晶体不存在明确的熔点，但根据其黏度的变化可以确定一些特殊的热转变点。以玻璃为例，玻璃存在玻璃转变温度和玻璃软化温度，这些温度点对玻璃的成型加工具有重要的指导作用。高分子材料也存在一些特征温度，例如脆化温度、玻璃化转变温度等，特征温度对高分子材料形态和性质的转变具有重大影响，在实际研究生产中也有重要应用。通过外界手段可以实现高分子材料特征温度的转变，从而使得产品更加适合实际应用环境。

（三）热分析技术

材料的热学性能对材料研究具有重要的指导意义，测试并获取材料对温度的响应数据能够获得更多有关材料性能和组成方面的信息。热分析技术就是在程序设定温度下研究材料的各种转变和反应，测定其物理性能与温度之间的变化关系，在当代材料的分析测定中发挥重要作用。比较著名的热分析方法有差示扫描量热法、热重分析、动态力学分析以及差热分析等，本节主要介绍差示扫描量热法和热重分析。

1. 差示扫描量热法（DSC）

DSC用于表征样品材料的热转变性质。它在程序设计温度下能得到试样和参比物对同一温度的功率差及其与温度的关系。通过检测此间关系变化，不仅可以观察分子运动变化，还可以研究材料的微观结构以及热力学参数。

DSC的基本工作原理是在相同条件下对样品与参比物进行加热或冷却，当样品发生相变时，试样与参比物之间会产生一个温度差，由此形成的温差电势经热电偶检测及差热放大器放大后，传入功率补偿放大器，功率补偿放大器自动调节补偿加热丝的电流，使得两者温差趋于零。这个过程中补偿的热量即为样品的热效应，以电功率形式显示在记录仪上。

DSC可以分为功率补偿型DSC和热流型DSC两类。功率补偿型DSC采用内加热式，并用独立加热器对样品池和参比池进行分别加热，比较的数据为使两者保持相同温度的电功率；热流型DSC则采用了外加热的方式，而且样品池和参比池放置在同一加热器内加热，仪器通过计算两者温差并转化为热流得到数据。

2. 热重分析(TGA)

TGA 是在程序设计温度下,通过测量物质质量随温度或时间变化而发生改变的程度,来确定样品组成、热稳定性、热分解情况以及生成产物等与质量的联系的方法。TGA 定量性强,能准确测量物质的质量变化及其速率。所以,任何受热时发生质量变化的物质都可以用 TGA 来研究,同时也可用 TGA 来检测物质的物理变化和化学变化过程,如升华、汽化、吸附、解附以及气固反应等。热重仪是 TGA 过程中所用仪器,主要由温度控制系统、检测系统和记录系统三部分组成。TGA 在金属合金、地质、高分子材料以及药物研究等方面都有应用。

三　光学性能

近年来,材料光学性能愈来愈受到广泛关注。本节将主要介绍光在材料表面特性,例如光的透过、吸收和反射特性,材料荧光性,以及相关表征技术[2]。

(一) 光的透过、吸收和反射

根据光的波长,光被分为红外线、可见光和紫外线三个波段。当光波投射到物体上时,光与组成物体的物质微粒发生作用。由于物质分子间的结构不同,投射的光一部分在表面上反射,其余部分折射进入物体;其中有一部分被吸收成为热能,另一部分则透过物体。物体的折射率是介质对光的一种特征,具有磁光效应、电光效应和光弹性,可以表示为光波在物体中的传播速度与在真空中传播速度的比值。接下来简单介绍几种材料的光学特性。

金属材料可透过紫外线以上的高频光,但无法透过可见光。这是因为金属导带中存在许多空轨道,当电磁波入射时,这部分能量被吸收并激发电子进入未填充态,在宏观上即表现为金属材料的不透明性,只有很薄的金属膜才能透过可见光。同时被激发的电子又会衰减到较低的能级,在金属表面发生再反射。金属对光的吸收和再反射共同造成了金属材料对可见光、红外线和微波等低频光的强反射性。

无机非金属材料的透光性取决于其内部的能带结构。当光带能极差较大,使可见光不能引起电子激发时,材料对光就有良好的透过性,比如玻璃一般都十分透明,陶瓷通常不透过可见光,但在陶瓷烧结过程中通过抑制晶粒生长的手段也能烧出透明的陶瓷材料。另外,一些含有稀土金属、过渡金属离子的陶瓷对可见光和红外线均有吸收。

高分子材料的反射率通常都很小,一般都无色透明。但通过添加一些其他不纯物质可以起到着色的作用。此外,利用一些高分子材料在红外线波段具有的显著吸收性,可以实现分子基团的检测。

(二) 荧光性

荧光性通常指某些材料的冷发光现象,具体来说是指原子核周围的一些电子在吸收电能或光能后从基态跃迁到第一激发单线态或第二激发单线态等,但由于第一激发单线态或第二激发单线态的不稳定性,电子会回到基态,在这个恢复过程中会有部分能量产生,这些能量以光的形式释放出来,就产生了荧光现象。

物质的荧光性在生化和医学领域有着广泛的应用,如 DNA 测序、DNA 微阵列、流式细胞仪(荧光激活细胞分选器,FACS)和全内反射荧光显微镜等,都会用到荧光性。

（三）光学表征技术

光学领域对特殊光学性能材料的需求日益增加，对材料光学性能的表征技术也随之大力发展。由于光学表征技术在运用过程中并不直接接触待测样品，这就保护其不受破坏。这个特殊的优点使得它备受研究者的关注。本节简单介绍紫外-可见光谱法、荧光光谱法、特殊光源发射的 X 射线衍射法、扫描电子显微镜以及透射电子显微镜等[3]。

1. 紫外-可见光谱（UV-VIS）

UV-VIS 又称为电子光谱，是一种利用物质对紫外-可见光的选择性吸收而建立的用于推测物质结构的分析方法。UV-VIS 的基本原理是待测样品在光的照射下内部发生的电子跃迁。不同的结构会产生不同的电子跃迁，其对应着的不同能量（波长）反映在紫外可见吸收光谱图上呈现为不同位置不同强度的吸收峰，由此可以得到待测样品的结构信息。

UV-VIS 分析过程中会用到紫外可见吸收光谱仪，通常由光源、单色器、吸收池、检测器以及数据处理和记录系统（计算机）等部分组成。在仪器内部，由光源发出并经光孔调制后的光束进入由色散棱镜或衍射光栅组成的单色器。单色器的作用，顾名思义是将光束分成不同波长的单色光。被分离后的不同波长的单色光通过光栅的转动经狭缝依次经过样品池和检测器，随后通过电子放大电路放大后显示在微安表或数字电压表上，读取吸光度后，经过数据处理最终可以得到光谱图。

UV-VIS 主要应用于共轭体系（共轭烯烃和不饱和羰基化合物）及芳香族化合物的定量分析，其特点为检出限低、灵敏度高等。此外，还可以用于进行纯度检测、氢键强度的测定以及位阻作用的测定等。

2. X 射线衍射（XRD）

X 射线衍射仪的光源为 X 射线，其本质为电磁辐射，与普通可见光相比具有波长更短、能量更高的特点。下面简单介绍 XRD 的基本原理。前面介绍晶体是由原子规则排列成的晶胞组成的，当一束单色 X 射线入射到晶体时，由于这些规则排列的原子间距离与入射 X 射线波长有相同数量级，故由不同原子散射的 X 射线相互干涉，在某些特殊方向上产生强 X 射线衍射，衍射线在空间分布的方位和强度，与晶体结构密切相关。

XRD 主要应用于物相分析、结晶度测定和精密测定点阵参数等方面。XRD 物相分析是根据晶体对 X 射线的衍射特征来鉴定材料的物相和结构的，一般分为 XRD 物相定性分析和 XRD 物相定量分析。在进行分析时，X 射线的衍射方向和衍射强度是两大重要信息，分别反映晶胞大小与形状和原子种类与数目。

3. 荧光光谱法

荧光光谱法是基于材料荧光特性而进行的一种光学表征技术，具有选择性强、用样量少、灵敏度高以及工作曲线的线形范围宽等优点，同时操作方法也较简便，因此广泛应用于生物化学、生物医学和药理学等领域[9]。

荧光光谱法中使用到的仪器有荧光分光光度计。它是一种用于扫描液相或固体荧光标志物所发出的荧光光谱的仪器，其激发波长扫描范围一般在 $190\sim650$ nm，发射波长扫描范围为 $200\sim800$ nm。通过对发射光谱、激发光谱、量子产率、荧光强度、荧光寿命以及荧光偏振等许多物理参数的测定，可以从各个角度反映分子的成键和结构情况，由此来进行物质的一般定量分析和分子在各种环境下的构象变化研究，从而阐明分子结构与功能之间的关系。

接下来简单介绍荧光分光光度计的基本工作原理。仪器内部的高压汞灯或氙灯发出紫外光和蓝紫光,光经滤光片过滤后照射到样品池中,样品中的荧光物质被激发后发出荧光,荧光经滤过和反射后,被光电倍增管所接受,然后以图或数字的形式显示出来。

(四) 微观形貌表征技术

1. 扫描电子显微镜(SEM)

和普通的光学显微镜不同,SEM 的光源为电子束,通过收集电子束与样品相互作用产生的各种特征信号来判断样品表面形貌和化学成分。SEM 看到的图像皆为黑白色,其他所谓的彩色只是由软件加上去的伪彩色。

SEM 主要有三部分构成,分别是电子光学系统、信号收集和图像显示记录系统和真空系统。产生电子束的电子枪存在于电子光学系统中,同时还存在有聚光镜实现电子束聚焦、扫描线圈实现电子束偏转;信号收集系统主要探测二次电子、背散射电子和特征 X 射线三种信号,图像显示记录系统则将这些探测到的信号进行放大和转化,在荧光屏上输出;为了整个 SEM 的正常工作,真空系统尤为重要,它可以延长电子枪的使用寿命、防止样品污染以及防止气体干扰信号的产生[10]。利用 SEM,可以进行金相分析、粉末形貌分析、断口分析以及摩擦磨损分析等与表面形貌相关的分析,以及材料相的组成、形状、尺寸及其分布的相关研究分析。

2. 透射电子显微镜(TEM)

与 SEM 相同,TEM 的光源也是电子束,它经加速和聚集后被投射到非常薄的样品切片上,电子与样品中的原子碰撞而改变方向,从而产生立体角散射。散射角的大小受到样品厚度与密度的影响,因此不同的样品可以形成明暗不同的影像,这些影像经放大和聚焦后在荧光屏、胶片及感光耦合组件等成像器件上显示出来。

TEM 的分辨率可以达到 $0.1\sim0.2\,nm$,放大倍数为几万至百万倍,比普通的光学显微镜高许多。因此,TEM 可以用于样品的精细结构甚至一列原子的观察。TEM 在众多科学领域中有着重要应用,如病毒学、病理研究、材料科学、半导体研究以及纳米技术等。

四　流变性能

旋转流变仪是另一种材料领域应用最广泛地用来研究测量材料流变学特性的仪器。在流变学研究中,弹性、塑性、黏滞性和强度是最基本的四个流变学特性。旋转流变仪可以通过一系列方式测定出材料研究中所需要的流变学参数。具体来说,它通过对样品施加强制载荷(稳态应力载荷、稳态速率载荷、动态正弦周期应力载荷以及动态正弦周期应变载荷)的方式,观测样品对所施加载荷的响应数据;通过测量剪切速率、剪切应力、振荡频率以及应力应变振幅等流变数据,计算样品的黏度、储能模量、损耗模量以及 Tanδ 等流变学参数[11]。在医药领域,旋转流变仪对药物的测定具有重要意义,例如对广谱抗真菌药物盐酸布替萘芬等凝胶药物的流变特性研究等,可以改善药物在人体的舒适度及作用效果。

根据其等级,旋转流变仪大致可以划分为低等级和高等级两种。低等级旋转流变仪以机械轴承马达为核心测量结构,基本要求是可以进行连续的转速控制,一般只具有稳态测量功能,可以测量黏度 η、流动曲线、屈服应力以及触变性等流变学特性,但测量范围比较小。高等级旋转流变仪则以空气轴承马达为核心测量结构,除了要满足低等级旋转流变仪的要求外,还要求可以产生正弦波应变或应力,具有稳态测量、动态测量和瞬态测量功能,可以测量黏度、储能模量 G'、损耗模量 G''、Tanδ、流动曲线、屈服应力、触变性、复数模量 G^*、应力松弛以及蠕变等流变学特性，测量范围比较广[12]。

第三节　生物医用材料的生物学性能与表征

■ 生物医用材料的生物学反应

生物医用材料作为与人体组织直接接触并起医学作用的材料，在接触人体组织的过程中，人体组织必然会产生一系列相对应的反应，具体如下。

（一）血液反应

1. 血小板血栓（血小板黏附激活）

当机体出现损伤或有异物入侵时，血小板会迅速凝聚在血管内皮细胞或其他异物的表面上，进行局部止血，这一过程称为血小板的黏附。当生物医用材料作用于血液时，即可能触发血小板的凝结。

2. 凝血系统激活

凝血，即血液凝固。当血管出血时，血液中的可溶性纤维蛋白原会被分解为不可溶的纤维蛋白，宏观上表现为血液由流动状态变成了不可流动的状态，即由液态变为凝胶态以阻止血液的流失。

3. 纤溶系统激活

血液凝固过程中，可溶的纤维蛋白原被一系列酶分解为不可溶的纤维蛋白，这一过程即为纤溶，即纤维蛋白原的溶解。参与到这一过程中的激活物、抑制物以及这一过程中其他的酶促反应，统称为纤溶系统。

4. 溶血反应

溶血反应是由于多种理化性质的改变或细胞毒素等因素引起的红细胞破裂，使得其中的血红蛋白逸出的反应。

5. 白细胞反应

白细胞是无色、球形、有核的血细胞，其可杀灭侵入人体的病原体，清理人体自身癌变细胞等，白细胞反应包括白细胞数量增多和白细胞黏着反应等[13-15]。

6. 细胞因子反应

细胞因子是一类小分子蛋白质。其具有良好的生物活性，通常是由免疫细胞合成分泌，但有些非免疫细胞也能分泌细胞因子。当结合相应的受体时，细胞因子可调节细胞的增殖分化及免疫应答等[16]。

7. 蛋白黏附

生物医用材料在植入人体后，导致的血液蛋白依附的现象。

（二）免疫反应

1. 补体系统激活

补体是一种特殊的血清蛋白质，通常存在于人体血清和组织液，也存在于脊椎动物体内。补体耐热性不高，经过特定刺激后活化，具备酶活性。许多炎症反应以及免疫反应等均由活化后的补体作为媒介物质发生。

补体系统激活,就是指补体在受到补体激活物的刺激后由稳定态转变为活化态的过程。补体激活物包括免疫复合物和某些病原体等物质。补体系统的激活通常情况下可分为三大途径,分别为经典途径、凝集素途径和旁路途径,经过这三种途径中任意途径均可使补体中的各成分按照次序被激活并形成具有活性的酶,参与到后续的反应[17]。

2. 体液免疫反应

体液免疫,即以浆细胞产生抗体的免疫机制,起主要作用的为 B 细胞。

3. 细胞免疫反应

细胞免疫,是指当病毒或病菌侵入细胞时,T 细胞增殖分化为效应 T 细胞和记忆 T 细胞,并释放淋巴因子的过程,若有相同抗原再次入侵免疫系统,记忆 T 细胞会迅速增殖分化为效应 T 细胞,对抗原产生作用[18]。

(三) 组织反应

1. 炎症反应

炎症反应是一种临床观察过程中比较常见的病理反应,可作用于人体各个组织和器官,其产生往往具有红、肿、热、痛等现象,并伴随有发热和白细胞增多等一系列全身性反应。

2. 细胞黏附

通过细胞识别,同类的细胞可彼此相互黏附聚集,进而形成细胞团乃至生物组织,这一过程称为细胞黏附。

3. 细胞异常分化

所用材料中可能存在某些致癌因子,导致细胞异常分化,即癌变。

4. 形成囊膜

囊膜是指与宿主细胞膜相似的,包被在病毒外壳上的类脂双层膜。囊膜主要由蛋白质、多糖和脂类构成[19]。构成囊膜的物质主要来源于宿主细胞膜上的磷脂和蛋白质,故而与宿主细胞膜相似,但其中也包括一些病毒本身的糖蛋白。形成囊膜能使病毒不被细胞识别而进出细胞[20]。

5. 细胞质的转变

生物医用材料中,引起生物学反应的因素如下。

(1) 医用材料的酸碱度。

(2) 医用材料中残存的毒性物质。

(3) 医用材料生产合成过程中产生的具有毒性、刺激性的微量物质。

(4) 医用材料和医用材料制品经高温消毒灭菌而裂解,或因吸收化学毒剂致使本身出现毒性。

(5) 医用材料和医用材料制品的形状、大小和表面性质等物理因素。

二　生物医用材料的物化反应

生物医用材料进入人体并与人体接触时,在给人体带来一系列生物学反应的同时,自身的理化性质也被人体的一些组织、血液所影响,以下介绍生物医用材料的物化反应。

(一) 生物医用材料物理性质变化

大小、形状、弹性、强度、硬度、脆性、软化、硬化、磨损、导热性以及导电性。

(二) 生物医用材料化学性质变化

1. 吸附性

生物医用材料在植入人体后，其表面对体液中的其他物质分子，譬如无机离子、气体分子以及有机极性分子等的吸附性能。

2. 溶出性

药剂从生物医用材料中在体液中溶出的速度等性能。

3. 渗透性

一种材料在不损伤介质构造的前提下，使流体从中通过的能力，即药物等化学物质在生物医用材料间的移动。

4. 反应性

生物医用材料对机体病理做出反应的敏捷度等因素。

5. 酸碱性

生物医用材料中氢离子活度的一个量度。

人体组织中，引起生物医用材料物化反应的因素如下。

(1) 由于人体的运动，人体骨骼、肌肉等对医用材料产生力学作用。

(2) 体液中的各种生物酶、自由基等细胞活性物质对医用材料的作用。

(3) 人体进行的新陈代谢过程中存在各种生化反应。

(4) 生物电、磁作用以及电解、氧化等作用。

三 生物医用材料的生物相容性

生物医用材料的生物相容性可根据材料在人体中的作用位置分为两类。

若材料在人体中作用于心血管系统内，和血液直接接触，则主要研究该材料与血液的相互作用，称为血液相容性，即材料与血液在一起是否相容。

若材料在人体中作用于心血管系统外，与组织和器官直接接触，则主要研究该材料与组织的相互作用，称为组织相容性，亦可称作一般生物相容性，其中细胞相容性是组织相容性的重要组成部分。

由以上可以判断一种生物医用材料的好坏，还应指明生物医用材料具体的应用环境，例如具有良好血液相容性的材料并不一定具有良好的细胞相容性。

在现有的研究基础上，由于组织相容性涉及的反应在医学研究中比较经典，所以在组织相容性方面已建立起一套比较成熟的试验方法，对其中的反应机制也有比较成熟的认知。相对而言，由于血液相容性涉及的各种反应都比较复杂而较难进行研究，而且很多反应的机制都不太明确，因此，血液相容性的试验方法现只有溶血试验，其他的试验方法大都不了解，尤其是涉及凝血反应时，凝血系统中的细胞因子反应和补体系统中的反应都不太明确，至于如何对其进行分子水平上的试验，更是亟待研究。

(一) 生物医用材料的血液相容性

1. 生物医用材料对血液的影响

(1) 血小板的激活、聚集以及血栓的形成。

(2) 凝血系统和纤溶系统激活，凝血能力增强，凝血速率加快，凝血时间缩短。

(3) 红细胞破裂，血红蛋白逸出，发生溶血。

（4）白细胞的数量减少，功能发生变化。

（5）补体系统被激活或者被抑制。

（6）对细胞活性物质，如血浆蛋白、细胞因子等的影响。

2. 影响血液相容性的因素

（1）材料的表面物理性质——光洁度；一般而言，材料表面越粗糙，与血液的接触表面积就越大，就越容易凝血。

（2）材料的表面物理性质——带电性；表面带负电的医用材料，其血液相容性更加优良。

（3）材料的表面化学性质——亲水性；亲水材料的血液相容性优于疏水性材料。

3. 目前普遍使用的抗凝血表面

肝素表面、低温裂解碳表面、二氧化钛表面以及氧化钽表面等。

4. 凝血过程

血液在受到以下因素的影响时，即可能形成血栓：

（1）血管壁的物化性质和状态发生改变。

（2）血液中譬如血清蛋白等物质的性质发生变化。

（3）血液的流动状态发生变化，如凝血过程导致的血液由流动态变为凝胶状的非流动态。

现在的研究结果还未完全掌握凝血过程的机制和路径，其大致的过程为：当材料进入人体并与血液发生接触后，在短短数秒内，血浆蛋白便会最先与材料接触，血小板随之在材料表面吸附、凝聚和变形，最后逐步形成血小板血栓。与此同时，血液内的凝血系统和纤溶系统等一系列凝血因子依次被激活，这些凝血因子将使血液在材料表面凝聚，共同作用形成血栓。

血栓是血管内的小血块，其进入脑动脉后即引发脑卒中，进入冠状动脉则引发心肌梗死。因此，血液相容性是材料接触血液的一个极其重要的性能，许多医用材料制品，比如血管支架和人工心肺机等，都必须具有良好的血液相容性。

5. 提高材料血液相容性的方法

提高材料血液相容性的方法有改变材料表面的结构和性能。常见的材料表面和肝素表面，抗凝血和防止血栓形成的功能十分明显，其作用机制如下：

（1）肝素和血小板第三因子共同抑制凝血酶活性，阻止其发挥作用，抑制了血液中的纤维蛋白原转化为纤维蛋白，即抑制了凝血过程。

（2）肝素表面能够抑制血小板在材料表面的吸附和凝聚，这样血小板血栓便失去了凝聚核心故无法形成，以此达到抗凝血的作用。特殊的材料表面结构，比如亲水-疏水微相分离结构，是优良抗凝血材料表面结构之一，聚醚聚氨酯抗凝血材料 AT－Pu 系列，即为具有该结构的聚合物。该结构中亲水单体的分子量和含量比例是其抗凝血能力的决定因素，如果对其加以调整，该材料表面的抗凝血性能将会显著提高，具体可优于同类型抗凝血材料 1~2 倍。该结构抗凝血的原理为：亲水性材料表面与血小板之间的作用力弱，很难引起血小板的依附，故而抑制凝血系统，进而可防止血栓的形成。此外，如果材料表面带负电，则该材料也将具有优良的抗凝血功能。

从目前研究来看，建立血液相容性的体内外试验方法是主要的研究方向，重点在于从分子水平上对凝血过程以及凝血系统与材料的相互作用的原理进行研究，进而在理论基础上找到它们之间的作用实质和机理，尤其是血液中各类物质，如各种酶、细胞因子等在凝血系统中发挥的作用，建立一套完整的对优良的血液相容性材料的设计理论和研究方法，进而加以利用，开发出具有更加优良的血液相容性的生物医用材料。

6. 生物医用材料与血小板的作用

当生物医用材料进入人体与血液相接触时，血小板即被激活。经过近代血液细胞分子学领域的发展，已经在分子水平上掌握了血小板的激活、黏附、聚集以及释放等反应。国际标准化组织已将测定血小板球蛋白和血小板因子等方法作为测定材料与血液之间相互作用试验的试验方法，作为在分子水平上评价医用材料与血液相互作用的指标。

7. 生物医用材料激活补体系统

补体是指一组广泛存在于人体血清和组织液中的蛋白质，其活化后将具有酶活性。实验表明，补体在其他脊椎动物体内也同样存在。19世纪的实验研究证实，在新鲜的血液中，存在一种不耐热的、能够补充特异性抗体，且能够辅助抗体，共同作用于病毒或病菌，又能够介导溶菌和溶血反应的成分，称作补体。一般认为补体在抵御感染中起重要作用。

人体的补体系统是由二十多种理化性质和免疫性质不同的血清蛋白构成，通常是以未活化的前体物质存在，约占血浆蛋白的15％，当机体受到外来因素的刺激时，补体系统便会被激活，即补体系统中各组分的物质按照一定的次序，进行一系列的酶促反应。

在临床人工肾透析时，患者体内会出现短暂性的白细胞减少的症状，这便是生物医用材料激活了补体系统的表现，这也是生物医用材料激活补体系统最明显的一个示例。

现在的研究表明，血液透析膜和其他生物医用材料在和血液接触时都能触发补体反应的激活。激活过程是C3分子带有的磺酸酯基因活性位点与医用材料表面的亲核基团发生共价键合。因此，带有羟基或氨基集团的材料表面更易触发补体系统的激活。此外，生物医用材料也可使补体系统按照经典途径激活。

（二）生物医用材料的组织相容性

组织相容性是指材料进入人体后与人体组织细胞接触反应，其要求材料与组织细胞无任何不良反应，材料表面要求具有良好的细胞相容性，能够促进细胞的黏附、铺展、迁移、增殖和分化，并维持细胞正常的表型，以及细胞正常的生理活性。

1. 材料的细胞相容性——细胞的黏附机制

细胞在生物医用材料表面的黏附是通过生物识别过程来实现的，而生物识别则是指细胞在体内外通过细胞膜表面的受体与其对应的细胞外对应的信号分子即受体之间的相互作用。在细胞表面存在一类称为整合素的跨膜受体，动物体内细胞外基质中的纤维粘连蛋白和玻璃粘连蛋白等都为它的受体，统称为黏附蛋白。细胞与细胞外基质之间的粘连就是靠整合素与粘连蛋白之间的相互作用实现的。在体外，细胞与生物医用材料表面之间的相互作用遵循相同的作用机制。所以，细胞表面的整合素在细胞对生物医用材料表面的生物识别与黏附过程中起重要作用。除了整合素之外，细胞膜表面还有着其他与细胞黏附有关的受体，如钙黏素和选择素等，他们与整合素一起统称为黏着因子。

根据生物医用材料本身的性质，其与组织细胞的作用方式可分为两种。

（1）如果材料可被分解（即被组织细胞分解），首先由粒细胞合成并分泌溶解酶，溶解材料，然后溶解后物质由吞噬细胞吞噬，进而吞噬细胞会将其分解为小分子物质，最后这些小分子物质被吸收。这类材料通常具有与活体组织相似的蛋白质结构。

（2）如果材料本身无法被分解，则组织细胞将对其进行包裹；成纤维细胞合成并分泌出胶原纤维，释放的胶原纤维会在材料周围聚集形成结缔组织包裹层，使材料与活体组织分隔开。这类材料体积一般比较大，且一般是无机物。

根据以上分析介绍，则可能出现以下情况：

（1）毒性反应：如果材料毒性过大，则导致周围细胞无法进行正常代谢，进而引起细胞死亡。而细胞死亡后会产生"非细菌性脓肿"。该组织具有较高的酸度，会加强该组织的腐蚀性，进而会造成材料尤其是金属材料的腐蚀加深，而材料的腐蚀产物，会造成更多细胞的死亡，形成恶性循环。其特征为周围细胞体积缩小，细胞核体积加大，染色体染色加深。

（2）包绕反应：如果植入材料体积过大，毒性适中，在植入位置周围的成纤维细胞分泌产生大量胶原纤维，在材料表面形成致密的纤维包绕层，使材料与周围组织隔离开，其一有利于降低材料的腐蚀速率，其二可降低材料对组织细胞的副作用。其特征为形成致密包绕层，无血管形成。

（3）活性反应：如果植入材料的体积大，但毒性很小，则其释放的化学刺激物很少，对周围组织的影响较小，形成的包绕层疏松，且有血管产生。其特征为包绕层疏松且薄，其中有毛细血管。

综上所述，通过观察包绕层的特征即可判断材料的组织相容性。

2. 影响生物医用材料细胞相容性的因素

影响生物医用材料细胞相容性的因素有材料表面的物理形貌、表面疏水性、表面能、表面电荷、表面官能团和生物活性因子以及表面的微图案化等[21]。

（1）材料表面的微图案化：生物医用材料的表面形貌包括人为的、具有规则几何形状的表面形貌和天然的无规则表面形貌。对于无规则表面形貌，一般认为，粗糙的表面有利于细胞的黏附。Lampin 的鸡胚胎细胞和血管内皮细胞的黏附迁移试验，Deligianni 的人骨髓细胞试验均证实这一结论；对于规则表面形貌，现研究表明"沟槽-脊"表面结构和微孔表面结构，以及纤维状材料的表面曲率等对细胞的取向生长行为均有一定的影响。

（2）材料表面的亲疏水性：生物医用材料表面的亲疏水性对材料表面蛋白质构象有重要影响，因而与细胞相容性有着密切的联系。根据研究表明，亲水性很强的表面不利于蛋白质的黏附，进而不利于细胞的黏附；对于疏水性强的表面，非黏附蛋白在材料表面的黏附阻碍了黏附蛋白的吸附；另一方面，吸附在高疏水性材料表面的黏附蛋白，其分子链的天然构象遭到破坏，不利于细胞的黏附。综上，只有疏水性适当的表面才有利于细胞黏附。

（3）材料的表面能：低表面能材料与活体组织之间大部分处于分离状态，表面黏附的细胞呈现球形或近球形，黏附作用极弱。而高表面能材料的表面则可被活体细胞完全覆盖，并呈现出扁平、拉长的形态，黏附作用很强。因此高表面能的表面更有利于细胞的黏附与铺展，即具有高表面能的材料的细胞相容性更高。

当材料被植入人体与组织接触后，机体会迅速地对其做出免疫性应答，具体表现为大量的免疫细胞，包括白细胞、吞噬细胞以及淋巴细胞等，这些细胞聚集在材料周围，会导致机体产生不同程度的炎症。如果材料毒性较大，会使局部炎症进一步恶化，甚至造成组织坏死；如果材料毒性适中，随着时间的推移，成纤维细胞分泌的胶状纤维逐渐在材料周围堆积形成致密的纤维包绕层，使材料与组织隔离开；如果材料的毒性很小甚至没有，其对组织的影响较小,会形成较为疏松的包绕层。如果材料的组织相容性好,形成的包绕层会逐渐变薄,其中还会有毛细血管的产生。反之,如果材料的组织相容性较差,材料中的毒性物质不断渗出,会刺激局部炎症加深,形成慢性炎症,包绕层加厚,逐步出现肉芽或细胞癌变。

在材料的组织相容性领域,人们主要关心的两个问题即炎症和细胞癌变。

3. 生物医用材料与炎症

材料如果长期植入在人体中,一般都会引发炎症。其原因是材料中包含的小分子物质的渗出,刺激机体对其进行免疫应答,进而引发非感染性炎症[22]。炎症的过程一般较轻微,一到两周即基本消失。但如果小分子残留物具有较大的毒性,那么机体对其产生的免疫应答也就较强烈,引起的炎症持续性强,作用强度大。在材料长期植入人体的过程中,引发慢性炎症,会对人体产生严重的不良反应。当医用材料植入人体后,一般会引起多种并发症,其中感染性炎症是最常见的并发症,发生率高达 $1\% \sim 10\%$,其中医用材料的灭菌不充分,或者医用材料在使用前被病毒或细菌污染等,都是引发感染的主要因素。具体分析如下。

（1）植入过程中对皮肤和组织有一定的损伤。

（2）材料的生产过程中被细菌污染。

（3）材料植入人体后抑制机体的免疫应答性,增加了局部感染的概率。

（4）材料能抑制补体激活,进而导致免疫反应无法正常进行,植入附近白细胞的数量增加,机体抑制局部炎症反应的能力减弱。

目前研究表明,植入材料对血液补体系统中的 C3a 和 C5a 有着抑制或激活的作用,所以,研究出它们之间的具体联系具有重大意义。

4. 生物医用材料与细胞癌变

虽然临床医用材料致癌的病例并不多见,但在组织相容性的动物实验的研究中,有关肿瘤的报道却时有发生。所以生物医用材料致癌的问题一直是人们关心的问题。在为期两年的动物试验中,被诱发的肿瘤常为纤维肉瘤、骨肉瘤和软骨肉瘤等。临床调查表明,诱发肿瘤的时间一般较长,多数在植入体内 15 年及以上才会出现肿瘤,说明植入材料在人体诱发肿瘤的潜伏期较长。诱发肿瘤的可能因素如下。

（1）与材料的外形有关:研究表明,片状材料诱发恶性肿瘤的概率最高,其次是纤维状材料,而粉末和海绵状材料几乎不诱发恶性肿瘤。

（2）与材料的植入方式有关:打孔放置的片状材料诱发恶性肿瘤的概率较低,连续放置的片状材料诱发恶性肿瘤的概率较高。

（3）与材料表面的粗糙程度有关:如果材料表面光滑,则肿瘤的潜伏期短,反之则长。

（4）与材料是否被致癌物污染以及材料老化后是否释放致癌物有关。

（5）与材料在体内形成的纤维包绕层厚度有关:植入 1 年后,如果厚度超过 $0.25 \sim 0.3\,\mathrm{mm}$,就极有可能诱发恶性肿瘤。

（6）与材料毒性或者刺激性小分子组分的含量有关;材料植入人体后持续渗透小分子刺激物,会诱发恶性肿瘤。

如要消除材料的潜在致癌性,首先材料绝不能具有毒性,不能释放小分子刺激物;其次应考虑材料的外形、材料表面的粗糙程度以及材料植入人体的方式,避免其诱发肿瘤。在对材料致癌性进行的生物评价实验中,主要是研究材料在分子水平上对基因和染色体的影响。

四　生物医用材料的生物学评价

（一）生物学评价项目的选择

根据生物医用材料用途的不同，其需要进行不同的生物学评价项目，且项目的内容和水平也不尽相同。项目选择的依据主要是材料的用途，此外还包括接触人体的部位、时间等，具体如下[17]。

（1）接触的部位可分为体表（皮肤和受损皮肤）和体内组织（骨骼、牙齿和血液）等。

（2）接触的方式可分为直接接触和间接接触。

（3）按接触时间可分为暂时接触、中短期接触和长期接触，对应的时间分别为小于24小时、24小时至30日和长于30日。

（4）按材料的用途分类有一般的功能、生殖与胚胎的发育、生物降解。

（二）美国 ASTM 标准生物学评价项目选择表

见表3-1。

表3-1　美国 ASTM 标准生物学评价项目选择表（ASTM F748-16）

材料和医用装置的分类及应用		细胞的毒性试验	皮肤的刺激试验	肌肉的埋植试验	血液相容性试验	溶血试验	致癌试验	能否长期植入试验	口腔黏膜刺激试验	全身急性毒性试验	皮内注射试验	致敏试验	致突变试验	热原试验
体外	与体表接触		√									√		
	与损伤体表接触	√	√							√	√	√		
体外到体内	导入体内且与体腔接触									√				
导入体内且与组织体液接触	手术期间	√								√	√	√		√
	短期（<30天）	√		√						√	√	√		√
	长期（>30天）	√		√						√	√	√	√	√
导入体内且与血液接触	间接接触	√			√	√				√	√	√		√
	直接接触（<24 h）	√			√	√				√	√	√		√
	直接长期接触	√			√	√				√	√	√	√	√
体内	与骨接触	√					√	√		√	√	√	√	√
	与组织接触	√		√			√	√		√	√	√	√	√
	与血液接触	√	√	√	√	√	√	√		√	√	√	√	√

注：√为必须选择的项目，下同

（三）美、英、加拿大三国生物材料和医疗器械生物学评价指南项目表

见表3-2。

表 3-2　美、英、加拿大三国生物材料和医疗器械生物学评价指南项目表

装置分类			短期								长期		
			刺激试验	致敏试验	细胞的毒性试验	全身急性毒性试验	血液相容性试验	热原试验	植入试验	致突变遗传毒性试验	亚慢性毒性试验	慢性毒性试验	致癌基因生物评价试验
装置在体外	与体表接触	A	✓	✓	✓								
		B	✓	✓	✓								
		C	✓	✓	✓	✓							
	与损伤体表接触	A	✓	✓	✓	✓	✓						
		B	✓	✓	✓	✓	✓					✓	
		C	✓	✓	✓	✓	✓		✓	✓	✓	✓	
装置在体外且与体内接触	与体腔接触	A	✓	✓	✓	✓	✓	✓					
		B	✓	✓	✓	✓	✓	✓	✓		✓		
		C	✓	✓	✓	✓	✓	✓	✓		✓	✓	✓
	间接接触血液	A	✓	✓	✓	✓	✓	✓	✓				
		B	✓	✓	✓	✓	✓	✓	✓		✓		
		C	✓	✓	✓	✓	✓	✓	✓	✓	✓	✓	✓
	直接接触血液	A	✓	✓	✓	✓	✓	✓	✓				
		B	✓	✓	✓	✓	✓	✓	✓				
		C	✓	✓	✓	✓	✓	✓	✓				
装置在体内	骨	A	✓	✓	✓	✓	✓	✓	✓				
		B	✓	✓	✓	✓	✓	✓	✓	✓			
		C	✓	✓	✓	✓	✓	✓	✓	✓	✓	✓	✓
	组织/血液	A	✓	✓	✓	✓	✓	✓	✓				
		B	✓	✓	✓	✓	✓	✓	✓	✓	✓		
		C	✓	✓	✓	✓	✓	✓	✓	✓	✓	✓	✓
	血清	A											
		B	✓	✓	✓	✓	✓	✓	✓	✓	✓		
		C	✓	✓	✓	✓	✓	✓	✓	✓	✓	✓	✓

A、B、C 分别代表暂时接触、中短期接触和长期接触，下同

（四）ISO 生物学评价标准

见表 3-3。

表 3-3　ISO 生物学评价标准(ISO 10993)

装置分类			基本评价的生物学试验								补充评价的生物学试验			
	接触部位		细胞毒性试验	致敏试验	刺激或皮内反应试验	全身急性毒性试验	亚慢性亚急性毒性试验	遗传毒性试验	植入试验	血液相容性试验	慢性毒性试验	致癌性试验	生殖发育毒性试验	生物降解性实验
与表面接触	皮肤	A	√	√	√									
		B	√	√	√									
		C	√	√	√									
	黏膜	A	√	√	√									
		B	√	√	√									
		C	√	√	√		√	√						
	损伤的表面	A	√	√	√									
		B	√	√	√									
		C	√	√	√		√	√						
从体外与体内接触	血液间接接触	A	√	√	√	√				√				
		B	√	√	√	√		√		√				
		C	√	√	√	√		√		√				
	组织/骨/牙	A	√	√	√									
		B	√	√				√	√					
		C	√	√				√	√			√		
	血液循环	A	√	√	√	√				√				
		B	√	√	√	√		√		√				
		C	√	√	√	√		√	√	√	√	√		
在体内植入	组织/骨	A	√	√	√									
		B	√	√				√	√					
		C	√	√				√	√		√			
	血液	A	√	√	√	√				√				
		B	√	√	√	√		√	√	√				
		C	√	√	√	√	√	√	√	√	√	√		

（五）我国生物学评价实验选择标准

我国于 1996 年系统建立了生物医用材料和医疗器械的生物学评价项目选择和生物学试验方法的标准草案《生物材料和医疗器械生物学评价标准》，并于 1997 年将 ISO 10993 系列标准转化为国标 GB/T 16886。

参考文献

[1] 周达飞,陆冲,宋鹏.材料概论[M]. 3 版.北京:化学工业出版社,2015.

[2] 房存金.水溶性高分子材料及其应用[J].科技创新导报,2009(21):8+10.

[3] 裘迎祥,王迎军,郑岳华.可降解生物医用材料的降解机理[J].硅酸盐通报,2000(3):40-44.

[4] 侯红江,陈复生,郭东权,等.可生物降解材料的研究进展[J].食品与机械,2009,25(2):152-156.

[5] Sheikh Z, Abdallah MN, Hanafi AA, et al. Mechanisms of in vivo degradation and resorption of calcium phosphate based biomaterials [J]. Materials, 2015,8(11):7913-7925.

[6] Xing F, Li S, Yin D, et al. Recent progress in Mg-based alloys as a novel bioabsorbable biomaterials for orthopedic applications [J]. Journal of Magnesium and Alloys, 2022,10(6):1428-1456.

[7] 李理.工程材料表征技术[M].北京:机械工业出版社,2020.

[8] 袁波,杨青.光谱技术及应用[M].杭州:浙江大学出版社,2019.

[9] (美)Temenoff JS, Mikos AG.生物材料:生物学与材料科学的交叉[M].北京:科学出版社,2009.

[10] 凌妍,钟娇丽,唐晓山,等.扫描电子显微镜的工作原理及应用[J].山东化工,2018,47(9):78-79+83.

[11] White FM.粘性流体动力学[M].魏中磊,甄思淼,译.北京:机械工业出版社,1982.

[12] Mezger TG. The Rheology Handbook [M]. 4th Ed. Hanover: Vincentz Network, 2019.

[13] 周传佩.人体解剖生理学实验(供药学专业用)[M].北京:中国医药科技出版社,1999.

[14] 于秀辰.看化验单知疾病解读健康密码[M].北京:中国中医药出版社,2014.

[15] 姜远英.临床药物治疗学[M]. 2 版.北京:人民卫生出版社,2007.

[16] 朱彤波.医学免疫学[M]. 2 版.成都:四川大学出版社,2017.

[17] 尚红,王毓三,申子瑜.全国临床检验操作规程[M].北京:人民卫生出版社,2015.

[18] 官大威.法医学辞典[M].北京:化学工业出版社,2009.

[19] 王晓洁,邢婧,绳秀珍,等.白斑症病毒感染与病毒囊膜完整性的关系[J].中国海洋大学学报(自然科学版),2005(5):785-791.

[20] 王晓佳,张卫红,汪明,等.囊膜病毒膜融合的分子机制[J].生物化学与生物物理进展,2004(6):482-491.

[21] 马祖伟.聚乳酸软骨组织工程支架制备、改性及其细胞相容性研究[D].浙江:浙江大学,2003.

[22] 金伯泉.医学免疫学[M].北京:人民卫生出版社,2008.

第四章 生物医用材料的加工与表面改性

生物医用材料加工方法的选择主要由材料本体性质、表面特性和降解性等决定。因为这些性质会直接影响材料的生物学效应[1]。生物医用材料的本体性质包括其力学性能、物理性质和化学性质。材料的力学性能，如强度和刚度，必须尽可能地与替代组织的力学性能相匹配，这对生物医用材料来说极其重要(图4-1)。植入体的形状、尺寸和植入位置影响材料的体内降解，而生物医用材料需要通过加工才能形成特定形状。材料形状可改变材料的比表面积，进而影响材料的降解特性和生物学特性等。植入人体材料的形状一般由替代组织的几何特征决定。例如，用于牙齿移植的生物医用材料可加工成块状，用于人造血管的材料可加工成圆筒状，而关节的替代材料则需加工成球形-杯形相结合的形状等[2]。

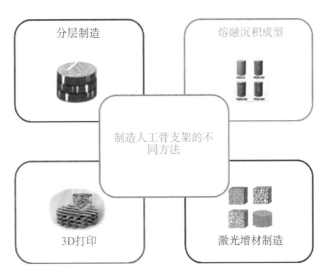

图4-1 通过不同方法制造出的个性化人造骨支架

🔬 第一节 金属材料的加工

生物医用金属材料具有较高机械强度和抗疲劳能力，可分为可生物降解金属和传统生物惰性金属材料。传统的生物惰性金属材料包括钛基合金、钴基合金和不锈钢。可生物降解的金属包括镁基合金、锌基合金和铁基合金。生物金属材料在医用材料中的占比很大，比如人体的各类器官和组织替代品或是常见的外科辅助器材等。钛基合金由于其较低的杨氏模量、良好的生物相容性和较高的耐蚀性，被广泛应用于硬组织置换材料、骨折固定材料和牙科等领域；钴基合金具有优异的力学性能、良好的生物相容性、耐蚀性和耐磨性，广泛应用于各种类型的人工关节和骨科植入物的长期植入；医用不锈钢是一种铁基耐蚀合金，由于腐蚀，故医用不锈钢长期种植造成的稳定性差，其密度和弹性模量与人体组织有很大不同。不锈钢因其加工简单、价格低廉而被广泛应用于骨科和牙科修复中。镁和镁基合金由于其良好的力学性能、良好的生物相容性和可生物降解性而日益受到人们的关注。可生物降解锌基合金具有良好的生物相容性，与其他可生物降解金属相比，锌基生物医用材料在不产生氢气的情况下具有更好的腐蚀速率。因此，锌基合金在生物医学领域有着巨大的应用前景。可生物降解的铁和铁基合金具有优异的力学性能和生物相容性，通常用于制备心血管支架[3]。

生物金属材料与工业型的金属材料不同，生物金属材料必须满足以下基本条件：①与人体神经组织相容性好，无急性、慢性炎症反应；②能够长期存在于人体内的良好耐生理腐蚀性能；③高强度的机械性能。

生物金属材料需要加工成各种复杂形状，来适应人体的植入和手术需求，也需要通过一些加工技术来提高不同材料的机械性能、耐磨损性能和生物相容性等。

一　塑性加工

1. 锻造

锻造是金属塑性加工的常用加工方式。一般锻造是在加热状态下进行的，利用手锤、锻锤或不同设备的模具对加热的金属进行塑性加工，使金属材料产生塑性变形，以获得不同形状、不同尺寸和不同性能的材料。按成型是否用模具，锻造通常分为自由锻造和模锻造；按加工方法可分为手工锻造和机械锻造。

2. 轧制

轧制是使用轧辊印让金属材料在一个特定空间产生塑性形变，从而获得所需的截面形状和改变金属的组织性能。通过轧制法可将金属材料加工成方钢、工字钢和Z字钢等形状。按照轧制方式可分为横轧、纵轧和斜轧；按轧制温度分为热轧和冷轧。热轧是将材料加热到再结晶温度以上进行轧制，热轧的优点为变形抗力小、变形量大以及生产效率高。冷轧则是在室温下对材料进行轧制，优点是轧制成的金属材料尺寸大小精确、材料的表面光洁以及机械强度高。如钛基材塑性加工的主要工艺是通过冷轧获得各种板带箔材，是目前最经济实用的塑性加工手段。冷轧变形可使钛材发生加工硬化，从而提高合金的强度。另外，一定的冷轧变形还会导致冷轧织构的形成。Ozaki等研究了冷变形及热处理对Ti-35Nb-4Sn合金组织与性能的影响。

3. 挤压

挤压是将金属材料加入挤压筒内，用压力使坯料从模具中挤出，从而获得符合理想形状的加工方式。挤压法常用的方式分为：正挤压、反挤压、复合挤压和径向挤压。适合于挤压加工的材料主要有低碳钢、有色金属及其合金。通过挤压可以得到多种截面形状的型材或零件，如传统的Ti-64植入物出现与人骨机械性能不匹配的状况，则可以利用3D打印技术的加工对 Ti 基金属生物医用材料进行表面改性,其不仅能够改善其表面磨损性能,还能制造多孔和分级结构以增强骨整合。

4. 拉拔

拉拔又称拉伸、拉制,是塑性加工钛材的常用方法之一。主要方法是拉伸成形,即金属坯料在拉拔力的作用下,通过横截面积逐渐减小的拉伸模孔,获得与模孔尺寸、形状相同的制品的金属塑性成形方法。对于钛合金,如冷拉拔有困难,也可采用温拉拔[4]。

Wang Liqiang 等研究了 Ti‐Nb‐Zr 系钛合金的冷拔组织与性能。该合金冷拔后未见 α'相,20%冷拔后有孪晶出现。当形变率达到80%时,得到比较优异的力学性能,抗拉强度大于 1.17 GPa,延伸率大于 10%。

二 粉末冶金

粉末冶金是以金属或金属化合物的粉末为原料,经过成形和烧结,制取金属材料、复合材料以及各种类型制品的工业技术。其主要工序为:制取金属粉末原料后,经混合、成形和烧结加工成所需形状的坯料,获得所需形状;最后将坯料在一定的温度下进行烧结,获得最终的性能。常用的金属粉末有 Fe、Cu、Ni 和 Ti 等粉末;合金粉末有镍青铜合金、钛合金、高温合金、低合金钢和不锈钢等,生物金属多孔材料多使用此方法来制备。

三 热处理

热处理是通过加热的方式改变金属材料的组织结构,来得到不同性能的工艺方法。金属热处理一般可分为普通热处理、表面热处理和特殊热处理。普通热处理通常包括退火、正火、淬火和回火。

(1)退火:是将金属加热到临界温度以上,保温一定时间后度冷却,使其组织结构接近均衡状态,从而消除或减少内应力,均化组织和成分,有利于加工作业。

(2)正火:是将金属加热保温后,在室温下空气中进行冷却,是一种特殊的退火处理。

(3)淬火:是将金属加热至临界温度以上,保温后快速冷却至室温,以强化金属组织,提高金属的强度、硬度等机械性能。

(4)回火:是将淬火后的金属重新加热,再进行保温冷却。其目的是消除淬火应力,以达到所要求的组织和性能。

李伟等研究了在不改变螺丝形状的前提下,通过热处理加工的方式提高不锈钢螺钉的塑性,同时奥氏体不锈钢螺钉的强度依然保持,使得不锈钢螺钉的强度和塑性达到良好的配合。

第二节　陶瓷的加工

生物陶瓷因其具有高硬度、高强度、耐腐蚀以及隔热等诸多优良性能已经成为一种极其重要的生物医用材料。传统的陶瓷加工主要使用机械加工的方式来制备陶瓷材料,比如车削和磨削等。机械加工的优点在于工艺流程简单,加工效率较高,不足之处在于尺寸的准确度不高。如今,随着科技的进步,陶瓷材料的加工技术不断地进步,激光烧灼、电火花加工以及等离子体技术等先进加工技术逐渐出现，这些技术共同的优点是能够在短时间内释放出巨大的能量，让释放的高密度能量束在陶瓷的局部表面进行加工，改变生物陶瓷的组织结构，让陶瓷具有理想的生物陶瓷材料的性能，如耐高温、耐磨损、高强度、高硬度以及耐腐蚀等。本节将简单地介绍机械加工技术中的车削加工技术、铣削加工技术、磨削加工技术、激光烧灼加工技术以及电火花加工技术。

一 切削加工技术

传统的车削加工技术是使用金刚石进行粗加工，然后再用天然单晶金刚石，以微车削方式进行精车。但是由于陶瓷材料本身的硬度和脆性较大，传统车削加工精度不高，且加工效率低。目前，加热辅助车削的技术得到了较为广泛的应用，其技术是让陶瓷材料进行加热，使陶瓷材料的表层达到一定的温度后进行车削加工。加热的方式使改变陶瓷材料的硬度和强度下降，从而提高陶瓷材料的可加工率。

章芳芳等对预热的切削性能进行了分析，氧化锆生物陶瓷处于常温（20℃）状态下的切削力要明显高于预热状态下的切削力。预热情况下氧化锆陶瓷材料的去除机制开始发生变化，它并不只是以脆性断裂的方式，而是以产生塑性流动的方式进行材料去除，从而实现氧化锆生物陶瓷的增塑性切削，并且陶瓷材料获得了比较好的表面加工质量[5]。

二 铣削加工技术

铣削加工的步骤为，材料装在工作台上，铣刀旋转为主运动，辅以铣头的进给运动，工件即可获得所需的加工表面。由于铣削是多刃断续切削，因而铣床在加工陶瓷时生产率较高，但是在陶瓷精密加工过程中，陶瓷表面会在机械应力作用下产生凹坑和表层微裂纹等缺陷。目前，主要通过研究新型刀具、选择合适切削液、优化切削进给速度和进给等工艺参数手段来提高陶瓷精密加工的质量。铣削加工一般是给生物陶瓷口腔修复体加工添加辅助支撑的方法，陶瓷材料因为本身脆硬及加工设备等影响，辅助支撑是连接模型和毛坯的通道，在固定模型、保持模型形状以及减少加工变形等方面起着重要作用[6]。

三 磨削加工技术

磨削加工技术占陶瓷加工的80%左右，其方法是选用金刚石砂轮，加工时切削刃正前方的材料因受到挤压而掉落从而完成磨削。

四 激光烧蚀加工

目前，常用于选择性激光熔融的陶瓷材料有 ZrO_2、Al_2O_3、SiO_2 以及磷灰石等。高密度的激光能量产生的瞬时高温直接作用于陶瓷材料的局部表面，使材料的表面局部熔融或气化来完成加工，但是此方式经常会使材料形成裂纹或碎屑，有时甚至会让陶瓷材料发生断裂。陶瓷材料在激光烧蚀加工的过程中会发生物理变化和化学变化，有时会让表面的物质直接气化或升华，因此激发而产生微裂纹，使陶瓷材料的强度损失一部分，所以通常我们使用激光烧蚀加工处理材料后必须进行加工后处理。美国宾夕法尼亚大学 Ramesh Peelamedu 等采用钇含量3%的稳定四方多晶氧化锆（3Y - TZP），将 Nd：YAG 激光器（1.06 μm 波长）和2.45 - GHz 微波辐射相结合，所得试样微观结构纹理细密，纳米级晶粒平均尺大小为 20 nm，内部结构均匀，没有发现裂纹或孔洞，致密度达到 90%[7]。

五　电火花加工

电火花加工的是原理是将形模和加工的材料分别作为电路的阴极和阳极，液态的绝缘电介质将两极分开，通过悬浮于电介质中的高能等离子体的刻蚀作用，使表层材料发生熔化、蒸发等达到加工材料的目的。基于工具和工件电极之间脉冲性火花放电时的电腐蚀现象蚀除多余材料的加工方法。

电火花加工是制备高尺寸精度、低表面粗糙度、复杂形状高性能陶瓷元件很有应用前景的加工技术，与传统加工方法相比，电火花加工在不降低材料表面质量的条件下可提高加工效率，而且该技术特别适于陶瓷异型件的加工，可完成传统加工技术很难完成的工作[8]。

六　3D 打印技术

生物陶瓷传统加工方法加工人工骨时，自动化程度低，操作比较复杂，获得的人工骨制件比较简单，加工出的细微结构在大小、形状、数量及分布等方面难以满足患者的个性化需求而将 3D 打印技术运用到生物陶瓷加工，可加工出形体复杂的骨骼或生物支架，大大减少材料的浪费和后期的加工量，除此之外，利用医学的 CT 影像技术，通过反向 3D 建模，可实现患者的个性化需求[9]。

羟基磷灰石（HA）作为骨骼、牙齿的主要无机成分，并在各种组织和细胞之间表现出优异的生物相容性，使其成为应用广泛的人工骨替代材料，但 HA 存在强度低、脆性大以及易碎等问题。钱超等的实验验证了 3D 打印成型技术制备多孔羟基磷灰石植入人体的可行性，并对烧结体进行微观结构观察及抗压强度评价，结果显示烧结处理前后 3D 打印成型制件无明显变形，制件抗压强度达 80 MPa，制备的多孔植入体满足作为植入人体材料的孔径要求，有利于细胞的黏附和生长。

第三节　聚合物成型加工

聚合物的易加工性是影响聚合物得以快速发展的重要因素。相比金属和陶瓷材料等材料的加工，聚合物的加工耗能少、成本低并且产量大，可加工成各种形状的精密部件。聚合物的成型加工通常是使固体状态（粉状或粒状）、糊状或溶液状态的高分子化合物熔融或变形，经过模具形成所需的形状，并保持其已经取得的形状，最终得到制品的工艺[10]。

聚合物的成型加工是将聚合物或以聚合物为基本组成，在一定的温度和压力下，将其转变为具有实用价值的材料的一种工艺流程。聚合物的玻璃化转变温度、熔点。高分子材料的热固性和热塑性等特征是选择适当加工方法的重要的参数[11]。

一　热塑性聚合物

热塑性聚合物（thermo-plastic polymer）是可以反复加工的聚合物，是把聚合物加热后，使其处于一种黏流的状态，然后通过不同的加工技术塑造成不同的形状后，让材料随着时间慢慢地冷却,固化成型。其原理是热塑性聚合物的各个高分子链间彼此相对滑动,次级键结合力小。但当温度过高时,聚合物会发生降解,无法反复加工,这是因为温度过高导致聚合物主链的共价键发生断裂。我们常用的挤出成型、注射成型、压延成型、熔融纺丝以及熔融喷涂等加工方法,都属于热塑化,冷却成型。热塑加工是一种便捷的材料加工成型方法,具有生产可连续化、生产效率高、应用范围广以及环境污染小等优点。如近些年来,为了改进PVA材料的制备及拓宽其应用范围,PVA的热塑加工成为PVA研究热点之一[12]。

二 热固性聚合物

热固性聚合物是属于不可以反复加工的材料,当聚合物加热到很高温度时聚合物链间产生了共价交联,相互之间不会发生滑动和可塑性形变,更不会成为黏流的状态。热固性材料和热塑型材料相同,在过分加热的状态下也会因为交联键的断裂,而引起聚合物降解[13]。

三 聚合物的加工方法

(一) 挤出成型

20世纪30年代,热塑性聚合物迅速发展,开始了工业化生产。1939年PVC开始采用挤出法来加工,从此挤出成型的技术得到了很大提高。到20世纪50年代,螺杆的进步和自动控温的挤出系统发展,使得挤出成型开始广泛地应用。成膜、成板、成管、成丝和中空吹塑等也开始慢慢发展。

与其他成型方法相比,挤出成型有以下特点。

(1) 操作简单、工艺易控、可连续化、自动化生产、生产效率高、质量稳定,适于大批量生产。

(2) 应用范围广。绝大部分热塑性聚合物及部分热固性聚合物,以挤出为基础,配合吹胀和拉伸等技术,则可发展为挤出-吹塑成型和挤出-拉伸成型,制造中空吹塑和双轴拉伸薄膜等制品。

(3) 根据对材料的不同要求,通过改变机头口模型,即可成型各种断面形状的产品或半成品。

(4) 设备简单,投资少,见效快,占地面积小,生产环境卫生,劳动强度低。

1. 3D打印技术

Almeida等通过3D打印技术制造出一种壳聚糖支架,来探究人体单核细胞/巨噬细胞在支架上的炎症反应。实验结果显示壳聚糖支架具有更大的孔隙结构,可显著地促进促炎症细胞因子的分泌,进而抑制一些可能。Kawai等人以聚己内酯(PCL)和磷酸三钙(β-TCP)为原料,利用3D打印技术制备了功能梯度支架(FGS),所得FGS具有可控的孔隙率、生物降解性和一定的机械强度。将FGS植入到兔股骨颈和头部钻孔的骨隧道中,植入8周后取出,显示FGS支架上新骨向内生长,有含骨髓的骨形成(图4-2),验证了FGS支架用于治疗早期股骨头坏死的可能性[14]。

2. 静电纺丝技术

静电纺丝技术(electrospinning fiber technique)起源于20世纪初,其原理是黏弹性溶液在高静电力下被挤压成射流,形成连续的纳米/微米纤维。研究表明,电纺参数对纤维的形态结构有一定影响,比如聚合物性质、溶剂性质、溶质性质、加工环境条件以及电纺溶液的浓

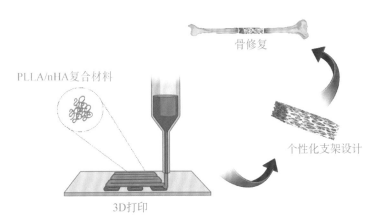

图 4-2 3D 打印出的骨组织再生 PLA 支架

度、分子量、黏度和流速等。静电纺丝技术是一项简单方便、便宜而且对环境友好的纺丝技术。早在 20 世纪 30 年代,就有人利用高压静电纺丝。但是直到近几年,人们才对静电纺丝技术制备纳米级尺寸的纤维纺丝技术产生浓厚的兴趣。静电纺丝技术的核心是使带电荷流体在静电场中流动与变形,最终得到纤维状物质,从而为高分子成为纳米功能材料提供了一种新的加工方法。由于纳米纤维具有许多特性,例如纤维纤度细、比表面积大以及孔隙率高,因而具有广泛的应用。

静电纺丝技术与传统纺丝技术明显的不同之处在于,它是通过静电力作为牵引力来制备超细纤维的。静电纺丝装置一般包括高压电源、计量泵、注射器、毛细管和接收屏等部分。纺丝时,首先在聚合物溶液或熔体上加上几千到几万伏的高压静电,溶液或熔体表面聚集电荷,在高压静电场作用下产生与表面张力相反的电场力,电场力驱使溶液或熔体在毛细管末端拉伸成一个锥形,当电场力足够大时,聚合物液滴或熔滴可克服表面张力形成喷射细流。细流在喷射过程中溶剂蒸发或熔体冷却,最终落在接收装置上,形成超细纤维(图 4-3)。

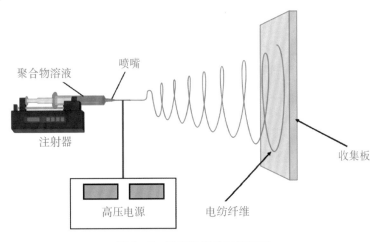

图 4-3 静电纺丝的工作原理

纤维直径小,溶液静电纺丝纤维直径的典型值范围是几十纳米到几百纳米;熔融静电纺丝相对较粗，在几百纳米到几十微米范围内。这比常规纺丝纤维的 $5 \sim 500 \, \mu m$ 要细很多，因此其比表面积相对较大，制成的非织造布纤维毡具有孔隙率大等特点。

工艺简单，操作方便。相比于传统纺丝设备要小很多，是一种微型纺丝装置。原料广泛，到目前为止，有近百种聚合物都成功地通过静电纺丝制得了超细纤维，其中少数以熔体的形式，而大多数是以溶液的形式[15]。包括常规纺丝用原料（如涤纶和尼龙 6 等）、导电高分子（如聚苯胺）、生物高分子（如多肽和胶原）、可降解高分子（如聚己内酯）以及有机和无机材料等等。而传统的纺丝法的原料比较有限，只有聚酯、聚烯烃、尼龙以及聚芳香烃等几类聚合物。

（二）发泡成型

发泡成型是利用机械法和化学物理法等，使材料的内部形成大量微孔，并将微孔结构固定的成型加工方法[20]。一个典型的聚合物发泡分为四个阶段：聚合物发泡体系的流变行为（黏弹性）、聚合物发泡体系的结晶行为、发泡剂在聚合物中的溶解和扩散。若我们所采用的发泡体系中有成核剂，则选择合适的成核剂种类以及成核剂与聚合物的生物相容性等均为重要的因素，这些因素并不是单一地影响发泡过程的某一阶段，而是会贯穿在整个发泡加工的过程中。传统热塑性泡沫材料常常因为泡孔尺寸大和泡孔尺寸不均匀，导致在生产和应用中受到一定的限制，因为材料的力学性能发生了改变，如强度、韧性和耐疲劳性的下降，并且泡沫材料本身的内部含有大量气泡，泡沫微孔在受力时容易形成裂纹。通常的泡沫塑料制品的成型原理是在液态或熔融材料中引入一些气体或发生原位反应使之产生气体，气体在材料的内部形成微孔，然后慢慢增大到一定体积，最后通过物理或化学方法固定微孔结构。如对聚乳酸进行发泡可以较大程度拓宽 PLA 的应用范围，物理发泡以超临界 CO_2 或 N_2 为发泡剂，采用降压或升温方法在短时间内使气泡成核、生长，最终达到稳定状泡。化学发泡是使用发泡剂生成气泡的方法来发泡。合适的熔体强度是取得良好发泡效果的关键，由于 PLA 存在熔体强度低、结晶缓慢等问题。Zhang 等运用表面微交联方法，以过氧化苯甲酰作为交联剂，对 PLA 进行改性并发泡，发现与纯 PLA 泡沫相比，表面交联 PLA 泡沫具有更大的微孔尺寸、更均匀的形状。

（三）浇铸成型

聚合物浇铸与金属和陶瓷一样，将聚合物浇铸到模具中，不需加压，随着时间在模具中慢慢固化或完成聚合物反应后即可脱模。坯料需尽可能地保持较好的流动性，这样在浇灌时会容易填满模具的型腔。液态料硬化时生成的低分子副产物应尽可能少，以避免制品内出现气泡。

1. 压缩模塑

通过加热或加压的方式，把聚合物链放入具有不同形状的模具中。如前所述，这是热固性材料的一种普通塑形方法，同时也用于热塑性材料，例如纤维素、不饱和聚酯以及聚乙烯等聚合物都能采用压缩模塑来进行加工。

2. 注塑

首先将聚合物加热熔融，然后将黏流态的聚合物挤压到喷嘴处。然后保持压力不变到聚合物固化，最后从模具中移出。注射模塑的主要优势是加工速度快，制备一个新的聚合物器件仅需几秒钟。

第四节 生物医用材料的表面改性技术

一 概述

生物医用材料和其他功能材料的不同点是必须具备优良的生物相容性,生物相容性的好坏很大程度上取决于生物医用材料表面和人体环境的相互作用,许多生物医用材料直接使用会对人体产生排异反应,所以提高材料的亲水性和耐磨性等性能变得异常重要[7]。化学改性和物理改性是提高材料生物相容性的重要方法。化学改性会造成一定的毒副作用,对人体有所危害,所以如今人们更多采用物理改性的方法来改善材料的生物相容性。生物医用材料改变表面微观结构的方法主要分为三类。

1. 基团

生物医用材料的表面电荷、化学组成及特异化学基团等都是影响人体细胞的黏附的重要因素。对生物医用材料表面电荷、化学组成及特异化学基团的改善是提高生物医用材料的相容性的必要方法。

2. 分子

在生物医用材料表面设计与建立能够消除或减轻对蛋白质肽键一侧基协同作用和天然构象影响的表面分子结构,也是提高材料生物相容性和生物功能性的一个重要方向。

3. 活性(大)分子

改变材料表面基团的种类、数量、排列顺序和接合部位等使之与细胞表面的这些性质相同或相近,也是改善材料表面性能的有效途径。

材料表面修饰后的生物医用材料应达到如下要求。

(1)良好的生物相容性。

(2)适宜的表面亲水-疏水平衡。

(3)较强的细胞特异性识别能力。

(4)较强的消除非特异性识别能力。

(5)易于加工和表征等。

二 材料表面改性技术的方法

表面聚合物接枝以改性生物医用材料表面的方法主要分为两种:"接枝到表面(grafting to)"法和"由表面接枝(grafting from)"法。"接枝到表面"法是将聚合物链的活性末端与生物医用材料表面特定基团之间通过化学反应把聚合物链接枝到材料表面上,通过"接枝到表面"法制备的聚合物,可以提前思考聚合物链,获得明确结构。光化学接枝法、金硫键自组装法、点击化学法以及硅烷化法等为常用的化学接枝方法。缺点为在反应过程中,已经接枝到材料表面的聚合物链由于空间位阻效应,使得接枝率较低,并且接枝厚度一般只能达到纳米级别[16]。

近些年来,"由表面接枝"法越来越受到大家的关注,它是将活性种接枝到材料表面形成接枝点,然后在表面引发单体接枝聚合,形成聚合物链。例如,将含有双键的引发剂分子混入聚二甲基硅氧烷(PDMS)中，经过交联固化，使引发剂固定在 PDMS 弹性体的本体和表面，进而引发单体在 PDMS 表面的聚合。"由表面接枝"相比于"接枝到表面"法，相对分子质量较小的单体容易接枝到材料表面发生链增长反应，因此可以形成较高的接枝率。它的不足点在于反应过程中单体有时会发生均聚，且接枝链的化学结构难以准确地控制。

（一）表面涂覆改性

在合金表面构建合适的改性涂层，可以在保持合金耐腐蚀性能和力学性能的情况下对合金表面结构、表面成分和润湿性等予以调整，从而实现相容性和骨整合能力的提升，或将培养基(或培养细胞自身分泌的蛋白质)吸附在聚合物表面，可改变材料的化学性质，进而影响细胞与材料的黏附。肺细胞外基质(ECM)及血清都是由非常复杂的蛋白质、生物大分子和小分子组成的混合体系，其中含有对细胞黏附、生长和繁殖有促进作用的多种活性因子，因此把这些具有生理活性的因子涂覆在材料表面，可为细胞的黏附生长提供理想的条件。常用的生长因子和贴壁因子有纤连蛋白(Fn)、层连蛋白(Laminin)、胶原以及聚赖氨酸等。众多研究发现，细胞黏附和伸展同吸附在各种材料表面上的 Fn 有关。

等离子体表面处理

等离子体技术兴起于在 20 世纪 60 年代，该技术可以实现一般传统化学无法实现的新反应。如今，已经广泛应用到聚合物、金属和热解碳基等生物医用材料方面，如人造心脏瓣膜、人造血管和隐形眼镜等。等离子体是物质的一种特殊形态，是由电子、离子、原子、分子以及自由基和活性基团等组成的具有高活性、高内能的导电集合体。通过化学反应活性粒子可在材料表面带来能够生成自由基的活性基团。等离子体技术可以解决材料表面亲水性不强、细胞无法吸附、血液相容性差等问题，使得生物相容性极大地增强并促进细胞在材料上的生长。等离子体表面处理技术主要是氨、氧、水等离子体对材料表面进行处理，引入各种功能基团($—OH$、$—COOH$、$—NH_2$ 等)或将生物医用材料表面的化学键打断，引发等离子体氧化或交联，再将具有所需活性的单体接枝到活化的高分子材料表面，得到相应功能的生物医用材料。对医用不锈钢进行离子注入可以改善其力学性能，如硬度、耐磨性和抗疲劳性等，这对提高医用不锈钢的临床使用安全性和使用寿命都具有重要意义。为了提高医用 316L 不锈钢的耐磨性，通常采用氮离子注入方法，当表层注入适当厚度的氮离子改性层后，就会明显提高人工股关节的耐磨性，并显著提高其在模拟体液中的耐蚀性能[13]。此外，Lee 等使用空气等离子体处理碳纤维(CF)表面 0.5 s 后，CF 表面氧与碳元素的摩尔数量比值提高了两倍多，且碳纤维聚丙烯复合材料弯曲强度提高了 17%。该技术方法的优点是操作工艺简单且安全，改性仅涉及生物医用材料的 10 纳米左右的表层，不会对材料本来的结构造成影响，并且对环境友好，不造成污染。不足之处在于需要真空的环境，连续操作困难，实验工业化的条件比较困难[17]。

（二）离子束技术的表面改性

离子束技术是使用离子束、电子束和激光束三束工艺将提前选择的元素原子离子化后，让其进入电场里加速成为高能细小的离子束，激入生物医用材料的表层。离子束技术主要包括离子束沉积、离子束注入和离子束辅助沉积。生物陶瓷材料最常使用此方法改性，比如使用离子沉积技术将 ZnO 粉末沉积于材料表面形成涂层，可以形成表面粗糙的生物医用材料，具有的良好生物相容性。还可以将含有 C、N 等元素的化合物，如钛合金注入材料表面，使材料具有耐腐蚀性，进一步提高了生物医用材料的使用寿命。离子束技术的优点在于对环境无污染,能够准确地使材料表层结构发生变化,注入的元素也可以任意决定,材料的内部结构不会发生变化。

(三)辐射接枝

辐射使得聚合物链接枝是高分子材料改性的重要方法之一。一般我们将辐射接枝分为两类:共辐射接枝法和预辐射接枝法。共辐射接枝是常用的方式,将一步完成接枝和辐射,时间快,但不足之处在于会发生单体均聚反应。预辐射接枝法把辐射与接枝分为两个相互独立的反应,这使得均聚反应减少,接枝率上升。辐射接枝一般情况下是在室温下进行,高能辐射时,可以进入材料的内部,改善材料的性质。此方法的实验的重复性较高,操作简单,不足之处在于依赖辐射源,接枝率的影响因素较多,大量加工会受到一定的限制。金万芹等采用 γ 射线为辐射源,将多巴胺涂覆改性的医用不锈钢置于甲基丙烯酸羟乙酯(HEMA)水溶液中进行共辐照接枝,接枝后材料的亲水性能明显提高,生物相容性和血液相容性均有所提高[21,22]。

(四)光引发接枝

光引发表面接枝聚合主要是利用紫外光照射生物医用材料表面产生自由基,引发单体在表面接枝聚合。紫外光接枝聚合有很多突出的特点,如条件温和,长波紫外光能量低,不为高分子材料所吸收,却能被光引发剂吸收而引发反应,既可达到表面改性的目的,又不影响材料本体。其应用领域从最初的简单表面改性发展到表面高性能化、表面功能化等高新技术领域。如陈晨等使用 UV 光诱导接枝龙脑到 PEG 材料上,实现抗菌的效果。近年来,光接枝的研究热点还聚焦于人工关节材料的表面改性方面,从而改善材料表面的生物摩擦学性能。此外,在金属表面接枝具有阻碍有害离子溶出的作用。固相表面接枝技术在改善人工关节材料的润湿性、生物相容性及生物摩擦学性能方面有突出的作用。表面光引发活性接枝聚合方法具有如下优点。

(1)反应可在水相环境下进行,具有较好的氧气耐受性,在空气氛围下呈现高效光聚合能力。

(2)接枝反应速度快,反应时间一般在几分钟到十几分钟。

(3)反应由光源实现启动和停止,反应程度和区域易控制,设备简单,成本低,易于规模化生产。

(五)分子自组装机制

分子自组装是分子与分子在一定条件下,依赖非共价键分子间作用力自发连接成结构稳定的分子聚集体的过程。该技术的主要特点是在表面荷电的基材表面通过静电相互作用交替地吸附带相反电荷的聚电解质阴阳离子。分子自发地通过无数非共价键的弱相互作用力的协同作用是发生自组装的关键。这里的"弱相互作用力"指的是氢键、范德华力、静电力及疏水作用力等。自组装膜按其成膜机理分为自组装单层膜(self-assembled monolayers,SAMs)和层-层(layer-by-layer,LBL)自组装膜。基于聚电解质阴阳高子所带正负电荷间相互作用是最常用的一种自组装超分子技术。

(六)生物活性修饰方法

目前,对材料表面进行分子生物学设计,其方法主要是将一些有生理功能的物质如蛋白质、多肽、酶和细胞生长因子等固定在材料表面,充当邻近细胞、基质或可溶性因子的配基或受体,使表面形成一个能与生物活体相适应的过渡层。此方法不会影响高分子材料的本体性能,可基本保持所固定的生物分子的活性,还可以设计材料表面改性区域,经改性的高分子材料可获得良好的生物相容性和多种优良的生物医学应用性能。

（七）蛋白质表面修饰

蛋白质在聚合物表面的固定方法主要有物理吸附法和化学固定法。物理吸附是固定生物活性分子的一种最简便的方法。通过静电吸附作用可将含有多个负电荷的生物活性分子固定于材料中带正电荷的部位;通过蛋白质与聚合物分子间的作用可将蛋白质吸附到聚合物表面。吸附到表面的蛋白质用光辐射或交联剂可使其交联。将生物活性分子中的某些基团与基质表面的反应性基团化学键合,使其牢固地固定于材料表面,是获得长期组织相容性的有效方法。这种方法克服了物理吸附中生物活性分子不能长期作用于材料表面、易脱离的缺点。这种固定方法通常要求基质表面具有—OH、—COOH、—NH$_2$等反应性基团。因此通过表面改性使材料表面产生这些基团是固定的前提。为了使细胞能有效识别表面固定的蛋白质,在化学固定过程中,必须考虑以下两点:一是空间位阻效应使蛋白质分子中的反应点与表面官能团的反应受到限制,蛋白质的固定量较小;二是由于材料表面物理结构的限制,蛋白质中活性点被包埋,固定可引起蛋白质的变性,细胞受体与蛋白质之间不能建立最佳的相互作用。通过在聚合物表面预先引入"间隔基"有助于克服上述缺点。蛋白质的化学固定通常分两步:聚合物表面活化和活化表面与蛋白质的反应。利用前面提到的表面改性技术引入功能基团,制备具有反应活性位点的材料,然后与蛋白类分子发生反应,比如将胶原类蛋白固定在材料表面,设计出接近组织中的条件反应界面;将蛋白质加入聚合物单体中混合反应;将蛋白质与聚合物溶剂混合;用胶原和其他细胞外基质分子制成水凝胶等。以上方法都可以改变材料表面的湿润度,提高黏附蛋白对材料表面的吸附能力,进而影响细胞的黏附。

参考文献

［1］晏欣,余红伟,魏徵.功能聚合物［M］.北京:化学工业出版社,2013.

［2］Feng P, Zhao R, Tang W, et al. Structural and Functional Adaptive Artificial Bone: Materials, Fabrications, and Properties ［J］. Advanced Functional Materials, 2023,33(23):2214726.

［3］熊党生.生物材料与组织工程［M］.北京:科学出版社,2010.

［4］戴世娟,朱运田,陈锋.新型医用β钛合金研究的发展现状及加工方法［J］.重庆理工大学学报(自然科学),2016,30(4):27-34.

［5］章芳芳,陈前亮.烧结后生物陶瓷预热切削性能的分析［J］.现代机械,2018(2):73-76.

［6］杨峰,廖文和,戴宁,等.生物陶瓷铣削加工辅助支撑优化设计方法研究［J］.人工晶体学报,2014,43(12):3323-3329.

［7］Peelamedu R, Badzian A, Roy R, et al. Sintering of Zirconia Nanopowder by Microwave-Laser Hybrid Process ［J］. Journal of the American Ceramic Society, 2004,87(9):1806-1809.

［8］张文毓.生物陶瓷材料的研究与应用［J］.陶瓷,2019(8):22-27.

［9］司云强,李宗安,朱莉娅,等.生物陶瓷3D打印技术研究进展［J］.南京师范大学学报(工程技术版),2017,17(1):1-11.

［10］温变英.高分子材料成型加工新技术［M］.北京:化学工业出版社,2014.

［11］吴培熙.聚合物共混改性［M］.北京:中国轻工业出版社,1996.

［12］汤洪梅.聚乙烯醇热塑加工研究进展［J］.化工设计通讯,2020,46(9):85-86.

［13］刘士琦,周红霞,王玉,等.高分子材料的加工成型技术研究[J].化学与黏合,2021,43(3):228－230.

［14］ Zhang B, Wang L, Song P, et al. 3D printed bone tissue regenerative PLA/HA scaffolds with comprehensive performance optimizations ［J］. Materials & Design, 2021,201:109490.

［15］ Lo JSC, Daoud W, Tso CY, et al. Optimization of polylactic acid-based medical textiles via electrospinning for healthcare apparel and personal protective equipment ［J］. Sustainable Chemistry and Pharmacy, 2022,30:100891.

［16］王蕾,张思炫,杨贺,等.生物材料表面高分子改性的研究进展[J].高分子通报,2019(2):33－43.

［17］贾海波,王永涛,张政和,等.复合材料用碳纤维表面等离子体改性技术研究进展[J].化工新型材料,2022,50(5):62－65＋70.

［18］金万芹.超声增强不锈钢表面多巴胺的涂覆及辐射接枝 HEMA 的二次改性研究[D].上海:上海大学,2015.

［19］杨柯,任伊宾.医用不锈钢的研究与发展[J].中国材料进展,2010,29(12):1－10＋34.

［20］(美)Temenoff JS, Mikos AG.生物材料:生物学与材料科学的交叉[M].北京:科学出版社,2009.

［21］李珊,刘超,晏怡果.医用金属材料在骨科应用中的生物功能化[J].中国组织工程研究,2021,25(34):5523－5529.

［22］ Zhang R, Cai C, Liu Q, et al. Enhancing the melt strength of poly (lactic acid) via micro-crosslinking and blending with poly (butylene adipate-co-butylene terephthalate) for the preparation of foams ［J］. Journal of Polymers and the Environment, 2017,25(4):1335－1341.

第五章　生物医用材料与硬组织再生

第一节　生物医学材料与牙齿及牙周组织再生

■ 牙齿及牙周组织再生概述

（一）牙齿及牙周组织的特点及复杂性

牙齿及其周围支持组织的生长发育是一种长期的、复杂的、连续的过程。在胚胎时期，牙齿的发育过程就已开始，并在出生后持续进行，至 20 岁左右时，所有牙齿的发育基本完成。每个牙齿发育的时序性不同，但它们的发育程序是基本一致的[1]。牙齿的生长发育源自胚胎的外胚层上皮和神经嵴的上皮下间充质。胚胎第 6 周，口腔上皮在未来牙槽嵴的位置局部增厚并诱导间充质细胞快速增殖，形成牙胚[1]。牙胚包括成釉器、牙乳头及牙囊。由上皮细胞构成的成釉器经过蕾状期、帽状期及钟状期这三个时期，最后形成牙釉质；间充质细胞构成的牙乳头形成牙本质和牙髓组织；牙囊经过发育形成牙骨质及牙周支持组织（图 5-1）。

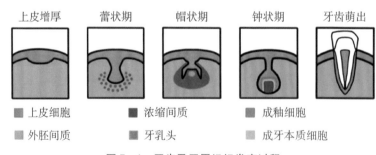

图 5-1　牙齿及牙周组织发育过程

完整成熟的牙齿由牙釉质、牙本质、牙骨质和牙髓组织组成（图 5-2）。牙釉质是人体中最坚硬的组织，是覆盖于解剖牙冠外层的一种高度矿化的牙体组织。同时它也是全身唯一的无细胞性、由上皮细胞分泌基质继而矿化的组织[2]。釉质具有独特的结构特性和机械性能，无机物占釉质重量的 96%～97%，其中羟基磷灰石是最主要的无机成分，其高度矿化的特征使其具有较强的抗疲劳性和耐磨性，可以承受剪切力和撞击力。并且釉质的基本结构釉柱及其内部晶体的有序排列可以降低釉质的脆性，并使其具有一定的韧性。

牙釉质的形成过程称为牙釉质发生,主要分为两个阶段,即分泌阶段和矿化阶段。釉质的分泌和矿化均是由成釉细胞调控的。内釉上皮细胞分化为成釉细胞,成釉细胞发生极性变化并分泌釉质基质。发育中的釉质主要由蛋白质组成,包括釉原蛋白、非釉原蛋白和蛋白酶。随后,成釉细胞调控钙、磷等矿物离子进入釉质基质使其发生矿化,成熟期的成釉细胞吸收水分并产生降解性酶以降解釉质蛋白。最终,成釉细胞发生凋亡,使牙釉质成为人体中矿化程度最高的无细胞组织。

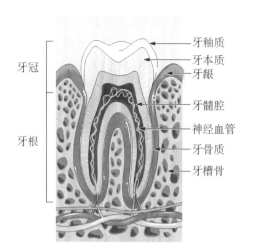

图5-2 牙齿及牙周组织结构

牙本质构成牙齿的主体,由贯穿牙本质全层的牙本质小管和矿化的胶原性基质组成,其形成是由成牙本质细胞完成的。牙本质的主要成分是羟基磷灰石(约占70%)、胶原和少量的非胶原蛋白,其硬度介于骨与牙釉质之间。牙本质小管内含有一定量的成牙本质细胞突和组织液。在钟状期的晚期,牙乳头表面未分化的间充质细胞被成釉细胞的诱导形成前成牙本质细胞,随后经过分化形成成牙本质细胞。成牙本质细胞分泌细胞外牙本质的有机基质,然后矿化形成原发性牙本质,构成牙本质的主体。在牙根发育完成后形成的牙本质是继发性牙本质,这是一个贯穿一生的生理过程。而第三期牙本质是在牙髓-牙本界面上由外界刺激产生的,第三期牙本质可能是反应性的(由原有的成牙本质细胞形成),也可能是修复性的(由新分化的成牙本质细胞形成)[1]。

牙本质包绕形成的空间为牙髓腔,其内的疏松结缔组织称为牙髓。牙髓的主要功能是形成牙本质、营养、修复、防御及感觉。牙髓含有大量的细胞、纤维、神经、血管、淋巴管和其他细胞外基质。组成细胞主要为成牙本质细胞、成纤维细胞、未分化间充质细胞和树突状细胞等。其中成牙本质细胞可以形成牙本质,正常情况下只要牙髓活力正常,牙本质在一生中均可形成。而未分化的间充质干细胞具有高度增殖能力和多分化的潜能,可在病理刺激下形成成牙本质细胞,从而形成修复性牙本质。如前所述,牙髓和牙本质均来源于神经嵴外胚间充质,在胚胎起源和生理功能上相互联系,常被视为一个整体,称为"牙本质-牙髓复合体",为牙齿内稳态提供重要功能[2]。

牙骨质是介于牙本质和牙周膜之间的一种无血管的薄层矿化组织,覆盖于根部牙本质表面,是维系牙体组织和牙周组织联系的重要结构[2]。因此,在解剖学上牙骨质是牙齿的组成部分,但在功能上也可将其视为牙周组织的一部分[3]。牙骨质的组成与骨组织类似,由细胞和矿化的细胞间质组成,但与骨组织的不同之处在于其无哈佛管和神经血管。牙骨质中的有机基质主要为胶原蛋白,最主要的是Ⅰ型胶原,占所有胶原的90%。牙骨质的形成主要是由成牙骨质细胞完成的。根部牙本质形成后,上皮根鞘断裂,牙囊中的外胚间充质细胞进入上皮裂隙内,到达新形成的根部牙本质表面,分化为成牙骨质细胞,分泌牙骨质基质并矿化,形成牙骨质。

牙周组织是包绕在牙齿周围,稳固牙齿且支持牙齿功能的组织,除了牙骨质还包括牙周膜、牙槽骨和牙龈。牙齿的发育与形成过程同时也伴随着牙周组织的发育形成。如前所述,牙周组织起源于胚胎时期的牙囊。牙囊包绕于成釉器及牙乳头的外周，主要由来源于外胚间充质的牙囊细胞组成。牙囊内的干细胞具有自我更新和分化的功能，在牙根及牙周组织的形成中发挥着关键作用。

牙周膜为一薄层的致密结缔组织，厚度为 $100\sim350\ \mu m$，主要成分为牙周膜细胞和细胞外基质。牙周膜细胞主要包括成纤维细胞（又称牙周韧带细胞，periodontal ligament cells，PDLCs）、成骨细胞、破骨细胞以及未分化间充质细胞等。细胞外基质主要由牙周韧带细胞产生，以Ⅰ型胶原为主，其结构强度也主要依靠于Ⅰ型胶原。牙周膜的形成可能受上皮-间充质和上皮-硬组织相互作用的控制，但促成牙周膜细胞谱系发育的实际机制目前尚不清楚。当牙根形成时，首先出现一些细的纤维束形成牙周膜。大量位于中央的牙囊细胞增生活跃并分化为成纤维细胞，产生胶原纤维，而被埋在牙骨质和固有牙槽骨的部分形成穿通纤维。随着牙齿的萌出，牙周膜纤维束的方向发生变化，并不断地改建成功能性排列。具有复杂的结构和各异的排列方向胶原纤维插入并锚定于牙槽骨和牙骨质的表面，使牙周膜得以承受各方向的外力[4-5]。

牙槽骨由矿化的有机和无机成分组成，其中包含大量高度分化的细胞，如骨祖细胞、成骨细胞、破骨细胞、骨细胞和骨髓中的造血细胞等。骨组织的代谢与改建具有高度的动态性，这一过程与成骨细胞和破骨细胞的活动密切相关。牙槽骨则是全身骨骼系统中，也是牙周组织中代谢和改建最活跃的部分。尽管如此，骨的完全重建也需历经数月之久。在牙根形成和萌出过程中，牙囊细胞同时向成骨细胞分化并形成牙槽骨。新骨的沉积逐渐缩小骨壁与牙齿之间的间隙，牙周膜的面积也逐渐减少[1,6]。

牙龈是咀嚼黏膜的一部分，覆盖于牙槽突和牙颈部表面，包括上皮层和下方的结缔组织（固有层）。牙龈上皮之中的结合上皮是一种未成熟的上皮，紧密附着于牙表面，具有较强的增殖能力，仅需几天即可更新。当外科手术切除牙龈后，结合上皮能很快增殖并形成与牙表面的附着关系。牙龈的固有层以胶原为主，并含有少量的细胞成分。固有层中的胶原纤维按一定方向和顺序排列，为牙龈提供强度支持。

牙齿及牙周组织的自我修复再生能力非常有限。牙齿中可发生修复性再生的组织只有牙本质、牙髓和牙骨质。如前所述，成熟的牙釉质高度矿化，没有细胞结构，所以没有自我修复与再生的能力，一旦发生损伤无法自行修复。牙髓组织由疏松结缔组织构成，本身有一定的修复再生能力，其中的牙髓干细胞具有高度增殖和自我修复能力，当受到轻度的非炎症性的损伤时，可以增殖并向成牙本质细胞分化，在牙髓的修复再生中发挥重要作用。成熟的牙髓-牙本质复合体亦含有成牙本质细胞，能够在一定程度上形成修复性牙本质从而保护内部的牙髓组织，但受限于髓腔的空间结构，其修复能力十分有限。当牙髓组织受到程度较重的外界因素刺激而发生不可复性炎症损伤时，完全的修复性再生几乎是不可能的，此时则需去除感染的牙髓组织，进行相应治疗。生理情况下，牙骨质有较强的抗吸收能力，并且在轻度吸收时可通过继发性牙骨质的形成和沉积而修复再生。牙骨质作为牙周组织的功能单位之一，对牙周组织的修复再生有着重要意义[7]。牙周组织的修复和再生是具有高度协调的时空特性的复杂过程。完全的牙周组织再生包括牙骨质形成、牙槽骨新生和结缔组织形成，在这一过程中四种不同类型的细胞相互竞争：牙周膜细胞、骨细胞、成牙骨质细胞和上皮细胞。而与其他类型牙周细胞相比，上皮细胞的迁移速率更高（快 10 倍），因此在牙周治疗的愈合过程中常常可观察到长结合上皮愈合。但这种愈合的结局是仅有部分新骨形成，而无新牙

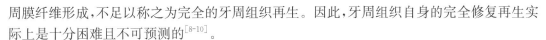

周膜纤维形成,不足以称之为完的牙周组织再生。因此,牙周组织自身的完全修复再生实际上是十分困难且不可预测的[8-10]。

(二)牙齿及牙周组织再生的重要意义

作为人体重要器官之一,牙齿参与语言、发音、咀嚼等多种功能,同时也对人类面部美学产生重要影响。然而,牙齿及牙周组织的缺损或缺失仍是目前困扰人类的重大问题,如何实现这些组织的修复再生一直是口腔医学和材料学的重点研究领域之一。

牙齿及牙周组织可能由于多种因素发生缺损或缺失。尽管牙齿是高度矿化的人体组织,具有很高的耐磨性,但在日常功能行使的过程中,由于各种生理性或非生理性的因素,牙齿可能发生的过度磨耗或磨损而导致牙体缺损[11]。此外,口腔是与外界环境连通的、有多种微生物共存的复杂环境,容易产生由微生物、物理、化学或机械刺激导致的各种疾病,如龋病、牙周病等。

龋病是导致牙体缺损的重要原因,已被世界卫生组织列为危害人类的三大疾病之一。龋病的发生是由于细菌产生的酸性物质侵袭并破坏了牙体硬组织。早期阶段的龋病相对容易控制,牙髓-牙本质复合体也可通过形成修复性牙本质起到一定的防御作用。然而,这种牙齿自身修复有限。若龋病继续进展且未及时治疗,牙体组织损害将发展至牙本质深部,接近或到达牙髓,导致不可逆的牙髓组织损伤,严重者甚至影响牙齿的寿命。牙周炎是一种由以菌斑生物膜为始动因子的炎症性疾病,已成为世界第六大流行病。严重的牙周炎会导致牙周附着水平的丧失、不可逆的牙槽骨吸收以及牙齿的松动移位等问题,最终导致牙齿的脱落或拔除。此外,肿瘤、外伤、遗传及先天性疾病等也会造成口腔软硬组织不同程度的缺损。

牙齿及牙周组织的缺损或缺失不仅对个人的生活质量和身心健康造成极大影响,而且会造成巨大的公共卫生、社会和经济负担。调查研究表明,近40年来,全球约有10%的人口患有严重的牙周炎,儿童和成人的患龋率虽有所下降,但仍处于较高水平[12]。第四次中国口腔健康流行病学调查报告显示[13],中国3～15岁儿童及青少年的乳牙或恒牙龋病患病率达到38.5%～71.9%;中老年人的恒牙龋病患病率更高,达到89.0%～98.0%,而牙列完整者不到70%,且年龄愈大这一比例愈低。因此,研究生物学上的牙齿及牙周修复再生是十分重要的。再生技术的研究和应用,不仅能够治疗牙周疾病和牙齿缺损,还能够重建口腔组织的完整性和功能性,提高患者的生活质量,减轻医疗和经济负担,促进口腔健康和公共卫生事业的发展,具有十分广阔的临床前景和深远的社会影响。

(三)牙齿及牙周组织再生的研究现状

目前临床上常用的修复牙体组织的方法,多是在去净受损组织后,使用与牙体硬组织的机械强度和性能相似的人工材料来替代受损牙体组织。如针对牙体缺损的修复治疗,多采用复合树脂材料充填、全冠修复等治疗方案。然而这些修复方式常常容易出现边缘微渗漏、材料老化断裂以及松动脱落等问题,并且在修复治疗过程中常常需要切割牙体组织以获得良好的固位型,这也将给患者带来额外的痛苦。因此,近年来学者们致力于研究如何在牙体缺损部位再生出新的牙体组织。

有关牙体组织再生的研究主要集中于两个方面:其一是通过组织工程学的方式,将支架材料和干细胞共同培养进而实现牙体组织的再生;其二是利用仿生技术,通过模拟生物生理结构及生物形成过程调控生物矿化的方式实现再生,如利用生物医用材料作为模板模拟牙硬组织的矿化及结晶过程，从而诱导组织再生。目前，这两种方式仍处于研究起始阶段，尚未能在临床上得到广泛应用。

牙周治疗的最终目的是使缺损的牙周组织再生，这涉及牙周膜在新形成的牙骨质和牙槽骨上重新形成功能性附着。然而，如前所述，理想的牙周组织再生不论是在生物学上还是临床上都是充满挑战的，各组织的修复需要在时序和空间上达到高度协调，包括牙周膜纤维重新附着到牙根面的牙骨质上，以及牙周缺损区的牙槽骨新生。理想的牙周再生治疗还应尽量模仿牙周组织的结构，但牙周组织复杂的分层结构对此造成了不小的挑战。牙齿表面的无血管特性也使牙周再生治疗后的愈合过程更加复杂，这意味着所有的伤口愈合都是继发性的。此外，口内细菌的存在也会对牙周治疗后的伤口愈合过程产生不利影响[9,14]。因此，必须开发更先进的再生策略来恢复牙周组织的结构和功能。

有关牙周组织修复与再生的研究已经历了数十年的发展，不断有新理念、新技术、新材料被应用于相关治疗研究中。第一代牙周组织再生技术是以引导组织再生（guided tissue regeneration，GTR）技术引入牙周炎治疗为标志，发展至今 GTR 技术与植骨术联合应用已经成为目前常用的临床再生治疗方法；第二代牙周组织再生技术是以生长因子（包括自体来源的内源性生长因子）的临床应用为主要手段的修复再生治疗方法；第三代牙周组织再生技术是基于组织工程、干细胞治疗的再生新策略，例如蛋白质和多肽疗法、基于细胞的疗法、基因疗法、支架材料、骨合成代谢和激光技术等，然而，这些新技术和新方法还缺乏足够的临床证据支持[15,16]。此外，在细胞来源、血液供应、缺损部位的空间维持以及合适的生长因子载体的选择等方面，牙周组织修复与再生的研究仍然面临诸多亟须解决的问题[17]。

生物医学材料应用于牙齿及牙周组织再生研究领域的现状

目前临床上应用于牙齿修复的生物医用材料种类繁多，按照材料性质可分为：①金属材料：如钴铬合金、贵金属合金、银汞合金、钛及钛合金等；②无机非金属材料：主要是陶瓷材料，目前陶瓷材料是最自然逼真的牙体组织人工替代材料，其不仅美观，还具有良好的生物相容性和耐磨性等，可以制成贴面、嵌体、烤瓷全冠和全瓷冠等，以满足临床需要；③有机高分子材料：如复合树脂、水凝胶、聚乙烯等。此外，按照材料用途可分为修复材料和辅助材料，其中修复材料包括充填修复材料、全瓷修复材料、烤瓷修复材料、根管充填材料、义齿材料、黏接材料、口腔植入材料等，辅助材料包括耐火包埋材料、印模材料、模型材料等。

用于牙齿及牙周组织再生的生物医用材料必须具备以下条件：①具有良好的生物学相容性，对口腔内软硬组织均无刺激性、无毒性、无致畸性及致癌性；②具有良好的化学稳定性，能长期耐受口腔内唾液、细菌、食物、酶等的作用而不发生变化；③具有一定的机械强度、硬度、耐磨性能、抗疲劳强度，能够承受复杂的咀嚼应力；④操作简单，具有良好的操作性能；⑤具有射线阻射性，能够在 X 线片中显影；⑥具有良好的色泽稳定性，不易发生变色或褪色[18]。目前用于牙齿及牙周组织再生的生物医学材料大部分处于基础研究及临床试验阶段，此类材料主要包括三种类型：①天然有机材料：胶原蛋白、明胶、透明质酸、海藻酸钠、壳聚糖、琼脂糖等；②合成有机材料：聚乳酸、聚己内酯、聚乳酸-乙醇酸和聚乙醇酸等；③无机材料：羟基磷灰石、β-磷酸三钙、生物玻璃、硅酸钙等。它们可以通过单一或联合使用来满足牙齿及牙周组织再生的性能从而诱导其发生修复再生。

（一）生物医用材料在牙体组织再生中的应用

1. 牙釉质再生

如前所述，由于成釉细胞的丧失，牙釉质自身不具备再生能力。一旦牙釉质因为遗传缺陷、龋齿、创伤或者牙齿磨损而受损时，其自身修复方式主要依赖于表层脱矿缺损的脱细胞再矿化。在临床上，对牙釉质缺损的修复一般是用强度和性能与牙釉质相似的人工材料来替代。可用于牙釉质缺损的修复材料有许多种，如银汞合金、贵金属合金等金属材料，或复合树脂、流动树脂等有机高分子材料。然而这些材料与牙釉质之间的黏接性能不佳，除了需要制备出具有一定的固位形和抗力形的窝洞外，还需要在两者表面放置口腔黏接材料以发挥黏接作用。牙釉质黏接剂按照固化方式分为自凝型和光固化型，前者为粉-液型或双糊剂型，按照一定比例调和后发挥黏接作用，如玻璃离子黏接剂、聚羧酸锌黏接剂等；后者则需要光源辅助其固化，并且成分多单一，一般为低填料低黏度树脂材料。按照操作步骤，黏接剂还可分为酸蚀-冲洗型和自酸蚀型。酸蚀-冲洗型黏接剂由酸蚀剂和黏接剂两部分组成，酸蚀剂多为 $35\%\sim37\%$ 的磷酸溶液，黏接剂为不含或少含填料的低黏度树脂，如双酚双甲基丙烯酸缩水甘油酯（Bis-GMA）、双甲基丙烯酸三甘醇酯（TEG-DMA）。自酸蚀型黏接剂主要偏重黏接牙本质，一般不用于牙釉质的黏接[19]。另外，再矿化疗法（remineralization therapy）也是治疗龋齿的常用方法之一，但其适用范围仅限于尚未形成龋洞的早期釉质龋。再矿化治疗采用人工方法，通过涂布有利于矿物质沉积的矿化液或者用矿化液漱口，以重新矿化早期脱矿的牙釉质并恢复其硬度。再矿化药物主要成分包括不同比例的钙、磷和氟，其中氟可明显促进釉质再矿化，但需注意其浓度及毒性。

尽管已经开发了一系列用于修复牙釉质的材料，但这些修复材料很难复制出天然牙釉质的物理机械性能，美学特征和晶体结构。牙釉质仿生矿化是目前研究釉质再生的主要策略之一，其方法是通过模仿釉质基质的功能实现牙釉质原位再矿化/再生。釉质基质中的蛋白质为釉质发育过程中晶体的形成和生长提供了结构上的支持框架。但是由于釉原蛋白的表达和纯化难度大、成本高且需要大量的时间，其临床应用受到了限制。随着仿生生物医用材料领域的快速发展，多种模拟天然釉质基质的生物医用材料不断开发出来。

常见的釉质基质仿生生物医用材料包括：树枝状聚合物、自组装肽、水凝胶、磷酸钙纳米粒子等。树枝状聚合物（dendrimers）是高度支化的球形聚合物，与传统的线性聚合物不同的是其内部有空隙和大量的活性端基。它们可以作为釉质蛋白的类似物，模仿有机基质在釉质矿化中的功能。但是由于其制备工艺复杂，需要调控其分子结构和粒径分布，以获得具有一定效果的聚合物。此外树枝状聚合物的制备成本较高，也限制了其商业化和临床应用。多肽材料可诱导矿物成核，且肽序列在调节材料硬度方面发挥着重要作用。自组装肽在牙釉质再生中的应用是很有优势的，因为其形成了具有高纵横比的纤维结构，并且存在丰富的表面官能团，这些官能团结构可以周期性地重复，有助于矿物成核。此外，这些多肽还能以流体的形式注入，然后发生原位凝胶化，有助于原位釉质再生。但是由于自组装肽在牙齿表面的蛋白分解现象，其有效性仅限于初期的龋齿。壳聚糖是常用的牙科生物医用材料之一，在釉质再生中的作用主要是作为载体传递有机釉原蛋白至釉质缺损部位，促进釉质再生。此外，壳聚糖具有稳定矿物离子和增强有序晶体形成的潜力，被添加到琼脂糖中作为釉质基质模拟成分，可以调节棱柱的形成并减少碳化。牙釉质基质衍生物（enamel matrix derivatives, EMD）也可以与琼脂类水凝胶结合形成釉质的釉柱状结构，所得的矿化晶体结构与天然釉质的磷灰石晶体十分接近。纳米ACP颗粒可以吸附甚至组装到牙釉质HAP晶体上，从而实现诱导牙釉质晶体的外延生长，但是其效果受尺寸的影响。研究人员开发了一种基于磷酸钙离子簇（CPICs）的仿生再生溶液，它可以通过建立仿生晶体-非晶态无定形矿化边界，诱导牙釉质的外延生长，并保持原有的结构复杂性[20]。这种由钙磷矿物和三甲胺在乙醇溶液中混合而成的溶液，可以修复厚度达 $2.7\ \mu m$ 的牙釉质，并且精确复制天然牙釉质分层和复杂的结构。最近，研究人员成功合成了一种类牙釉质复合材料，其结构与天然牙釉质非常相似[21]。这种新型复合材料是由无定形晶间相（AIP）包覆的羟基磷灰石纳米线与聚乙烯醇相互交织构成的。其保留了生物原型的结构复杂性，同时实现了高刚度、硬度、强度、黏弹性和韧性的完美结合。与之前报道的类牙釉质复合材料以及其他生物医用材料如牙釉质、骨骼和贝壳珍珠母相比，这种新型复合材料在多个方面表现更加优异，有望成为新一代牙齿修复材料。

　　基于脱细胞仿生材料的牙釉质浅表再矿化和修复也取得了一定的进展，但是由于天然釉质是由成釉细胞产生的，利用细胞组织工程再生釉质似乎也是一种有希望的方法。通过模拟自然的釉质发育过程，生成的釉质性质可以更接近于自然组织因此需要可替代的细胞来源来实现牙釉质的修复再生。研究发现非牙源性上皮来源的人类细胞，包括牙龈上皮细胞（gingival epithelial cells, GECs）、诱导性多能干细胞（induced pluripotent stem cell, iPSCs）和人表皮干细胞（human epidermal stem cell, HKSCs），在与小鼠或人胚胎牙间充质结合时，可以分化为成釉细胞[12]。除干/祖细胞诱导分化作用外，还需要合适的三维支架以负载干/祖细胞，来支持和补偿早期牙齿形成过程中发生的上皮-间充质相互作用[22]。不同的生物医用材料支架对干/祖细胞介导的牙釉质再生产生的影响不同。例如，由胶原海绵构成的支架被证明有助于细胞附着、增殖和分化，以及钙化组织的形成[23]。壳聚糖和Ⅰ型胶原构建三维多层仿生支架，可以形成上皮细胞和间充质细胞共培养系统，模拟上皮间充质间的相互作用，使这两种细胞在不同方向上运动和钙沉积，从而诱导牙体组织的再生[24]。然而，牙釉质的再生研究仍处于起步阶段，目前只是在体外进行实验，至于构建的仿生支架能否适应口腔复杂的环境尚未可知。新形成的釉质结构与天然釉质结构也存在一定的差距，仍需进一步研究。

　　2. 牙本质再生

　　如果釉质龋没有得到适当的治疗，龋损会进一步侵入牙本质深层，破坏牙本质的胶原网络。牙本质的缺损通常伴随着釉质缺损，需要根据其缺损的大小来选择修复材料。

　　若牙本质缺损较少，则与上述釉质的修复材料及方式相同，可采用复合树脂、银汞合金等材料进行充填修复。但牙本质缺损修复所用的黏接剂与釉质有一定的不同，大多数黏接剂既可黏接牙本质，又可黏接牙釉质，且绝大多数的固化方式为光固化。牙本质黏接剂还可以分为酸蚀-冲洗型和自酸蚀型，酸蚀-冲洗型黏接剂同牙釉质黏接剂；自酸蚀型由酸蚀预处理剂和黏接树脂两部分构成，酸蚀预处理剂主要为酸性功能单体，如甲基丙烯酸癸基酸酯（简称MDP）、4-甲基丙烯酰氧乙基偏苯三酸酐（简称4-META），黏接树脂为Bis-GMA、TEG-DMA、双甲基丙烯酸尿烷酯（UDMA）和光固化引发剂组成[19]。若牙本质缺损较多，可进行充填修复或全冠修复。当缺损接近牙髓组织时，需要在充填前用氧化锌水门汀、玻璃离子水门汀、磷酸锌水门汀等垫底材料进行垫底后再行修复。全冠修复主要包括全瓷冠、金属烤瓷冠或金属冠。全瓷冠由陶瓷材料构成，如氧化锆陶瓷、氧化铝基陶瓷、白溜石基陶瓷等。金属烤瓷冠由瓷粉和金属基底冠两部分,瓷粉使用的陶瓷材料与全瓷冠的不同,由长石、石英、陶土等构成;金属基底冠由金属材料构成,可分为贵金属合金(如金钯合金)和非贵金属合金(如钴铬合金、镍铬合金、纯钛合金等)。全金属冠则完全由金属材料构成,如钴铬合金、金合金、镍铬合金等。全冠修复的黏接材料一般为自凝型,如玻璃离子黏接剂、聚羧酸锌水门汀黏接剂、氧化锌水门汀黏接剂等。但氧化锌水门汀黏接剂的黏接性能较差,多用于黏接暂时修复体。

与牙釉质相同,牙本质也可以利用仿生矿化材料如胶原、非胶原蛋白、树状聚合物、磷酸钙纳米粒子等作为模板基质,来模拟成牙本质细胞的微环境,诱导牙本质再矿化[25]。胶原作为一种重要的牙本质仿生矿化材料,可以协调钙离子及磷酸根的三维环境及并为其提供成核位点。牙本质中的非胶原蛋白(NCP)可以聚集成液体状的无定形磷酸钙(ACP)纳米颗粒,而 ACP 可以渗透到胶原蛋白基质中,形成可转移的结晶相。研究人员用聚丙烯酸(PAA)作为 NCP 的替代品,研究其分子量和浓度对胶原蛋白矿化的影响。结果表明,PAA可以起到很好的促进胶原蛋白矿化的作用,得到了大量的纤维外和纤维内矿物质[26]。树状聚合物也能为牙本质的矿化提供结晶位点和矿化支架,从而诱导牙本质再矿化。此外,羟基磷灰石、硅酸钙、磷酸钙、铝酸钙、磷酸镁和氟磷灰石等材料单独作为支架或混合在聚合物中都具有很高的矿化潜力[27]。

除了牙本质仿生矿化外,基于干/祖细胞的组织工程技术也是构建功能性牙本质再生的一种很有前途的方式。到目前为止,牙髓干细胞(dental pulp stem cells, DPSCs)、人脱落乳牙牙髓干细胞(stem cells from human exfoliated deciduous teeth, SHED)、脂肪源性间充质干细胞(adipose tissue-mesenchymal stem cells, AT – MSCs)、骨髓源性间充质干细胞(bone marrow-mesenchymal stem cells, BM – MSCs)和 iPSCs 已被证实具有牙本质形成潜能[22]。不同的支架材料发挥的作用不同,如壳聚糖/胶原基质和铝酸钙微粒复合而成的生物膜可诱导人牙乳头细胞分化为成牙本质细胞样细胞,并沉积大量矿化基质[28]。此外,医用陶瓷材料,如磷酸钙(calcium phosphate, Ca/P)、磷酸三钙(tricalcium phosphate, TCP)、生物活性玻璃或微晶玻璃等也可在诱导牙本质再生中发挥重要作用[22,29]。医用覆盖材料,如三氧矿物聚合物(mineral trioxide aggregate, MTA)、氢氧化钙和生物牙本质构成的三维支架,可刺激乳牙牙髓干细胞的增殖、迁移和分化为成牙本质细胞,从而促进牙本质的再生[22,30,31]。通过仿生矿化材料与细胞工程技术促进牙本质再生具有很大潜力。然而,仍需要进行更深入的研究和探索。与体内复杂的环境相比,这些体外实验研究要简单得多。未来的研究应该考虑到细菌和菌斑生物膜的影响,它们可能会对再矿化产生负面影响。此外,牙本质再生的效果需要进行长期验证,以确保再生组织的稳定性以及持久性。

3. 牙骨质再生

牙周疾病诱发的炎症环境会破坏牙骨质和牙槽骨等支持组织,如果没有及时治疗,可能会最终发展到拔牙。同时牙骨质的缺损也多发生于老年人,由于牙龈退缩、牙根暴露导致牙骨质的缺损,会引起牙本质敏感,可用充填材料如复合树脂或全冠修复材料覆盖暴露的牙本质。目前临床上可用牙釉质基质衍生物(EMD)来促进牙骨质及牙周组织的修复再生,EMD不仅可刺激无细胞牙骨质的形成,还可促进牙周膜和牙槽骨的形成,从而形成新的牙周附着[27]。

牙骨质的仿生矿化的研究目前主要在两个方面进行,其一为以纤维矿化为主的仿生矿化研究,即以胶原为主要材料,通过模拟牙骨质胶原纤维的层状交替排列结构来构建牙骨质的仿生矿化支架[32]。有学者[33]通过体外实验发现,将高度模拟牙骨质胶原基质层次的替代胶原薄片浸泡在壳聚糖稳定的含氟 ACP 溶液中获得的支架,可促进牙周膜干细胞黏附、增殖,并向成牙骨质细胞分化,从而形成与牙骨质结构类似的类牙骨质。还有学者[34]通过静电纺丝技术将聚(ε-乙内酯)(poly(ε-caprolactone), PCL)、Ⅰ型胶原蛋白(type Ⅰ collagen, COL)和加载重组人牙骨质蛋白 1(recombinant human cementum protein 1, rhCEMP-1)且聚乙二醇稳定的 ACP 制造了 PCL/COL/rhCEMP-1/ACP 电纺多相支架。研究发现,该支架可抑制牙周膜干细胞的增殖,促进成牙骨质标志物的表达并抑制成骨标志物表达,诱导牙骨质样组织形成,而骨样组织形成的较少。其二为以羟基磷灰石作为主要成分的仿生矿化研究,通过模拟牙骨质的形成过程,促进牙骨质的再生,如 HA 与醋酸纤维素形成的支架材料可形成与牙骨质磷灰石相结晶度相似的薄层牙骨质样结构[32]。此外,天然多孔矿物质煅烧牛骨羟基磷灰石(bovine hydroxyapatite, BHA)的主要成分之一为 HA,其与聚合物如壳聚糖共同构成的支架,可以抑制磷酸钙成核、稳定 ACP,促进有细胞混合纤维牙骨质形成。但由于将 HA 与聚合物之间未能形成天然牙骨质中 HA 与胶原蛋白的特定位置关系,故其再生潜能与天然材料之间仍有一定的距离[32]。牙骨质再生与牙周组织的治疗密切相关,成牙骨质细胞前体存在于牙周膜中,也可以用于牙骨质再生。另外,组织生物学发现将无机磷酸钙、磷酸三钙等材料构建的支架与牙周膜干细胞共同培养可以促进新骨和牙骨质的形成[35]。

牙骨质不仅是牙体组织的一部分,同时对牙周组织也十分重要。由于牙骨质是牙周组织的主要附着位点,因此牙骨质的再生已经被视为牙周再生的金标准[36]。目前已经有大量研究证明多种细胞对牙周组织的再生是有益的。但是其效果局限于体外研究,现实中牙周的炎症微环境可能会影响细胞的增殖活性以及分化潜能。并且目前的牙骨质再生研究多注重材料的元素组成和结构设计,而对再生后牙骨质与牙周韧带的连接强度研究较少。弄清再生后的层次结构以及牙槽骨-牙周韧带-牙骨质复合物的生物力学特性也是牙骨质再生研究的重点内容。

4. 牙髓组织再生

牙髓和牙本质均来源于神经嵴外胚间充质,在生理和功能上构成一个单一的单元,即"牙本质-牙髓复合体",为牙齿内稳态提供重要功能。牙髓受到外界刺激后可损伤牙髓-牙本质复合体,发生牙髓炎或根尖周炎,临床上多根据患者的情况选择不同的治疗方式,如活髓切断术、根管治疗术和塑化治疗术。年轻恒牙由于牙根未发育完全,一般采用活髓切断术,去除病变牙髓,并将盖髓材料如氢氧化钙、MTA、生物陶瓷材料直接覆盖于牙髓表面,上部覆盖暂封材料,如玻璃离子、氧化锌丁香油等。以保留正常的牙髓组织,促进牙根部继续发育,但是其成功率受患牙感染程度及术中无菌程度的影响。根管治疗材料可分为根管消毒材料和根管充填材料。消毒材料包括氢氧化钙、EDTA、氯己定、甲醛甲酚(FC)、樟脑酚(CP)等;充填材料主要有牙胶尖以及糊剂类材料,如氢氧化钙糊剂、碘仿糊剂、氧化锌-丁香酚糊剂及水门汀类糊剂、MTA 等。其中牙胶尖作为进行根管充填的主要材料,通常与糊剂类材料一同使用。临床上最常用的牙髓塑化材料为酚醛树脂,但塑化治疗目前已很少应用。

传统疗法虽然可以消除根尖炎症、保存患牙,但却不能恢复牙本质-牙髓复合体的生物学功能,因而并非理想的治疗方法。1971 年,Nygaard-Östby 和 Hjortdal 提出了再生牙髓组织的概念[37]。目前美国牙体牙髓病协会（American Association of Endodontists, AAE）将再生牙髓病学定义为"通过生物学手段替代受损的牙体组织结构，包括牙本质、牙骨质以及牙本质-牙髓复合体的一门学科"。再生牙髓治疗的目的是修复因感染、创伤等原因而受损的牙本质-牙髓复合体，从而恢复牙髓的正常功能，使未发育完全的根尖孔闭合、根管壁增厚以及使牙根增长，较好地保存牙齿的生理功能。牙髓的再生需要将干细胞（间充质干细胞）导入根管，使其在合适的支架和必要生长因子的促进下分化并启动再生过程。其中，牙髓再生的支架材料具有重要作用，应具备以下能力：①良好的生物相容性及生物安全性；②可降解且降解速率与组织形成速率一致；③高孔隙率和足够的孔径，允许细胞的黏附、迁移、增殖和分化，促进营养物质及代谢产物的转运；④足够的物理和机械强度[38]。目前用于牙髓再生的支架材料可分为天然材料及人工合成高分子材料两大类。天然材料包括血凝块（blood clot, BC）、富血小板血浆（platelet rich plasma, PRP）、富血小板纤维蛋白（platelet rich fibrin, PRF）、胶原、壳聚糖、透明质酸、丝素蛋白、脱细胞外基质等。人工合成的支架材料则包括聚合物、生物陶瓷等。

血凝块是目前牙髓再生治疗中最传统且最普及的一种支架材料。通过刺破根尖周组织使血液流入根管，血液凝固后可以形成具有三维结构的天然支架。这种支架的优点是容易获得，经济实惠，可以引入一定量的干细胞，并且本身具有生长因子，是一种优异的牙髓再生支架。同时血凝块也具有一些不足，如可能引血较为困难，无法获得足量血液充盈根管、血细胞死亡后会释放出的蛋白酶可能影响干细胞生长等。PRP、PRF 是富含生长因子和蛋白质等生物活性因子的自体血小板浓缩物，也可以作为纤维蛋白三维支架使用。其中的活性因子可以参与细胞的迁移、增殖和分化，具有调节免疫反应和促进组织愈合的功能。然而，PRP、PRF 应用于临床牙髓再生治疗的案例报道较少，对于血凝块、PRP、PRF 应用于牙髓再生治疗中效果的优劣比较目前尚无定论。并且与血凝块相比，这两种方法需要患者抽血、增加了治疗成本。胶原蛋白是细胞外基质的主要成分，具有生物相容性、生物降解性以及良好的拉伸强度，可以模拟牙本质的天然 ECM。作为支架，胶原蛋白可以实现细胞和生长因子的附着，降解后会被天然组织替代，是目前在牙髓再生中应用前景最为理想的支架材料。但是缺点是机械强度低、降解速率快且容易发生收缩。其余天然材料是从动植物组织中提取的可降解材料，与细胞外基质相似度高，也具有广阔的应用前景，但是其应用尚需临床试验的验证。人工合成支架材料具有较好的机械强度和加工性能（如孔隙率、微观结构等），但其生物活性、亲水性、材料与细胞界面相容性较差，目前仅应用于体外培养和动物实验研究。合成聚合物由于降解的酸性产物会导致局部 pH 值下降，并且可能引起宿主慢性或急性炎症。而生物陶瓷降解缓慢，单独使用机械强度低、脆性大，通常与聚合物支架结合使用。

目前，利用生物支架与牙髓间充质干细胞联合进行牙髓组织再生的基础研究已经取得了一定进展。一项研究将牙髓干细胞与羟基磷灰石/磷酸三钙（HA/TCP）支架联合起来植入至小鼠皮下，观察到牙本质-牙髓复合体样结构的产生[22]。此外，可利用生物医用材料构建药物或细胞输送系统，进行抗感染和牙髓再生治疗。有研究制备了聚乙二醇二丙烯酸酯（polyethylene glycol diacrylate, PEGDA）的可注射型水凝胶，可将牙髓间充质干细胞运输到根管腔内，重建牙本质-牙髓复合体并促进牙根发育[39]。利用微球悬浮液（如纳米纤维聚乳酸微球）进行牙本质-牙髓复合体的再生治疗也是当前研究的热点。相对于块状水凝胶，微球的营养和氧气扩散比较迅速，并且其表面形貌和孔隙度可以进行调整，以充当药物或细胞的输送及缓释系统[27]。由于髓腔独特的结构，应用于临床的牙髓再生材料应该朝着具备可注射性方向发展。此外，为了避免材料在组织愈合过程中移动、影响再生效果。可以设计自固化材料，以流体形式注入髓腔，随后自固化以保持稳定。

（二）生物医用材料在完整牙齿发育与再生中的应用

牙齿缺失是口腔医学中常见的临床疾病，不仅影响患者的残留牙健康及咀嚼、消化、言语等生理功能，还会严重影响患者的心理健康。因此，牙齿缺失应及早进行修复治疗。随着人类寿命的延长，对牙体组织和全牙再生的需求越来越大。与传统口腔修复治疗相比，牙齿再生工程具有其独特的优势和吸引力，已经成为口腔生物医学领域的研究热点之一。

在现有的医疗条件下，临床上可根据患者的情况选择固定义齿、可摘局部义齿、全口义齿以及种植义齿修复。不同的修复方式采用的生物医用材料也是不同的。固定义齿材料的选择可参考上述全冠修复材料。可摘局部或全口义齿修复材料包括义齿基托材料、义齿重衬材料、树脂牙材料等。义齿基托根据材料不同可分为金属基托、树脂基托和金属网加强树脂基托。金属基托顾名思义是由金属材料构成，如钴铬合金、镍钛合金等。目前常用的树脂基托多由聚甲基丙烯酸甲酯树脂（poly-methyl methylacrylate，PMMA）及其改性产品。义齿重衬材料又包括软衬材料和硬衬材料，其中常用的软衬材料有丙烯酸酯类软塑料、硅橡胶、聚氯乙烯等，硬衬材料则为 PMMA。树脂牙材料最常见的有丙烯酸酯类树脂造牙材料和复合树脂类造牙材料。

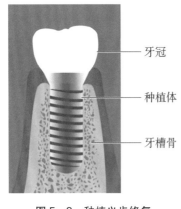

近年来，种植义齿修复逐渐被大众所接受，成为一种修复缺牙的极佳选择。种植义齿修复是将"人工牙根"，即种植体，植入缺牙部位颌骨内，待种植体与骨组织形成骨结合后，在其上方安装牙冠的修复方式（图 5-3）。骨结合是指有序活骨与负载种植体表面在结构和功能上的直接连接。因此，种植体材料及表面对骨结合的形成影响非同寻常。目前临床上广泛使用的种植体材料主要是纯钛及钛合金，其生物学相容性良好且其弹性模量在所有金属材料中最接近骨组织，表面的致密氧化膜也有利于与形成骨结合。此外，陶瓷种植体（如钇三稳定氧化锆）、聚醚醚酮（polyetheretherketone，PEEK）复合材料也广受关注，但相应的材料改性及表面处理技术仍需进一步研究。表面处理是指利用机械和化学方法增加种植体表面粗糙度、亲水性和骨组织亲和力，以加速骨结合或促进骨结合强度。目前常用的种植体表面处理方法有：①机械处理法，利用酸蚀、喷砂或激光处理等方法改善种植体表面形貌；②化学处理法，如利用微弧氧化法（MAO）加厚种植体表面的氧化膜，使其与骨组织形成化学键合；③生物处理法，在种植体表面进行基因或蛋白等生物活性材料涂层，以促进细胞的分化和骨形成。另外，三维（three-dimensional，3D）打印技术也已应用到多孔粗糙表面的新型种植体的研发中。有研究利用直接金属激光烧结（direct metal laser sintering，DMLS）技术打印制作钛、钴铬合金种植体，并取得了良好的预后[40]。尽管关于种植体材料、表面处理和制备方法的研究多种多样，并取得了较大的进展，理想的种植体及表面处理方法仍在不懈地研究和改进中。

随着生物医学科学的发展，作为器官替代疗法的整颗牙齿再生被认为是治疗缺失牙齿

图 5-3　种植义齿修复

的创新策略。这种治疗策略意味着牙体组织的完整再生,而非使用人工替代材料进行修复性治疗[35]。诱导全牙再生是一个非常复杂的工程,牙齿的不同组织分别有其独特的形成方式,而一个组织可能引导或支持另一个组织的形成。组织工程方法是全牙再生的主要策略。一方面利用生物医用材料作为牙齿再生的模板和牙源性细胞及生物活性分子的传递平台,为细胞的定向分化提供环境,并积极影响细胞的生物学行为[35]。另一方面,利用干细胞、胚胎细胞的囊泡、小 RNA 或外泌体对支架各层次进行功能化,以开启牙齿的整体有序再生[41]。此外,3D 生物打印技术使构建牙齿组织的尝试取得了一定的进展。这一技术赋予种子细胞和生物医用材料的高精度匹配,不仅可以精确再现牙齿复杂的结构,还可以实现多层组件之间的相互作用。聚合物、陶瓷和复合材料等已应用于再生医学中的 3D 打印支架。例如,聚己内酯(polycaprolactone, PCL)及其改性复合材料是印刷牙科生物结构中最常用的聚合物。3D 打印生物墨水也已应用于牙齿再生研究,最常用于牙组织打印的生物墨水是载有细胞的水凝胶和脱细胞胞外基质,如可溶性牙本质基质与海藻酸盐相结合作为生物墨水,显示出良好的可印刷性、细胞相容性和促牙组织再生能力[42]。尽管全牙再生在基础研究方面取得了初步成果,但实现牙齿完整再生仍然任重而道远。如何控制再生牙齿的形状以达到良好的咬合,并开发其力学性能以发挥咀嚼功能,都是未来研究的重要内容。

(三)生物医用材料在牙周组织再生中的应用

牙周支持组织的损害,尤其是牙槽骨的丧失是不可逆的。临床多采用引导组织再生(guided tissue regeneration, GTR)和引导骨再生术(guided bone regeneration, GBR)修复牙周组织缺损,其原理是在牙周/骨组织与软组织之间放置屏障膜,防止生长速度较快的上皮细胞向内生长,使牙周膜和牙槽骨不受干扰地完成修复再生,为防止屏障膜的塌陷,通常在缺损区植入骨替代来料(图 5-4)。在临床中 GTR 和 GBR 均显示了良好的治疗效果[8]。

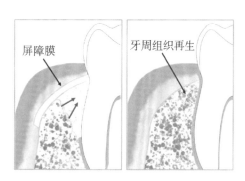

图 5-4　引导组织再生术

这种修复技术涉及的屏障膜应具有生物相容性、细胞屏障性、组织整合性、空间维持和临床可管理性。常用的屏障膜有不可吸收膜和可吸收膜。不可吸收膜包括聚四氟乙烯膜(polytetrafluoroethylene, PTFE)和钛膜,具有持续的屏障作用和空间维持能力,骨再生效果理想。但是由于它们在体内不能降解,需要二次手术取出,这会延长治疗时间,增加手术费用和对患者组织的损伤[43,44]。可吸收膜因其具有可以在体内降解、避免二次手术、较好的组织相容性等优点被越来越广泛地应用于临床治疗中。其中,胶原膜、组织膜和高分子聚合物膜的相关研究较多。胶原是一种含羟脯氨酸、由二螺旋结构的纤维组成的物质由于其良好的生物相容性和促进伤口愈合的能力,被认为是一种优良的膜原料[44,45]。组织膜是采用自体或异体的组织作为膜材料,如同种异体骨片和脱细胞真皮基质(acellular dermal matrix, ADM)等[46]。而高分子聚合物膜包括前述的人工高分子材料和天然高分子材料膜。关于屏障膜材料、结构及性能的研究尚在不断发展,兼具良好屏障功能、机械性能和生物性能的屏障膜仍是目前的研究方向。

促进牙槽骨再生的生物医用材料已经较为广泛地投入临床应用中。比较有代表性的骨替代材料是异种来源的脱蛋白小牛骨,它保留了天然骨的骨小梁结构和晶体结构,具有良好的骨传导性[8]。生物陶瓷材料如 HA、TCP、硫酸钙及其复合材料也是临床比较常用的骨替代材料,此类材料具有与骨的无机相相似的化学成分和结构,能够与天然骨直接结合并具备骨传导作用[47]。生物活性玻璃(bioactive glass, BG)也是一种骨生物医用材料,它可增强与生物体液的反应性,在玻璃表面形成骨状纳米晶体 HA 层,与宿主骨牢固结合,促进牙槽骨的再生[48]。天然聚合物如胶原、壳聚糖、透明质酸等能够促进牙周组织再生及抗菌、抗炎,在临床上也有一定的应用[49]。在合成聚合物方面,EMD 作为一种市售的生物医用材料,可以诱导脱细胞牙骨质、牙周韧带和牙槽骨再生,形成新的牙周附着[50]。虽然异种骨、人工骨等多种骨替代材料在促进牙槽骨再生中均取得了良好的效果,但是这些骨替代材料缺少生长因子和细胞成分,通常不具备骨诱导性和成骨性,因此术后成骨效率低。而自体血小板浓缩物 PRF 可以通过提供细胞因子、血小板、白细胞和循环干细胞来改善这些骨替代材料的性能,同时可以加速早期伤口愈合,增强局部免疫能力。因此临床上也常将 PRF 与骨移植材料联合使用,以充分发挥各自的优势,具有改善引导组织再生结局的潜在益处。

如前所述,牙周组织在解剖学和组织学上是一个复杂的区域,包含不同类型的组织:牙骨质-牙周膜-牙槽骨。牙周治疗成功的一个重要原则是在牙周缺损处再生这三种类型的组织。为了将牙周组织作为一个整体进行再生,构建具有多层次、多成分的支架材料也是一种研究策略。有学者制作了多孔三层纳米复合水凝胶支架,分别由几丁质- PLGA/纳米生物活性玻璃陶瓷(nano-bioactive glass-ceramics, nBGC)/牙骨质蛋白 1 靶向牙骨质层,几丁质- PLGA/成纤维细胞生长因子 2 靶向牙周膜层,几丁质- PLGA/nBGC/富含血小板的血浆衍生生长因子靶向牙槽骨层。三层纳米复合水凝胶支架具有良好的细胞相容性,利于人牙囊干细胞分别向牙骨质、纤维和成骨向分化,这种支架结构在动物体内可以实现不同牙周组织的同时再生[14]。骨组织工程支架一直是骨替代材料研究的热点方向,学者们致力于研究兼具促进骨生成和血管化的组织工程骨。利用生物支架递送生长因子及建立共培养系统是常用的构建策略,并取得了长足的进步,但如何使组织工程骨产生稳定和成熟的血管系统仍亟待研究解决[51]。此外,随着学者们对免疫系统在骨修复再生中作用的研究不断深入,构建具有免疫调节功能的生物医用材料也成为目前的研究热点。其策略是利用生物医用材料调节巨噬细胞向促愈合表型分化并流入缺损组织,减少促炎因子的分泌,促进骨髓间充质干细胞募集及成骨向分化,从而促进骨组织再生。例如,有研究表明细胞外基质凝胶趋向于将巨噬细胞极化为抗炎表型,从而增强牙周缺损模型组织再生[52,53]。然而,还需要进行临床试验来评估这些仿生材料在人类牙周组织工程和骨再生方面的安全性和有效性。随着生物医用材料科学的进步和人们对组织工程策略的日益关注,未来将可能实现牙周完全修复和再生。

三 生物医用材料应用于牙齿及牙周组织再生研究领域的展望

牙体组织、牙周组织以及全牙的再生一直是科研工作者们研究的焦点。组织工程、仿生矿化以及 3D 打印等技术和各种新兴生物医用材料的出现为牙体组织、牙周组织以及全牙的再生研究提供了可能。尽管这些技术和生物医用材料有望用于未来的牙齿组织再生,但牙齿结构的复杂性和细胞间的复杂相互作用使得它们在牙再生领域的应用仍有一定的局限性。例如胶原蛋白、非胶原蛋白等材料在牙体硬组织的仿生矿化及组织工程中作为支架材料具有良好的生物学相容性及较低的免疫原性,可形成与牙体组织相似的矿化组织[54],但其物理性能较差,坚韧性不高,且难以模拟牙硬组织各组分之间的空间位置关系,形成的矿化物质与天然牙硬组织的胶原纤维排列方式、晶相形态、晶体的纯度及致密度仍有不可忽视的差距。

基于牙齿和牙周组织结构的复杂性,许多学者联合应用多种生物医用材料构建多相或多层支架以满足不同组织再生性能的需求。然而,完全模仿天然牙及牙周组织的精细结构,实现天然牙体及牙周组织结构真正意义上的再生仍然是牙再生领域的一大挑战,例如,目前再生牙骨质的策略常会得到不必要的有细胞牙骨质,并且新形成的牙骨质中胶原纤维排列杂乱无序,这就无法获得具有功能性的再生牙骨质[32,55]。此外,目前也还没有相关的支架材料能够再生牙骨质-牙周膜-牙槽骨之间的 Sharpey 纤维结构,如果缺乏这些纤维,牙周组织就无法维持牙齿的稳固性或承受咬合力[46]。所以,为了再生出牙及牙周组织的层次结构,生理和生化信号的空间和时间的控制及调节是必不可少的。在时间方面,细胞迁移、增殖、分化和组织形成的时间点和顺序需要遵循自然过程,这就需要我们进一步开发能够在特定阶段发挥作用的复合材料。在空间方面,为同时诱导不同的牙齿组织、牙周膜和牙槽骨的再生需要设计更加精细的再生系统。此外,牙周矿化稳态对再生组织的长期稳定性也具有重要意义[14],但如何通过生物医用材料调控并达到预期效果还需要进一步探索。

目前牙齿及牙周组织再生虽然取得了一定的成果,但距离牙齿真正意义上的再生还有很长一段路要走,在组织工程学、3D 打印技术及仿生矿化技术的基础上,未来我们应将目光放在新生物医用材料的开发和多种生物医用材料的联合应用上,通过生物医用材料性能及作用互补构建新的、符合牙齿相关组织再生需求的支架材料。此外,深入了解牙齿牙周发育的基础生物学,对于提供更详细的信息来指导仿生材料的制造是必不可少的。未来的研究仍然需要寻找合适的干细胞来发挥天然组织的生理作用,寻找能够支持细胞分化和复制的生长因子,并确定微血管形成在组织再生中的作用。虽然目前存在着很多种挑战,但牙齿及牙周组织再生的研究仍然是一个令人兴奋且发展迅速的领域。随着生物医用材料、组织工程技术的深入研究以及组织构建技术的快速发展,我们相信牙齿及牙周组织再生也将会获得新的进展。

第二节　生物医学材料与骨组织再生

一　骨组织再生概述

骨骼是人体系统的重要组成部分,骨组织在提供结构组成、支持机械运动、保护各类器官以及产生和容纳血细胞方面发挥着至关重要的作用。人类的一切行为都离不开骨的支撑作用,人体共有 206 块骨,并共同构建成人体骨架。各类骨组织主要由密质骨和松质骨两部分构成,其中密质骨结构比较致密,具有可观抗压能力,而位于骨组织内部的松质骨相对而言结构较为疏松,抗压能力较弱[56-58]。

从骨的类型来分,骨主要有四种:短骨、长骨、扁平骨、不规则骨。短骨为形状各异的短柱状,或者是立方形骨块,通常在跗骨和腕骨、髌骨和籽骨等处;长骨常为管状,可分为一体两端，体又叫骨干，其外周部位骨质致密，中央可以容纳骨髓，称为骨髓腔。两端膨大称为骨骺端，通常在掌骨、股骨、锁骨、肱骨、尺骨、腓骨和趾骨等处；扁平骨呈板状，主要是构成颅腔或胸腔的壁，以保护内脏。通常在头骨、下颌骨、胸骨、肋骨和肩胛骨等部位；不规则骨，形状不规则且功能多样。通常在椎骨、骶骨、尾骨和舌骨等部位。不同的骨类型共同构成了人体骨架支撑人体正常生理活动。

正常情况下骨骼具有自我修复和再生的能力，以便有序生长，重塑以满足力学支撑的需求，并在受到损伤后及时自我修复和再生[59]。然而，在由严重创伤或全身疾病、病理性骨折、不愈合、感染或血液供应受损等引起的大的骨缺损，骨组织的自我修复和再生能力会失去作用，导致永久性缺损，从而导致功能丧失[60]。常见的骨缺损大致分为两类(图 5-5)[61]，包括先天性骨缺损和获得性骨缺损。先天性骨缺损最常见的原因是遗传变异，可能是环境污染、妊娠早期感染和其他遗传因素造成的[61]。获得性骨缺损作为一种更常见的类型，是在病理过程中引起的，如创伤、感染、疾病(骨质疏松症和骨关节炎)或外科手术(肿瘤切除)等。

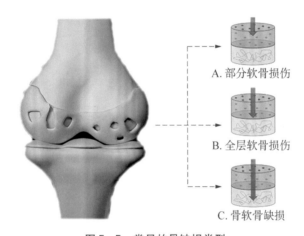

A. 部分软骨损伤

B. 全层软骨损伤

C. 骨软骨缺损

图 5-5　常见的骨缺损类型

A. 部分软骨损伤；B. 全层软骨损伤；C. 骨软骨缺损

由于运动、疾病、天灾等所造成的骨缺损，目前的常规治疗方法主要包括天然骨移植和合成骨移植。天然骨移植包括自体移植、同种异体移植和异种移植。自体移植虽然可以防止免疫排斥，但会导致二次手术，造成二次创伤，给患者带来二次痛苦，且不能用于大面积的缺损部位。同种异体移植物作为一种从同一物种的供体获得组织的技术，具有很高的免疫排斥率，并带来疾病转移的风险。同种异体移植物，从不同物种的供体获得组织，具有更严重的免疫排斥问题。

为了解决天然骨移植物使用中存在的这些问题，骨组织工程应运而生。一些学者开始研究生物医学材料，试图利用组织工程理论结合再生医学为骨组织修复带来新的可能。生物医学材料所构建的骨支架与移植天然骨相比具有多种优点，如更均匀的结构、更高的稳定性、与供体无关、便于灭菌等，而良好的生物相容性更使其在骨组织工程中脱颖而出。除此之外，一些具有特定功能性的因子，如促血管生成的血管内皮生长因子(VEGF)，与骨形成有关的骨形态发生蛋白(BMP-2)等，通过将这类蛋白因子与生物医用材料共同作用，制备成特定形貌并移植到骨缺损部位，通过体内释放及结构联合作用可以加速骨缺损部位的修复与再生。

（一）骨组织的特点及复杂性（提出骨-软骨一体化区域难点）

天然骨的成分主要分为三个部分：骨膜、骨和骨髓。从微观结构上观察，骨组织主要是由骨细胞和骨基质两部分构成的。骨细胞包含成骨细胞、破骨细胞等，这些细胞分布在骨基质当中，最终构成骨组织。研究表明骨组织主要由细胞和胞外基质构成，这些物质构成了各类具有多级结构的骨组织[62]。在正常机体的长骨中，其表面为密质骨，而内部为松质骨，松质骨弹性较大，是类似泡沫状的支柱材料。松质骨内部含有大量的孔洞，同时孔内含有许多由脂肪组织、血管、造血组织等组织构成的骨髓。密质骨则主要由哈弗斯管和骨单元构成，哈弗斯管周围分布有许多的血管。骨单元具有层状结构，每一层均由以几何形状排列的纤维构成，而纤维则主要由矿化的纳米胶原纤丝和片状的羟基磷灰石晶体组成。矿化的纳米胶原纤丝的主要成分是胶原蛋白分子。其中片状的羟基磷灰石晶体的分布特点是沿着平行于胶原纤维的方向分布，择优沿着 C 轴排列。纳米胶原纤丝和片状的羟基磷灰石晶体总共占据了骨头干重的 95%[63-64]。除硬骨以外，骨-软骨一体的复杂组织又称骨软骨复合体，包括关节软骨和软骨下骨，是维持人体关节正常活动的关键结构，其功能的稳定性是关节正常功能发挥的前提。如图 5-6 所示，关节软骨的微观结构随着深度的变化从上到下可依次划分为浅表层、中间层、深入层，以及深入层里面所包含的钙化软骨区域[65]。软骨和软骨下骨是一个整体，其中关节软骨是活动关节表面的负重组织，具有润滑和耐磨损的特性，在关节活动中起负载作用，其润滑性可减轻关节面的摩擦，并且可吸收机械震荡，使负重传到软骨下骨。软骨下骨起力学支撑与吸收冲击力的作用，可支持软骨再生及加速软骨修复[66-67]。

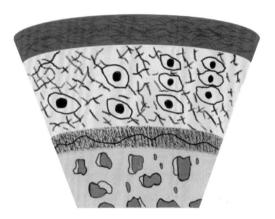

图 5-6　骨-软骨组织结构图

与硬骨组织不同，关节软骨是一种特殊的结缔组织，呈现高度结构性，一般为呈浅蓝色或者淡黄色的玻璃样透明组织。关节软骨覆盖并保护关节处的长骨末端，在关节中主要起到缓冲和润滑的作用，是人体负重组织的重要组成部分。从生理结构上看，关节软骨组织有着丰富的细胞外基质，尤其是Ⅱ型胶原，同时还具有少量分泌这些细胞外基质的软骨细胞。胶原作为关节软骨的主要组成成分，通过特殊有序的排列方式形成软骨组织的基本立体结构。关节软骨在受到损伤后，在一系列的应急氧化反应、炎症反应和酶介导的降解反应刺激下，会导致软骨细胞的凋亡和细胞外基质结构的严重破坏以及流失减少，从而导致软骨组织带状结构的破坏和缺失。而软骨组织的结构破坏不仅会引起关节活动受限和疼痛，还会发展成为退行性关节疾病和骨关节炎。

由于关节软骨内无血管和神经存在，也没有淋巴管入侵，其主要依靠关节液来为细胞提供养分，从而分泌并维持细胞外基质以及排出代谢废物。因此，关节软骨处细胞代谢极为缓慢，同时关节软骨内也缺乏与修复相关的细胞，因此其自我更新极为缓慢，当关节软骨处受到损伤后，依靠其自我修复的效果并不理想[65]。

综上所述，基于骨、软骨和软骨下骨及其界面的不同生理学结构和特点，以及相互依赖、相互作用的关系，要实现有效骨-软骨一体化修复，不仅要求材料具有良好的生物活性，能促进软骨再生，还要诱导新骨生成，并且刺激骨-软骨界面修复，使新生软骨能与软骨下骨整合。因此，在材料设计上，常规的软骨或软骨下骨单一体系的修复远不能满足临床要求，也正因此，对骨、软骨组织修复材料体系的生物学功能有极高的要求。

（二）骨组织再生的重要意义

骨骼作为参与人体正常生理活动的支撑框架，其重要性不言而喻。而骨相关的疾病则广泛存在于少年、青年、老年人群中，骨及其相关疾病在50岁以上人群慢性疾病中占比超过50%，而治疗过程常会造成对原生骨的损伤。与此同时，运动损伤、车祸等各种意外也常会造成骨缺损。尽管骨具有一定的愈合和再生能力，但超过临界大小的大节段性骨缺损靠骨自身的愈合能力不足以支撑其修复。

较大的骨缺损或损伤，通常是由于年老、交通事故、骨折不愈合、骨肿瘤切除、车祸等原因引起的，骨科类损伤给人类的健康和生活质量带来了极大危害，目前临床治疗仍然极具挑战。通常来说，传统治疗骨缺损的方法包括自体移植、同种异体移植和异种移植。据统计，全球每年有超过200万例骨移植手术，在所有临床可用的移植物中，自体骨移植仍然是最常见的手术方式。然而，自体骨移植具有可用性差、供体少、部位发病率高和手术时间长等缺陷。同种异体骨移植或异种骨移植的应用也受到了同样的限制。相较于自体骨移植，同种异体骨移植和异种骨移植更是存在明显的缺陷，这些移植方式可能会导致免疫排斥、疾病转移的风险，最终导致修复失败，造成患者的二次痛苦。与此同时，天然骨骼的机械性能因年龄和身体部位的不同而有很大差异，天然骨的杨氏模量和屈服应力等力学性能均具有各向异性。骨组织修复过程中模拟天然骨的机械性能、生物活性、骨组织微环境等是对骨缺损进行有效修复的关键点之一。

（三）骨组织再生的研究现状

由于一些因素例如自然灾害、疾病、运动、事故以及老龄化等均会造成人体骨组织缺损，骨组织缺损已经成为危害人类健康的重要问题之一。骨骼修复是一个连续发生的精心设计过程，移植骨通过在人体活动和体内循环过程中适应生物力学负荷、微骨折、环境应力并控制循环中的钙和其他离子水平，最终调控骨组织微环境。同样，骨修复通过激活微环境中相关信号通路促进相关因子表达和细胞生长，最终恢复骨组织的完整性、结构仿生和功能性愈合。尽管骨骼与生俱来的再生能力很高，但大段骨缺损以及非结合性的骨缺陷自体无法愈合，这导致了这类骨缺损难以通过常规手术方式进行修复，从而使其成为全球健康负担和再生医学的重大挑战。虽然现在临床上治疗骨缺损多采用骨移植手术，且具有一定的疗效，但其缺点也很明显：人体会对外来物质发生免疫排斥作用，另外，移植的骨材料可能会对骨缺损者传播疾病。此外，自体骨移植虽不会引起身体的免疫排斥作用，抗感染力强，同时可以迅速整合周围的血管，恢复供血，提供营养传输。但是自体骨移植方法仍存在许多缺点，比如二次手术会给患者带来额外创伤，同时人体自身可供的骨源有限，另外移植骨形态尺寸等方面也不易满足要求。

由于自体骨移植会导致自身二次创伤，同时自身骨源有限，也不是特别理想的治疗骨缺损的移植物，科研工作者将目光聚焦到了组织工程上，致力于制备出生物学性能优异的人工骨修复支架。

随着组织工程技术的快速发展，骨组织工程已成为大段骨缺损的再生希望。在常见的组织工程策略中，通常需要一个称为"支架"的桥接材料来引导新组织的再生[68-70]。对于骨组织工程,理想的骨移植材料或支架应该是生物相容性良好的,具有优良的骨传导性、骨诱导性,促成骨,可吸收或可降解的,并且具有与植入部位骨相似的机械性能,以便能够提供临时的机械支撑[71-73]。支架材料的主要目的是模仿天然骨细胞外基质的结构和功能,为种子细胞提供具有一定强度的三维生长环境以促进其黏附、增殖和分化等。通过植入具有良好生物活性的支架材料,促进骨缺损部位重新生长,减少或避免传统骨移植所带来的弊端。研究新型骨修复材料具有重大的社会意义和广泛的现实需求。人工骨修复生物医用材料主要有无机金属材料、高分子材料和无机非金属材料等。高强度水凝胶,因其含水量很大、力学性能与关节软骨类似、生物摩擦性能也与自然关节软骨类以及相似的结构,一直以来都是骨软骨修复材料研究的一个热点方向。

二 生物医学材料应用于骨及软骨组织再生研究领域的现状

随着材料学、生物学、医学和工程学的发展,骨组织工程已经成为处理骨损伤修复最适合的方法之一。当前生物医学材料在骨及软骨组织修复再生研究领域的应用十分广泛。在骨组织缺损的应用中,骨支架可诱导骨缺损部位骨基质沉积、血管网络化和神经化,能够有效促进不同面积和距离骨损伤修复。随着骨组织工程技术的发展,有关骨-软骨一体化多级结构支架在骨-软骨一体化组织再生领域也取得了较快的发展。

(一)生物医用材料在骨组织再生中的应用

骨组织工程技术是利用生物医用材料为载体,通过支架结构设计和细胞联合应用以治疗骨折、骨质疏松、骨关节炎或肿瘤等引起的骨缺损的一门新技术[74-76]。骨质疏松症、癌症、传染病、创伤、牙周炎和骨折等所导致的骨缺损均需要替代品来替代骨骼,有效完成骨修复[77-80]。利用生物医用材料制备的生物支架,如何与天然骨组织的结构、组成,生物力学匹配,仿生体内微环境进而促进骨修复同样是有效修复的关键。因此,针对某区域骨缺损通过生物医用材料设计结合相关的活性因子,通过促进特定的骨细胞生长增殖最终完成缺损部位修复,骨组织工程已经成为制造骨替代物的一种有前途的方法[81]。

1. 骨膜再生

骨膜是一种致密的结缔组织膜,覆盖除关节外的大部分骨外表面[82]。骨膜的组织结构可分为两个不同的层(图5-7)[83]:外纤维层主要含有成纤维细胞、血管网和排列有序、定向的胶原纤维,呈骨生长方向[84]。而内形成层,直接附着于骨表面,由多能间充质干细胞(MSCs)和成骨祖细胞组成,也称为骨膜来源干细胞(PDSCs)[83,85]。骨膜已被证明对骨的完整性、模型化和重塑很重要,尤其是在骨折修复过程中[86]。由于骨膜具有提供骨母细胞和保护瘢痕组织的优越能力,骨膜移植已在临床医学中得到应用。然而,与目前的骨治疗方法类似,骨膜的可用性、供体部位发病率和免疫排斥仍是目前临床上存在的主要问题。通过在骨膜相关治疗中引入组织工程的概念,希望骨膜在骨缺损治疗中得到更广泛的应用。

组织工程骨膜不仅可以用于辅助天然移植物或仿生骨支架,而且可以直接作为天然骨膜的替代物。利用小肠黏膜下层、脱细胞真皮、诱导膜、细胞片和聚合物支架等,目前研究者已经开发出了多种人工骨膜,或组织工程骨膜并具有广泛的应用前景。

自体移植是理论上最佳的移植物,不存在排异反应,符合人体修复需求。但由于来源受限和二次创伤,其临床应用仍然有限[87]。Olivos-Meza等在手术前7天在胫骨近端内侧经皮应用骨膜下注射转化生长因子-β_1(TGF-β_1),然后移植骨膜同种异体移植物用于骨软骨

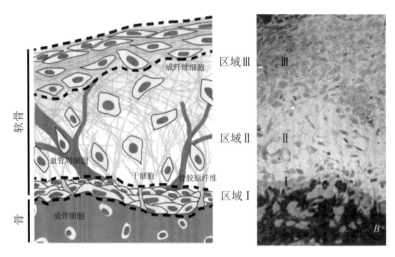

图5-7　骨膜示意图(左)和光学显微照片(右)描绘了骨膜的三个区域以及有助于骨膜的生物和机械特性的细胞群和细胞外基质纤维的分布

缺损修复。6周后,两组均观察到骨缺损部位被再生组织完全填充,而 TGF-β_1 治疗组的总组织学评分明显高于对照组。最显著的改善是结构完整性和软骨下骨再生[88]。

为了克服同种异体移植的宿主反应问题,去细胞化可能是一个可行的试验。Rapp 等通过对骨膜进行脱细胞,去除所有抗原物质,然后接种脂肪来源的基质细(ASCs)或骨膜来源的基质细胞(PSCs)[89]。孵育14天后,脱细胞骨膜植入异种骨芯片或生长因子,修复直径5 mm 的颅骨缺损。脱细胞异体骨膜同样是利用组织工程原理所制备的一种仿生支架,可以促进细胞在体外的黏附、增殖和迁移,并促进体内骨缺损修复。类似地,Chen 等通过采用物理方法以及化学和酶溶液的组合获得脱细胞骨膜[90]。通过去除细胞成分,天然细胞外基质的特性(胶原蛋白、糖胺聚糖、微结构和机械特性)均被保留,这类脱细胞骨膜可以支持骨膜来源的细胞黏附、增殖和浸润,并且在体内不会引起严重的免疫原性反应,具有良好的生物相容性。Wu 等提出了一种缓释 VEGF 的分级微/纳米纤维仿生骨膜,作为骨膜的外源性血管化纤维层,通过胶原自组装和微溶胶静电纺丝在体内诱导内源性形成层使骨膜和骨组织完全再生[91]。VEGF 包裹在透明质酸-PLLA 核壳结构中的能够持久地释放,用于纤维层和骨缺损区域的血管生成。同时,胶原蛋白与电纺纤维的自组装能够形成分层的微/纳米结构,极大地模拟细胞外基质的微环境,利于细胞黏附、增殖和分化。类似地,Liu 等制备了一种具有高度生物活性的聚己内酯/磷酸三钙溶胶(PCL/TCP 溶胶)混合膜作为人造骨膜,覆盖骨缺损的表面促进骨再生[92]。

2. 骨髓再生

骨髓是成人造血的主要场所。人体的骨髓由红骨髓和黄骨髓组成。骨的成分主要由多种细胞和钙化的细胞间质组成。这种成熟造血细胞的持续再填充过程是由造血干细胞维持的。人类骨髓则主要由位于脂肪组织和松质骨小梁之间的造血龛组成。人类的造血仅限于长骨的近端区域,即头盖骨、胸骨、肋骨、椎骨和髂骨,而小鼠维持所有骨骼以及脾脏的血液形成[93]。虽然人和鼠的骨髓存在物种差异,但人鼠骨髓共用一个共同的结构,存在类似性。人和小鼠骨髓内都含有许多小的高渗透性血管,称为窦,其存在可以为细胞进出骨髓提供通道。骨小梁和骨衬内存在的单层成骨细胞形成骨内膜,其为造血干细胞定位的重要部位。

骨髓造血干细胞移植在临床上被广泛用于治疗淋巴造血系统的病理突变[94]。静脉输注的骨髓间充质干细胞(MSC)不能植入骨髓,但多项研究表明,通过生物医用材料和 MSC 联合移植,骨髓造血干细胞再增殖和植入的效率明显提高,这对于骨髓的成功重建至关重要。组织工程通常从自体来源(例如骨髓)中收获多能干细胞,并随后进行体外培养和扩增,以提供足够量的损伤组织的再生[95]。

一般来说,骨组织中的细胞包括以下四种类型:骨原细胞、成骨细胞、骨细胞和破骨细胞。在骨中可以观察到大量的骨细胞,主要负责产生新的基质。成骨细胞位于靠近骨的骨膜和内膜中[96,97]。成骨细胞主要分布在骨组织表面。成骨细胞在一定条件下可以转化为骨细胞。当成骨细胞嵌入类骨质时,成骨细胞成为成熟的骨细胞。破骨细胞的功能是溶解和吸收骨基质。在正常生理条件下,骨形成和骨吸收保持动态平衡。这种动态平衡发生变化会导致骨组织疾病。骨基质作为骨组织的支架,骨组织由钙化的细胞基质转化而来。骨基质由有机和无机成分组成。有机成分的来源主要是成骨细胞分泌的大量胶原纤维,以及少量的无定形基质。骨组织的无机成分主要由羟基磷灰石晶体组成,也称为骨盐(骨矿物质)。羟基磷石晶体呈细针状,一般在 $10\sim20$ nm,通常沿着胶原纤维的轴填充。骨组织中的有机和无机成分有序排列并仔细结合,这使得骨组织非常坚硬[98,99]。

3. 骨质再生

骨组织修复与再生中,骨质再生同样重要。常用的骨质再生的方式是移植,包括手术过程中的器械或医用移植物。最近,NF-κB 也被证实能够通过影响成骨细胞功能而影响骨的形成。在鼠模型中 kappa B 激酶(IKK)-NF-κB 内源性抑制剂的抑制作用显著增加骨质量和骨密度[100]。所以 NF-κB 可能是骨质疏松和很多炎症性骨紊乱疾病(如牙周炎和关节炎)的潜在治疗靶点。NF-κB 不仅抑制破骨细胞调节的骨吸收,同时也促进成骨细胞的功能和骨质形成。通过加入具有消除炎症作用的分子,促进骨质的修复与再生。

(二)生物医用材料在软骨组织再生中的应用

骨-软骨复合体中软骨与软骨下骨具有不同的生理学特点。常见的骨-软骨缺损类型主要包括部分软骨损伤、全层软骨损伤、骨软骨缺损。

软骨组织受损的修复和再生是组织工程和再生医学领域最具挑战性的问题之一。由于软骨是一种非血管化和相对细胞结缔组织,其自我恢复能力在很大程度上受到限制。虽然这一领域有无数的实验,但目前尚无可量化的治疗方法,无法恢复受损关节软骨的健康组织和疗效[101]。与其他组织工程策略类似,有两种主要类型的生物医用材料用于恢复软骨,包括天然和合成物质。主要以提高细胞性能,促进新组织的生长和动态迁移。一般来说,支架被视为物理基材,但在生物环境中,它们通过细胞和邻近组织通过明确的化学交换和物理刺激相互关联。因此,支架主要用于提供由信号因子和机械刺激引起的细胞培养、渗透、增殖和分化。如其应用和形态所述,支架被异化为以下几类,包括纳米材料、生物仿生材料、生物增强剂、水凝胶等。支架可以与软骨细胞结合,并放置在有缺陷的软骨处。

(三)生物医用材料在骨-软骨组织再生中的应用

目前实验研究与临床实际应用中常见的骨-软骨支架材料包括天然生物医用材料支架、人工合成材料支架、生物陶瓷支架、生物活性玻璃、细胞外基质支架、复合材料支架。

各类组织工程骨-软骨支架因成分及结构不同,其相应的生物学与力学性能也不同。如天然生物支架材料虽具有生物相容性好,细胞亲和力与可降解程度高,有利于后期渗透和募集的细胞黏附与增殖的优势,但其也有力学性能较差,降解速度过快,来源有限等缺点。人工合成支架材料与生物陶瓷材料具有较好的力学特性、可塑性较强、降解可控及来源广泛、不受限制等优势,而其相应的缺点即生物相容性较差、细胞亲和力低、部分支架材料缺乏亲水性,其降解产物可能存在一定的毒性等。随着组织工程的发展,人们为克服各单一材料的缺点,而将两种或者两种以上的材料,依据其特性优势互补的原则,按一定比例或方式进行搭配复合,设计出能够满足骨软骨组织工程所需的理想支架。

复合材料支架结合了各组成单项支架材料的优势,如降解速率可控、细胞相容性好、支架亲水性良好、生物力学强度适宜等特点。Su 等利用 Col Ⅱ 与 CS 为材料制备了孔径约 $100\,\mu m$ 的软骨层,PLGA 作为骨层,孔径为 $500\,\mu m$,并在此双相支架上种植了纳米磁性粒子标记的软骨细胞,观察其在支架上的生长增殖与分布情况,从而进一步研究此方法对骨-软骨修复再生的效果,实验结果显示其支架结构与新技术标记的细胞结合使用在修复再生骨-软骨缺损中具有很好的应用前景[102]。

Zhang 等利用 3D 打印技术制备了软骨层由 PEG 组成,骨层由 β-磷酸三钙(β-TCP)构成的双相骨-软骨一体化支架,由于利用了特殊的制备方法,使得双相支架两层间锚定结合相当紧密,然后将其植入兔子膝关节骨-软骨造模缺损处,观察 52 周后发现缺损区修复再生效果明显[103]。

三 生物医用材料应用于骨及软骨组织再生研究领域的展望

到目前为止,3D 生物打印、静电纺丝、气凝胶、水凝胶、载药微球等技术制备的生物医用支架在骨-软骨组织再生领域已经取得了飞速的发展。但当前仍然面临一些问题和挑战,如 3D 生物打印精度和稳定性的控制、可用于 3D 打印的生物医用材料种类受限。同 3D 打印技术在骨组织修复中应用受限一样,组织工程水凝胶支架虽然较多,但很难有水凝胶能同时满足孔隙率高、机械性能好、毒性小、生物相容性、降解周期可控等良好等。大部分的水凝胶只能满足其中的一个或两个优点,很难开发出降解速度与软骨组织再生速度同步的凝胶。静电纺支架虽然具有较高的孔隙率、仿生细胞外基质组织等特点,但仍有许多待解决的问题:①静电纺支架的孔径较小,不利于宿主细胞的迁移和生长;②材料的机械强度和降解速度之间的匹配性同样无法解决;③三维纤维支架的构建目前也没有特别突出的技术。工程骨-软骨支架虽然仿生,但由于正常骨-软骨的解剖结构与成分含量相当复杂,同时在修复与再生过程中,再生区时间与空间上发生的动态变化使得缺损区的修复再生不仅仅是简单的新生组织的"填充"。尽管如此,我们仍相信组织工程骨、软骨仿生支架能够通过利用新材料、新技术,多学科、多领域交叉结合,最终解决缺损后有效再生这一临床科学难题。

参考文献

[1] 高岩.口腔组织病理学[M]. 8 版.北京:人民卫生出版社,2020.

[2] 高岩,李铁军.口腔组织学与病理学[M].北京:北京大学医学出版社,2013.

[3] Grzesik WJ, Narayanan AS. Cementum and Periodontal Wound Healing and Regeneration [J]. Critical Reviews in Oral Biology & Medicine, 2002,13(6):474 - 484.

［4］ De Jong T, Bakker AD, Everts V, et al. The intricate anatomy of the periodontal ligament and its development: Lessons for periodontal regeneration［J］. Journal of Periodontal Research, 2017,52(6): 965 - 974.

［5］ 韩佳吟,孙坚炜,雷利红,等.牙周膜再生研究进展［J］.中国实用口腔科杂志,2019,12(5):300 - 306.

［6］ 尼克劳斯·朗,扬·林德.临床牙周病学和口腔种植学(上)［M］. 6 版.闫福华,陈斌,张倩,等译.沈阳: 辽宁科学技术出版社,2020

［7］ Ivanovski S, Vaquette C, Gronthos S, et al. Multiphasic scaffolds for periodontal tissue engineering ［J］. J Dent Res, 2014,93(12):1212 - 1221.

［8］ Iviglia G, Kargozar S, Baino F. Biomaterials, current strategies, and novel nano-technological approaches for periodontal regeneration［J］. Journal of Functional Biomaterials, 2019,10(1):3.

［9］ Vaquette C, Pilipchuk SP, Bartold PM, et al. Tissue engineered constructs for periodontal regeneration: current status and future perspectives［J］. Advanced Healthcare Materials, 2018,7(21): 1800457.

［10］ 孟焕新.牙周病学［M］. 5 版.北京:人民卫生出版社,2021

［11］ 韩睿,胡建.牙齿磨耗的分类及相关因素［J］.口腔生物医学,2017,8(1):49 - 52.

［12］ Frencken JE, Sharma P, Stenhouse L, et al. Global epidemiology of dental caries and severe periodontitis-a comprehensive review ［J］. Journal of Clinical Periodontology, 2017, 44 (S18): S94 - S105.

［13］ 冯希平.中国居民口腔健康状况——第四次中国口腔健康流行病学调查报告［C］//2018 年中华口腔医学会第十八次口腔预防医学学术年会论文汇编,2018:14,13.

［14］ Liang Y, Luan X, Liu X. Recent advances in periodontal regeneration: A biomaterial perspective［J］. Bioactive Materials, 2020,5(2):297 - 308.

［15］ 陈发明,高丽娜,陈芳.牙周再生治疗现状和进展［J］.口腔疾病防治,2019,27(1):9 - 16.

［16］ Cochran DL, Cobb CM, Bashutski JD, et al. Emerging regenerative approaches for periodontal reconstruction: a consensus report from the AAP regeneration workshop ［J］. Journal of Periodontology, 2015,86(2S):S153 - S156.

［17］ 闫福华,李丽丽.牙周再生治疗研究进展［J］.口腔医学研究,2018,34(3):217 - 222.

［18］ 熊党生.生物医用材料与组织工程［M］. 2 版.北京:科学出版社,2018.

［19］ 赵信义.口腔材料学［M］. 5 版.北京:人民卫生出版社,2012.

［20］ Shao C, Jin B, Mu Z, et al. Repair of tooth enamel by a biomimetic mineralization frontier ensuring epitaxial growth ［J］. Science advances, 2019,5(8):eaaw9569.

［21］ Zhao H, Liu S, Wei Y, et al. Multiscale engineered artificial tooth enamel ［J］. Science, 2022, 375 (6580):551 - 556.

［22］ Ahmed GM, Abouauf EA, AbuBakr N, et al. Tissue engineering approaches for enamel, dentin, and pulp regeneration: an update ［J］. Stem Cells International, 2020,2020:5734539.

［23］ Sumita Y, Honda MJ, Ohara T, et al. Performance of collagen sponge as a 3 - D scaffold for tooth-tissue engineering［J］. Biomaterials, 2006,27:3238 - 3248.

［24］ Ravindran S, Song Y, George A. Development of three-dimensional biomimetic scaffold to study epithelial-mesenchymal interactions［J］. Tissue Eng Part A, 2010,16:327 - 342.

［25］ 金启予,邓淑丽,胡济安.仿生生物分子材料在牙体硬组织再矿化中的应用［J］.口腔医学,2020,40 (11):1037 - 1040.

［26］ Qi Y, Ye Z, Fok A, et al. Effects of molecular weight and concentration of poly (acrylic acid) on biomimetic mineralization of collagen［J］. ACS Biomaterials Science & Engineering, 2018,4(8):2758 - 2766.

[27] Soares DG, Bordini EAF, Swanson WB, et al. Platform technologies for regenerative endodontics from multifunctional biomaterials to tooth-on-a-chip strategies [J]. Clin Oral Investig, 2021, 25(8):4749 – 4779.

[28] Soares DG, Rosseto HL, Basso FG, et al. Chitosan-collagen biomembrane embedded with calcium-aluminate enhances dentinogenic potential of pulp cells [J]. Braz Oral Res, 2016, 30:e54.

[29] Montazeri M, Karbasi S, Foroughi MR, et al. Evaluation of mechanical property and bioactivity of nano-bioglass 45S5 scaffold coated with poly-3-hydroxybutyrate [J]. J Mater Sci Mater Med, 2015, 26: 62.

[30] Nowicka A, Lipski M, Parafiniuk M, et al. Response of human dental pulp capped with biodentine and mineral trioxide aggregate [J]. J Endod, 2013, 39:743 – 747.

[31] Araújo LB, Cosme-Silva L, Fernandes AP et al. Effects of mineral trioxide aggregate, BiodentineTM and calcium hydroxide on viability, proliferation, migration and differentiation of stem cells from human exfoliated deciduous teeth [J]. J Appl Oral Sci, 2018, 26:e20160629.

[32] 王珏,王倩,吴佳,等. 牙本质和牙骨质的仿生修复与再生[J]. 口腔疾病防治,2021,29(6):422 – 427.

[33] Yang T, Li Y, Hong Y et al. The Construction of Biomimetic Cementum Through a Combination of Bioskiving and Fluorine-Containing Biomineralization [J]. Front Bioeng Biotechnol, 2020, 8:341.

[34] Chen X, Liu Y, Miao L, et al. Controlled release of recombinant human cementum protein 1 from electrospun multiphasic scaffold for cementum regeneration [J]. Int J Nanomedicine, 2016, 11:3145 – 3158.

[35] Baranova J, Büchner D, Götz W, et al. Tooth Formation: Are the Hardest Tissues of Human Body Hard to Regenerate [J]. Int J Mol Sci, 2020, 21(11):4031.

[36] Chen FM, Jin Y. Periodontal tissue engineering and regeneration: current approaches and expanding opportunities [J]. Tissue Engineering Part B: Reviews, 2010, 16(2):219 – 255.

[37] Nygaard-Östby B, Hjortdal O. Tissue formation in the root canal following pulp removal [J]. European Journal of Oral Sciences, 1971, 79(3):333 – 349.

[38] Gathani KM, Raghavendra SS. Scaffolds in regenerative endodontics: A review [J]. Dental Research Journal, 2016, 13(5):379.

[39] Haugen HJ, Basu P, Sukul Mi, et al. Injectable Biomaterials for Dental Tissue Regeneration [J]. Int J Mol Sci, 2020, 21(10):3442.

[40] Sheela UB, Usha PG, Joseph MM, et al. 3D printing in dental implants [M]//3D Printing in Medicine and Surgery. Woodhead Publishing, 2021:83 – 104.

[41] Huang D, Ren J, Li R, et al. Tooth regeneration: insights from tooth development and spatial-temporal control of bioactive drug release [J]. Stem Cell Reviews and Reports, 2020, 16(1):41 – 55.

[42] Ma Y, Xie L, Yang B, et al. Three-dimensional printing biotechnology for the regeneration of the tooth and tooth-supporting tissues [J]. Biotechnology and Bioengineering, 2019, 116(2):452 – 468.

[43] Cortellini P, Prato GP, Tonetti MS. Interproximal free gingival grafts after membrane removal in guided tissue regeneration treatment of intrabony defects. A randomized controlled clinical trial [J]. Journal of Periodontology, 1995, 66(6):488 – 493.

[44] Aurer A, Jorgii-Srdjak K. Membranes for periodontal regeneration [J]. Acta Stomatologica Croatica, 2005, 39(1):107 – 112.

[45] Singh AK. GTR membranes: The barriers for periodontal regeneration [J]. DHR Int J Med Sci, 2013, 4:31 – 38.

[46] Bunyaratavej P, Wang HL. Collagen membranes: a review [J]. Journal of Periodontology, 2001, 72 (2):215 – 229.

[47] Al-Sanabani JS, Madfa AA, Al-Sanabani FA. Application of calcium phosphate materials in dentistry [J]. International Journal of Biomaterials, 2013, 2013.

[48] Baino F, Hamzehlou S, Kargozar S. Bioactive glasses: where are we and where are we going [J]. Journal of Functional Biomaterials, 2018, 9(1): 25.

[49] Varoni EM, Iriti M, Rimondini L. Plant products for innovative biomaterials in dentistry [J]. Coatings, 2012, 2(3): 179 – 194.

[50] Luan X, Ito Y, Diekwisch TGH. Evolution and development of Hertwig's epithelial root sheath [J]. Developmental dynamics: an official publication of the American Association of Anatomists, 2006, 235(5): 1167 – 1180.

[51] Sevari SP, Ansari S, Moshaverinia A. A narrative overview of utilizing biomaterials to recapitulate the salient regenerative features of dental-derived mesenchymal stem cells [J]. Int J Oral Sci, 2021, 13: 22.

[52] Siavashani AZ, Mohammadi J, Maniura-Weber K, et al. Silk based scaffolds with immunomodulatory capacity: anti-inflammatory effects of nicotinic acid [J]. Biomaterials Science, 2019, 8(1): 148 – 162.

[53] Wu RX, He XT, Zhu JH, et al. Modulating macrophage responses to promote tissue regeneration by changing the formulation of bone extracellular matrix from filler particles to gel bioscaffolds [J]. Materials Science and Engineering: C, 2019, 101: 330 – 340.

[54] Wang J, Liu Q, Guo Z, et al. Progress on Biomimetic Mineralization and Materials for Hard Tissue Regeneration [J]. ACS Biomaterials Science & Engineering, 2021.

[55] Sprio S, Campodoni E, Sandri M, et al. A graded multifunctional hybrid scaffold with superparamagnetic ability for periodontal regeneration [J]. Int J Mol Sci, 2018, 19(11): 20170626.

[56] Hanberg P, Bue M, Kabel J, et al. Tourniquet-induced ischemia and reperfusion in subcutaneous tissue, skeletal muscle, and calcaneal cancellous bone [J]. APMIS, 2021, 129: 225 – 231.

[57] 邱耿韬. 生物功能化磷酸钙骨组织工程支架的构建及机制研究[D]. 广东: 南方医科大学博士学位论文, 2022.

[58] 陈泽驹, 冯少龙, 刘桂宏, 等. 基于骨组织工程的骨再生策略[J]. 中国医药生物技术, 2022, 17(5): 440 – 444.

[59] 张云鹏. 基于骨再生应用的间充质干细胞比较及成骨分化相关 lncRNAs 筛选[D]. 山东: 山东大学博士学位论文, 2019.

[60] 简林忠, 易兵. 长骨骨缺损分析 68 例[J]. 中国医药指南, 2010, 8(32): 109 – 110.

[61] 张学亮, 李建伟, 郭全义. 骨软骨一体化仿生支架的研究现状与展望[J]. 中国医药生物技术, 2017, 12(4): 350 – 355.

[62] Wegst UGK, Bai H, Saiz E, et al. Bioinspired structural materials [J]. Nature Materials, 2015, 14(1): 23 – 36.

[63] Hing KA. Bone repair in the twenty-first century: Biology, chemistry or engineering [J]. Philosophical Transactions of the Royal Society A, 2004, 362: 2821 – 2850.

[64] Olszta MJ, Cheng XG, Jee SS, et al. Bone structure and formation: A new perspective [J]. Materials Science & Engineering R, 2007, 58: 77 – 116.

[65] Seo SJ, Mahapatra C, Singh RK, et al. Strategies for osteochondral repair: Focus on scaffolds [J]. Journal of Tissue Engineering, 2014, 5: 1 – 14.

[66] Frosch KH, Drengk A, Krause P, et al. Stem cell-coated titanium implants for the partial joint resurfacing of the knee [J]. Biomaterials, 2006, 27: 2542 – 2549.

[67] Shao XX, Hutmacher DW, Ho ST, et al. Evaluation of a hybrid scaffold/cell construct in repair of high-load-bearing osteochondral defects in rabbits [J]. Biomaterials, 2006, 27: 1071 – 1080.

[68] Langer R, Vacanti JP. Tissue engineering [M]. Science, 1993, 260: 920 – 926.

[69] O'Brien F J. Biomaterials & scaffolds for tissue engineering [J]. Materials Today, 2011, 14(3): 88 - 95.

[70] Hutmacher DW. Scaffolds in tissue engineering bone and cartilage [J]. Biomaterials, 2000, 21: 2529 - 2543.

[71] Ratner BD, Hoffman AS, Schoen FJ, et al. Biomaterials Science: An introduction to materials in medicine [M]. Academic Press, 2012.

[72] Bao C, Teo E, Chong M. Advances in bone tissue engineering [M]. Regenerative Medicine and Tissue Engineering, 2013, 599 - 614.

[73] Khaled EG, Saleh M, Hindocha S, et al. Tissue engineering for bone production-stem cells, gene therapy and scaffolds [J]. The Open Orthopaedics Journal, 2011, 5: 289 - 295.

[74] Ramesh N, Moratti SC, Dias GJ. Hydroxyapatite-polymer biocomposites for bone regeneration: A review of current trends [J]. Journal of Biomedical Materials Research Part B Applied Biomaterials, 2018(106): 2046 - 2057.

[75] Stevens MM. Biomaterials for bone tissue engineering [J]. Materials Today, 2008(11): 18 - 25.

[76] Magdalane CM, Kaviyarasu K, Vijaya JJ, et al. Photocatalytic degradation effect of malachite green and catalytic hydrogenation by UV-illuminated CeO_2/CdO multilayered nanoplatelet arrays: Investigation of antifungal and antimicrobial activities [J]. Journal of Photochemistry & Photobiology B Biology, 2017, 169: 110 - 123.

[77] Goonoo N, Bhaw-Luximon A, Bowlin GL, et al. An assessment of biopolymer and synthetic polymer-based scaffolds for bone and vascular tissue engineering [J]. Polymer International, 2013, 62(4): 523 - 533.

[78] Amanulla AM, Shahina SJ, Sundaram R, et al. Antibacterial, magnetic, optical and humidity sensor studies of $\beta - CoMoO_4 - Co_3O_4$ nanocomposites and its synthesis and characterization [J]. Journal of Photochemistry & Photobiology B Biology, 2018(183): 233 - 241.

[79] Kaviyarasu K, Mariappan A, Neyvasagam K, et al. Photocatalytic performance and antimicrobial activities of $HAp-TiO_2$ nanocomposite thin films by sol-gel method [J]. Tribology-Materials Surfaces & Interfaces, 2016, 6: 247 - 255.

[80] Gong T, Xie J, Liao J, et al. Nanomaterials and bone regeneration [J]. Bone Research, 2015(3): 123 - 129.

[81] Grémare A, Guduric V, Bareille R, et al. Characterization of printed PLA scaffolds for bone tissue engineering [J]. Journal of Biomedical Materials Research Part A, 2018, 106: 887 - 894.

[82] Allen MR, Hock JM, Burr DB, et al. Periosteum: biology, regulation, and response to osteoporosis therapies [J]. Bone, 2004, 35: 1003 - 1012.

[83] Chang H, Tate MLK. Concise review: The periosteum: Tapping into a reservoir of clinically useful progenitor cells [J]. Stem Cells Translational Medicine, 2012, 1: 480 - 491.

[84] Foolen J, van Donkelaar C, Nowlan N, et al. Collagen orientation in periosteum and perichondrium is aligned with preferential directions of tissue growth [J]. Journal of Orthopaedic Research, 2008, 26: 1263 - 1268.

[85] Malgieri A, Kantzari E, Patrizi MP, et al. Bone marrow and umbilical cord blood human mesenchymal stem cells: State of the art [J]. International Journal of Clinical & Experimental Medicine, 2010, 3(4): 248 - 269.

[86] Seeman E. The periosteum-a surface for all seasons [J]. Osteoporosis International, 2007, 18(4): 561.

[87] Kanou M, Ueno T, Kagawa T, et al. Osteogenic potential of primed periosteum graft in the rat calvarial model [J]. Annals of Plastic Surgery, 2005, 54(1): 71 - 78.

［88］ Olivos-Meza A, Fitzsimmons JS, Casper ME, et al. Pretreatment of periosteum with TGF－β1 in situ enhances the quality of osteochondral tissue regenerated from transplanted periosteal grafts in adult rabbits ［J］. Osteoarthritis & Cartilage, 2010,18(9):1183－1191.

［89］ Rapp SJ, Jones DC, Gerety P, et al. Repairing critical-sized rat calvarial defects with progenitor cell-seeded acellular periosteum: a novel biomimetic scaffold ［J］. Surgery, 2012,152(4):595－605.

［90］ Chen K, Lin XF, Zhang Q, et al. Decellularized periosteum as a potential biologic scaffold for bone tissue engineering ［J］. Acta Biomaterialia, 2015,19:46－55.

［91］ Wu L, Gu Y, Liu LL, et al. Hierarchical micro/nanofibrous membranes of sustained releasing VEGF for periosteal regeneration ［J］. Biomaterials, 2020,227:119555.

［92］ Liu LJ, Li CJ, Liu XX, et al. Tricalcium phosphate sol-Incorporated poly(ε-caprolactone) membrane with improved mechanical and osteoinductive activity as an artificial periosteum ［J］. ACS Biomaterials Science & Engineering, 2020,6(8):4631－4643.

［93］ 李米芳,张妃媛.骨髓脂肪影像检测技术研究进展[J].骨科临床与研究杂志,2021,6(2):125－128.

［94］ 魏淑圆,陈怡臻,郭洺銈.急性骨髓性白血病病患化疗前后之腰椎脊椎体磁振扫描频谱之变化[J].台湾应用辐射与同位素杂志,2018,14(3):1621－1625.

［95］ Abbuehl JP, Tatarova Z, Held W, et al. Long-term engraftment of primary bone marrow stromal cells repairs niche damage and improves hematopoietic stem cell transplantation ［J］. Cell Stem Cell, 2017,21(2):241－255.

［96］ de Lima M, Mcniece I, Robinson SN, et al. Cord-Blood Engraftment with Ex Vivo Mesenchymal-Cell Coculture ［J］. New England Journal of Medicine, 2012,367(24):2305－2315.

［97］ Freireich EJ, Korbling M. Twenty-five years of peripheral blood stem cell transplantation ［J］. Blood Journal of the American Society of Hematology, 2011,117(24):6411－6416.

［98］ Shibuya N, Jupiter DC. Bone graft substitute: Allograft and xenograft ［J］. Clinics in Podiatric Medicine & Surgery, 2015,32(1):21－34.

［99］ Jordana F, Le Visage C, Weiss P. Substituts osseux ［J］. Medical Science, 2017,33(1):60－65.

［100］ Chang J, Wang Z, Tang E, et al. Inhibition of osteoblastic bone formation by nuclear factor-kappa B ［J］. Nature Medicine, 2009,15:682－689.

［101］ Ansari M, Eshghanmalek M. Biomaterials for repair and regeneration of the cartilage tissue ［J］. Bio-Design and Manufacturing, 2019,2:41－49.

［102］ Su JY, Chen SH, Chen YP, et al. Evaluation of magnetic nanoparticle-labeled chondrocytes cultivated on a type Ⅱ collagenchitosan/poly(lactic-co-glycolic) acid biphasic scaffold ［J］. International Journal of Molecular Sciences, 2017,18(1):87.

［103］ Zhang W, Lian Q, Li D, et al. Cartilage repair and subchondral bone migration using 3D printing osteochondral composites: a one-year-period study in rabbit trochlea ［J］. BioMed Research International, 2014,746138.

第六章　生物医用材料与软组织再生

第一节　生物医学材料与神经再生

一　神经组织再生概述

（一）神经组织的特点及复杂性

神经组织由中枢神经系统（central nervous system, CNS）和外周神经系统（peripheral nervous system, PNS）组成，是人体最复杂的系统[1]。神经组织在机体内起着主导作用，它的结构和功能都非常复杂。周围神经系统位于中枢神经系统之外，包括颅神经、脊神经和外周神经，这些神经传导来自中枢神经系统的脉冲。周围神经由神经纤维束和周围结缔组织鞘（包括血管）组成。每个单独的神经纤维和支持施万细胞的周围都有一个松散的结缔组织，即神经内膜。在结缔组织中，一束神经纤维被胶原纤维固定，形成束，束周围有一个称为神经束膜的致密结缔组织[2]。神经干内的整个神经束完全被神经外膜的致密、不规则的结缔组织包裹，它是结缔组织鞘的最外层（图6-1）。

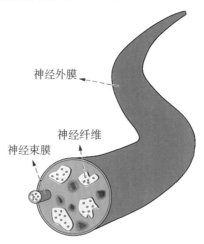

图6-1　周围神经结构示意图

周围神经末梢的髓鞘损伤和轴突破坏等是引起末梢神经损伤的原因。它可能导致中枢神经系统与周围器官之间的感觉神经和运动神经失去神经联系，影响患者的生活质量。虽然周围神经在损伤后有再生的能力,但这种自发的神经修复可能不足以实现适当的功能恢复。研究表明,当周围神经缺损小于 5 mm 时,可以通过我们自身的能力逐步修复;而当长度大于 5 mm 时,其自我修复功能十分有限[3]。神经间隙的长度、损伤与修复之间的时间以及患者的年龄是周围神经损伤修复中需要考虑的重要参数。完全性病变的主要治疗方法是通过神经外膜缝合术或神经组束缝合术,对神经残端进行无张力的端到端的修复。如果出现明显的神经间隙形成,无法进行端到端修复,则需要周围神经移植物或神经导管作为穿过神经残端之间的桥梁,以此支撑神经残端之间的断裂处,且这类移植物需要支持轴突再生。治疗完全性病变的首要条件是实现无张力、端到端的修复。目前最常用的修复方式为自体移植,但自体移植有一定局限性,以及同种异体和异种移植有一定的缺点(如免疫反应),这迫使研究人员研究和开发替代的方法。神经导管是备受关注的领域之一,因此各种类型的导管材料(由生物和合成聚合物制成)和设计(管状、纤维状和基质型)成为神经组织修复与再生的关键[3,4]。

(二) 神经组织再生的重要意义

基于解剖学和临床医学的研究,人们认识到神经组织是人类人体组织中最复杂的系统之一,它包括一个复杂的多层环境,每一根神经都是由一层致密的结缔组织鞘膜(神经外膜,epineurium)覆盖而成[2,5]。整个神经截面呈扁平状,神经内部由几根神经束组成,神经束周围是神经内膜(endoneurium)。周围神经损伤是一个世界性的临床问题,它可能导致中枢神经系统与周围器官之间的感觉神经和运动神经失去神经联系,影响患者的生活质量。大体上,涉及周围神经损伤的因素可分为机械破损、热致伤、化学性或缺血损伤等[6]。由创伤性事故或一些退行性疾病引起的神经损伤的严重程度决定了修复后神经功能再现的效果。目前,临床对于周围神经缺损的治疗方法通常是自体搭桥衔接,具体方法就是通过显微外科手术将短距离离断的神经对接后进行端-端外膜缝合。但是这种修复方法具有一定的弊端,一是这仅仅对短距离神经缺损可行,二是通过该法对接容易出现神经束的错对,造成神经断端出现卷曲、组织增生等问题[7]。

对于临床上更为常见的长距离神经(长度大于 5 mm)缺损,通常采用自体神经移植或异体神经移植的方法。自体神经移植目前是临床的金标准,然而自体神经移植伴随着供区功能受损和可移植供体来源不足的问题。异体神经移植常出现免疫排斥反应,不利于神经的修复和功能的恢复。因此,神经再生过程中移植物的来源和研究一直是当前的热点和难点。通过生物医用材料制备的神经组织再生引导导管(neural guide conduits, NGCs)越来越被认为是一种具有广阔应用前景的神经移植物。

生物医用材料应用于神经组织再生研究领域的现状

世界范围内受神经系统损害影响的人群超过 10 亿人,每年大约有 680 万人的死亡与神经疾病相关[2],包括神经退行性疾病、大脑和脊髓创伤性损伤和卒中等。目前针对外周神经系统损伤的治疗方法主要有自体神经移植和同种异体神经移植。但此种方法仍有许多困难,包括供体神经短缺、供体部位发病率、异常再生、感染性疾病、免疫问题等。

近年来,神经组织工程(neural tissue engineering, NTE)在神经系统疾病和损伤的康复中发挥了重要作用。神经组织工程主要是构建神经组织工程支架神经导管),并将其与细胞、因子相结合,从而达到修复神经的目的[8]。组织工程神经移植支架,其作用是:①引导从近端到远端神经残端萌发的轴突；②为再生的神经纤维提供足够的机械支持；③为受损神经残端分泌的神经营养因子和神经营养因子的扩散提供导管通道，为营养物质和废物交换提供导管壁；④消除阻碍轴突再生的纤维瘢痕组织浸润；⑤通过积累和释放外源性和内源性生化效应，为神经再生创造最佳微环境。神经导管是一种以生物医用材料为基础被设计用于神经修复移植的人工管状支架，它能够为神经相关组织提供一个生长通道。通过它再生的轴突可以生长并连接到自体神经组织。一种理想的神经支架必须满足许多生物和物理化学要求，其中生物相容性、生物降解性、渗透性、生物力学性能和表面性能是主要关注的问题。这些所需的性能主要由支架材料和支架结构决定。由于神经组织工程中所使用的神经导管的理化特性对神经元细胞的功能和生存能力至关重要。因此，神经导管的设计和制备会涉及非常复杂的微纳成型加工技术[9,10]。

临床上能够用于神经移植的导管支架应该易于制造和消毒、易于通过显微外科技术植入缺损部位。目前随着神经组织工程的发展，研究者们使用多种天然或合成生物医学材料通过各类成型制造技术开发的神经导管多大几十种，且每种导管支架都有其独特的材料成分和结构。

（一）生物医学材料在神经组织再生研究领域的应用

生物医学材料作为神经组织工程基础三要素之一，其重要性不言而喻。生物医用材料的选择对神经支架的制备非常重要。人们已经尝试了各种各样的生物医用材料，其主要来源包括天然材料、合成材料以及复合材料。天然高分子材料，如壳聚糖、丝素蛋白、胶原蛋白、透明质酸、细菌纤维素、明胶等均具有良好的生物相容性，在神经组织工程中可以促进细胞的黏附、迁移、生长和增殖，避免惰性合成材料可能引起的毒性作用[11-13]。Wei 等制备了一种由 GelMA、NSCs、PC12 细胞和生物活性石墨烯纳米板组成的可打印纳米生物墨水用于促进神经细胞分化。他们利用 3D 生物打印技术来构建仿生天然神经结构，通过材料与细胞联合实现潜在的神经组织再生。包覆在水凝胶里的细胞在低甲基丙烯酸酰化明胶(GelMA)浓度下表现出良好的细胞活力，在 2 周的培养期内表现出良好的分化和突起伸长[14]。蚕丝作为最具代表性的天然生物医用材料之一，在神经组织工程领域显示出了良好的应用前景，其物理化学、机械和生物学特性受到了研究者的广泛关注。蚕丝基材料可以促进氧气和水向内渗透，这也是营养物质和其他水溶性代谢物运输代谢所必需的。已有报道证明丝素蛋白可以促进神经元和施万细胞的细胞附着和增殖[15]，通过体外培养没有观察到细胞表型或增殖与其他相比具有显著差异，证明丝素蛋白基支架对神经相关细胞没有细胞毒性。与此同时，丝素蛋白基神经导管还具有合适的生物降解动力学以及适宜的柔韧性，这一特性可以避免丝素蛋白基神经导管在体内长期移植过程中出现塌陷，避免二次手术或种植体的长期不良影响。与其他可降解聚合物相比，丝素蛋白具有更低的炎症反应和抗原性[15-16]。除此之外，这类由天然蚕丝所提取的丝素可以包含特定品系（即品种、种群或品种）的细胞友好肽序列，而且其肽序列可以通过结构设计获得特定的序列结构，这些肽序列更有利于神经修复过程中细胞的生长。

Radtke 等用充满蜘蛛丝纤维的脱细胞静脉移植物制成神经导管，通过支架以桥接成年羊 6 cm 的胫骨神经缺损，轴突通过支架再生且有髓鞘，表明施万细胞发生迁移。根据运动神经传导速度和复合运动动作电位的振幅所作的电生理学记录可与自体实验对照的记录相媲美[17]。在此基础上，Kornfeld 等利用体外再生缺陷模型模拟将缺损区域长度扩大到

15 cm。结果表明,基于丝素蛋白基的神经导管支架可以提供良好的生长环境促使施万细胞黏附,增殖和分化与结构长度无关,体外生长距离可达 15 cm[18]。

除丝素蛋白外,其他天然原材料也同样具有生物相容性、无毒、可生物降解、非免疫原性、亲水性和不引起宿主体内炎症反应等特点,目前在神经组织工程领域也有一定研究。Altinova 等[19]使用胶原蛋白利用定向冻干技术制备了一系列具有定向孔隙的神经导管支架,并验证了其对不同神经细胞生长特性的影响。其利用大鼠嗅鞘细胞(OECs)、大鼠星形胶质细胞和人神经母细胞瘤 SH－SY5Y 细胞系,胶质细胞(OECs 和星形胶质细胞)等各类神经相关细胞评价了支架的体外生物活性,结果表明所研制的支架表现出良好的细胞附着、增殖和迁移,神经元细胞也表现出定向轴突生长。Gao 等用精细排列的线状琼脂糖支架修复脊髓局部损伤,发现其能够很好地促进上行感觉神经纤维向病变部位延伸[20]。Carvalho 等报道了具有三种不同的乙酰化程度(DA)的壳聚糖(CHT)膜,将其应用于周围神经再生中。对三种 CHT 膜(DA Ⅰ:1%,DA Ⅱ:2%,DA Ⅲ:5%)进行了生物学性能测试。研究结果发现所有样品的生物降解能力都相似,足以物理支持神经突的生长。体外细胞培养结果表明选择性细胞黏附。CHT 膜有利于雪旺氏细胞的侵袭和增殖,并具有适当的细胞骨架形态。同时,他们表现出低的成纤维细胞浸润。作者声称这种膜材料对于预防纤维化组织的形成具有明显效果。

与天然材料相比,合成生物医用材料具有良好的可调机械性和制备灵活性,合成材料的特性很容易调整和控制。然而,它们缺乏特定蛋白质结合和细胞相互作用的位点,因此合成材料的生物活性不高,难以为细胞生活提供活性位点,从而限制了其在神经组织工程中的应用,如聚己内酯(PCL)、聚乳酸己内酯(PLCL)、聚乳酸羟基乙酸(PLGA)等[22]。因此它们局限于小直径的神经,只能桥接很小的间隙损伤,尽管出现了再生现象,但功能恢复不佳,必须进行后续手术。这主要是由于这类合成高分子材料缺乏细胞引导,容易产生副产物和相关的炎症反应。因此,借助合成高分子材料的力学、易加成型和天然高分子材料的生物相容性等突出优势进行复合材料设计并用于神经导管制造和再生具有明显优势和重要意义。Wang 等采用静电纺丝技术制备了不同质量比的柞蚕丝素蛋白/聚乳酸己内酯共聚物(ApF/PLCL)共混纳米纤维支架[23]。系统比较了不同组分比例的 ApF/PLCL 纳米纤维的性能差异。以雪旺细胞(SCs)为种子细胞,评估了该 ApF/PLCL 共混纳米纤维支架的细胞相容性。结果表明,与其他纳米纤维支架相比,质量比为 25∶75 的 ApF/PLCL 纳米纤维具有更好地促进神经细胞生长的潜能,明确了该支架材料作为神经组织工程支架的可行性。

人体生理功能与生物电之间有紧密的关联,神经系统就处在一个复杂的电学微环境之中。许多神经活动(如神经元之间的信号传递)都伴随着生物电信号的产生与传导。开发基于导电材料的三维生物支架,模拟体内复杂的神经生长微环境,构建并引导神经干细胞和原代神经元的层次性生长,一直都是神经组织工程领域的热点及难点。相关研究已表明,适宜的电刺激(ES)能够有效地激活受损神经元,引导神经突的定向生长和分化,从而促进神经再生。因此,构建仿生三维支架的同时,赋予其一定的高导电性就变得尤为重要。其对于神经细胞的增殖、分化,神经组织的再生,以及神经网络的形成,都具有重要的意义。Wang 等运用一种基于溶液的近场静电打印(NFEP)技术,能同时实现快速、高效生产复杂的三维结构支架,并对其纤维直径进行有效的控制(15～148 μm)。具体来说,他们将氧化石墨烯/还原氧化石墨烯涂层于三维纤维表面制备导电支架材料,被证明是实现结构复杂性和高导电性的有效策略(图6-2)。与NFEP技术相结合,可以定制纤维的大小及其三维空间分布,对引导三维类神经网络的形成具有广泛的适用性。这种创新的尝试,为神经组织工程与神经再生相关的研究拓展了更多的可能性。Song等通过电纺聚(L-乳酸-co-ε-己内酯)(PLCL)导管,并通过将聚吡咯涂层到PLCL神经导管上用于评价其在周围神经再生中的能力[24]。每天用100 mV/cm刺激在培养在PPY/PLCL支架上的大鼠嗜铬细胞瘤12(PC12)细胞和背根神经节(DRG)细胞,神经胶质细胞源性神经营养因子(GDNF)和Neurotrophin-3(NT-3)的水平得到明显提高。15 mm大鼠坐骨神经修复结果显示,植入后1、3、5和7天(每天施加100 mV潜在直流电刺激1小时)与对照组修复结果对比发现连续电刺激的PPY/PLCL导管在神经再生过程中表现出明显的优势。

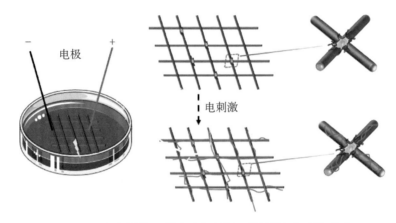

图6-2 在电刺激下,导电支架材料可引导类神经网络形成

(二) 结构设计对神经组织再生的影响

理想的神经组织工程支架不仅在材料成分上仿生天然组织,而且在结构上模拟ECM结构能够更好地促进细胞的黏附和增殖。目前文献报道的神经导管设计主要分为以下五类:①中空/无孔设计;②多孔设计;③沟槽设计;④多通道设计;⑤纤维或水凝胶等填充材料(图6-3),每种设计都有各种的优缺点[25]。

在早期的神经导管支架研究中,神经导管多是被制备成中空的管状支架。在移植时,通过端端吻合的方式分别将神经导管的两端与神经缺损近侧、远侧的断端相连。然而,神经的解剖结构证明其内部是由多个神经束形成的类似"电缆"的实心结构。研究表明中空的神经导管会导致神经再生过程中的轴突分散生长,这可能会导致神经的修复过程中的错位和多神经支配等问题,不利于神经功能的恢复。

Stevens等在研究材料表面形貌与细胞黏附、增殖行为间关系中,发现不同尺度的组织工程支架对于细胞的黏附和铺展行为具有明显不同效果[26]。在微孔和微米纤维支架上,细胞的铺展和生长情况要差于纳米纤维支架上,这是因为纳米纤维支架更大的表面积有利于吸附更多的蛋白质,为细胞膜上的受体提供更多的黏附位点,从而有利于细胞黏附和生长。对于神经再生,纳米纤维支架可以提供一个表面支撑,进而引导雪旺细胞在其表面生长和迁移,最终引导轴突延伸。多孔纳米纤维神经导管通常采用静电纺丝法制备,前期研究结果表明,无规的纳米纤维神经导管在大鼠坐骨神经模型中能够成功地再生8~10 mm的神经间

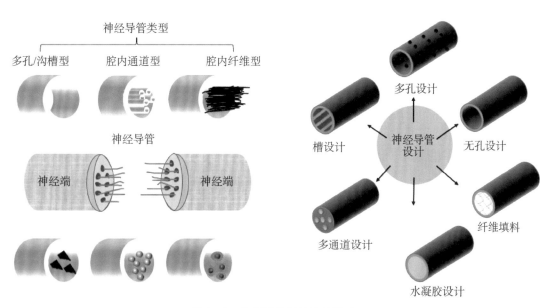

图 6-3　神经引导导管设计策略

隙[27]。模拟天然细胞外基质(ECM)的亚微米级和纳米级纤维状支架可能是神经组织工程的潜在支架候选物。Cao 等提出在神经再生领域中已经探索了两种纤维制造方法：静电纺丝和自组装。电纺丝产生的纤维直径范围从几微米到几百纳米，可以通过植入在病变部位引入纤维神经导管。自组装纤维的直径为数十纳米，可以注入以修复中枢神经系统(CNS)。两种纤维支架都会增强神经突的延伸和轴突的再生长。这些功能性的纳米纤维支架可以作为神经组织工程的强大工具[28]。

实际上，神经是一个沿着轴突方向取向排列的特殊组织。大量的研究证实，具有取向结构的神经导管能够更好地引导神经轴突伸长，进而促进神经修复。因此，制备具有取向结构的神经导管支架亦是当前神经组织工程研究的一大热点。作为细胞的载体，管道支架内部的微结构设计会显著影响细胞生物学行为。沟槽设计指在神经导管的管状结构的内表面有凹槽，凹槽可以更好地排列再生轴突。内置沟槽的结构可以提供利于细胞黏附的微环境以促进细胞黏附、增殖和分化，沟槽的形状、宽度、深度对轴突的再生有重要影响。微米或纳米沟槽在导管内部形成高度有序的二次结构，大大地增加了比表面积，为周围神经的修复和再生提供了新的引导通路。然而，考虑到复杂的几何形状和制造的不稳定性，这种设计并没有被广泛采用。Ma 等开发了一种神经引导胶原蛋白/聚乳酸(PLA)静电纺丝支架，以促进周围神经修复。与各向同性 PLA 电纺支架相比，所获得的各向异性 PLA 电纺支架逼真地模拟了神经的定向排列结构，并促进了坐骨神经损伤后的轴突再生。此外，胶原蛋白修饰的 PLA 电纺支架进一步为轴突再生提供了足够的机械支撑和有利的微环境。此外，观察到胶原蛋白修饰的 PLA 电纺支架通过调节 Yes 相关蛋白(YAP)分子途径促进轴突再生[29]。

从仿生的角度考虑，神经导管多通道结构的设计更接近周围神经的解剖结构，也是最常用的一种神经导管结构设计方案。Wang 等将温度响应的形状记忆聚合物引入神经导管的构建，通过静电纺丝技术制备双层纳米纤维膜，利用材料本身的形状记忆特性实现体温下形变响应，快速构建多通道神经导管；导管内壁具有引导神经突触生长的取向纤维结构。该神经导管的构建方法实现了雪旺细胞在导管中的均匀负载和高密度生长，取向的导管内壁结构促进神经突触的延伸。在大鼠坐骨神经缺损模型中，构建的多通道导管促进缺损神经再生和功能恢复[30]。Jeffries 等使用静电纺丝技术制造出排列整齐的纤维垫，并将其卷成多通道 NGC。与注射成型工艺相比，这种工艺的优点是壁厚减少，为组织生长提供了更大的区域。体外研究显示了有效的细胞浸润和轴突伸长[31]，但制作方法烦琐，重复性和再现性差。Dinis 等使用电纺丝支架卷成多通道神经导管，并用生物活性元素和生长因子，如神经生长因子 NGF、睫状神经营养因子 CNTF 和 RGD 多肽对其进行功能化。体外研究证明功能化神经导管可促进神经再生[32]。然而，在这些研究中，没有适当的控制试验，多通道设计与空心设计的优势无法比较。Lee 等用 RGD 功能化的多通道并在 10 mm 坐骨神经横断大鼠模型中进行了体内研究。结果表明，8 周后其电生理活动明显高于自体移植[33]。

带有填料神经导管是指管腔内的通道由静电纺短纤维或水凝胶来填充的神经导管。将纤维或水凝胶等填充材料插入中空的导管中能够增强物理和生化引导线索，有望能在人体内实现超过 20 mm 间隙的神经再生。这些填充材料能为再生的轴突提供附着位点，进而促进神经的生长。Wang 等将柞蚕丝素蛋白 ApF、PLCL 及石墨烯 GO 为材料进行混合，采用静电纺丝、高速匀浆、模板成型、冷冻干燥及交联技术相结合，制备了具有生物活性的多通道纳米纤维海绵支架（MCS）。结果显示 MCS 是由高度分散的纳米短纤维组成，微通道平均直径为 125 μm 左右，孔隙率高达 92.7%，具有很好的压缩回弹性能。随后将 MCS 支架作为内部填充物制备了多通道纳米纤维神经导管支架（MCS–NGC）。在体内，将 MCS–NGC 植入大鼠坐骨神经缺损部位 12 周后 MCS–NGC 能够显著促进受损神经组织的再生及功能恢复。同时，作为神经支架的内部填充，MCS 能够完全降解，其降解速率与再生神经的生长速率相匹配[34]。Zhao 等制备了一种明胶灌注的聚（乳酸-乙醇酸共聚物）（PLGA）/胶原蛋白的仿生电纺导管（Gel@PLGA/Col）来模拟复杂的外周神经组织结构。大鼠坐骨神经缺损移植后发现 Gel@PLGA/Col 导管在大间隙坐骨神经缺损植入模型中表现出出色的神经再生性能。此外，对新神经组织的组织学分析表明，这种仿生导管对诱导轴突生长和神经连续性恢复有明显效果，在第 6 周和第 12 周修复后，新形成的神经组织中髓鞘组织的阳性率分别增加了 14.43% 和 13.81%，这与自体神经植入相当。此外，神经和肌肉组织的功能分析表明，该导管明显改善了神经突触传递效果[35]。Deng 等将聚苯胺修饰的羧甲基壳聚糖与醛修饰的 Pluronic F–127（F127–CHO）制备的电水凝胶注入通过电沉积制备的壳聚糖导管的空腔中。内层导电水凝胶和外层壳聚糖导管通过席夫碱反应形成一个整体，得到双相复合水凝胶神经导管。负载 7,8–二羟基黄酮（DHF）的双相复合水凝胶神经导管具有优异的降解性、生物相容性、抗氧化活性和雪旺细胞增殖活性。在大鼠坐骨神经缺损模型中，双层复合水凝胶神经导管较壳聚糖中空导管显著促进坐骨神经再生[36]。

3D 生物打印先进技术出现，能够突破传统神经导管的制造方法（溶剂铸造、气体发泡、相分离、冷冻干燥和静电纺丝等）的不足，使导管的孔径大小、孔隙率、有序性和支架的互连性、重复性、再现性、定制性和可扩展性得到精确控制。因此神经导管在设计、材料选择和制备方法等方面取得巨大进步，有望用于周围神经损伤功能完整的恢复。Vijayavenkataraman 等提出了使用 EHD–jet 3D 打印作为静电纺丝的替代品，克服了后者的局限性[37]。这种技术的主要优点是支架的纤维直径、孔径、气孔率和纤维排列可以通过调整工艺参数来控制。5 种不同孔隙的 EHD-jet 3D 打印支架(微孔尺寸为 125~550 μm,孔隙率为 65%~88%)被制备并进行了测试,研究结果表明,神经导管孔径为 125 μm,隙率大于 60%时,其结构、力学性能与自体相似,且降解率与受伤后的神经再生速率相吻合,体外细胞培养研究也证实了这一点。理想的神经导管具有优异的导电性能,Vijayavenkataraman 等还使用 EHD-jet 3D 打印技术制作了导电性和可生物降解的神经导管,并对 EHD-jet 3D 打印聚己内酯/丙烯酸(PCL/Poly)、PCL/还原氧化石墨烯和 PCL/聚吡咯(PPy)神经导管的研究证实了支架电导率对神经分化的积极作用[38]。

三　生物医用材料在神经组织再生研究领域的应用前景及挑战

自体移植作为神经修复的金标准仍然面临供体有限、术后功能恢复不佳等问题。人工神经导管移植是一种理想的替代自体移植的方法,已有大量的临床结果表明人工神经导管对于 30 mm 以内的神经缺损修复结果与自体移植效果接近自体移植。然而,对于 30 mm 以上的长距离神经损伤,开发出相应的人工神经导管产品仍然是一大难点。此外,由于神经组织的复杂性,结合细胞、生长因子通过生物打印仿生多功能化人工神经导管极具应用前景的发展方向。组织工程神经移植物应用的前提是要确保再生过程全程安全性、有效性。随着生物医用材料研究的不断深入,组织工程产品临床应用安全性评价标准得到了完善。然而因材料与宿主细胞组织之间的相互影响相互作用的机制极其复杂,在生命体复杂的组织修复与重建过程中对机体免疫系统、造血系统、凋亡、血管形成、神经轴突生长、髓鞘形成及基因蛋白表达模式与分子调控方面的影响也比较明显,因此组织工程神经导管的临床应用仍有待科研工作者继续深挖。

第二节　生物医用材料与皮肤再生

一　皮肤再生概述

(一) 皮肤再生的重要意义

皮肤是人体最大的器官,覆盖全身,与外界接触,是保护人体的第一道屏障。同时皮肤也是人体感知外界环境的首要器官,其柔软的特性能够感知外力损伤,敏感的特性能够感受温度变化,其含有的丰富的神经元能将感受到的信号传递到大脑,让人产生舒适、害怕、躲避等种种行为,其重要性不言而喻。皮肤由表皮、真皮、皮下组织、神经元和皮肤附属器构成(图 6-4),其再生能力比全身大多数器官都要强。但是物理冲击伤、烧伤、慢性糖尿病溃疡和遗传学发疱等皮肤病都会导致大面积皮

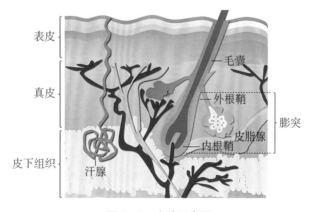

图 6-4　皮肤示意图

肤缺失，皮肤难以完全再生，多以瘢痕的方式愈合或者形成难愈性创面。皮肤大面积缺损会造成缺水休克等致命的后果，而瘢痕修复则会影响患者的外观，如果关节部位有瘢痕还会响活动。此外，瘢痕部位皮肤附属器毛囊和汗腺难以再生[39]。

汗腺遍布全身，发汗是人体调节体温的主要方式，皮肤遭受大面积损毁后，尽管通过植皮可以修复，但是汗腺难以再生，患者预后生活质量极低，在炎热气候时甚至有生命危险。毛发覆盖了全身超过 90% 的皮肤，起到调节体温、保护皮肤和美观等生理作用。毛发缺失会严重影响患者的外观，严重者会导致抑郁等生理疾病。而且由于毛囊形态的多样性、毛发质量与年龄密切相关及损伤后再生易于观察，可以作为理想的模型用于研究器官再生和特定器官的大小、形状和再生能力随衰老改变的分子机制。因此，汗腺和毛囊等皮肤附属器的再生具有重要的生物学意义[40]。

（二）皮肤再生的研究现状

目前，临床采用的治疗皮肤缺损的主要手段是自体皮移植，但由于取皮部位有限、二次损伤和感染风险等问题使得自体皮移植对大多数患者不适用。而异体皮移植又存在免疫排斥和不易存活等难题，基于组织工程的人工皮肤成为临床封闭创面和皮肤替代物的首选。组织工程皮肤是由生物医用材料、细胞和细胞因子构成，可以覆盖创面，起到加速愈合、抑制瘢痕、促进血管化等作用。目前市面上已经有多种应用较广的组织工程皮肤产品，其包含真皮层或同时有真皮层和表皮层。美国药品与食品管理局（FDA）批准上市的产品有Apligraf、Integra、Dermagraft 和 Alloderm。Apligraf 含有真皮层和表皮层两层，具有异体成纤维细胞和表皮细胞；Integra 和 Dermagraft 是将成纤维细胞接种于人工真皮替代物形成的人工真皮，包含真皮层；Alloderm 是脱细胞真皮组织；国内陕西艾尔肤组织工程有限公司推出的重组人脱细胞真皮只包含真皮层。但是与天然皮肤相比，组织工程皮肤也有很多不足之处，目前用于临床的人工皮肤缺乏正常的皮肤结构、力学性能较低、缺乏附属器和神经响应功能等，只起到简单的创面覆盖作用，皮肤缺损修复后毛囊和汗腺不能再生，缺乏起码应有的功能，对生活和患者外观带来较大的影响，因此，构建含附属器的人工皮肤具有极重要的临床需求。研究人员曾利用灭活的汗腺细胞与 MSC 共培养[41]、汗腺诱导培养基诱导脐带间充质干细胞分化[42-43]、在 MSC 中过表达 Eda[44]、将 NF - κB 和 Lef1 转入成纤维细胞[45]、将 Irf6 转入表皮干细胞等方式诱导汗腺细胞再生并参与创面皮肤修复[46]；Liang 等用汗腺培养基诱导羊水干细胞分化为汗腺细胞[47]；Huang 等还利用组织工程技术构建含汗腺组织的皮肤类似物[48-49]。Wu 等用新生儿真皮细胞与表皮细胞体外扩增后共同移植到裸鼠背部创面，可以观察到愈合后的创面可以生成毛发和皮脂腺[50]；Wang 等将鼠和人真皮干细胞（SKP）与表皮干细胞一起移植到裸鼠伤口，能够形成新生毛囊[51]；Takagi 利用诱导多能干细胞在体外培养 3 天后形成胚状体，胚状体培养 7 天后分化形成上皮细胞和间质细胞。用胶原复合多个的胚状体植入到裸鼠肾被膜下，可以形成的较完整的皮肤结构，包括表皮、真皮、脂肪、神经纤维、毛囊和皮脂腺[52]。

（三）皮肤再生所面临的困难与挑战

皮肤由多种细胞构成，具有规律的三层结构，皮肤完美再生需要构建三层皮肤结构并包含有序分布的多种细胞，包括表皮细胞、成纤维细胞、血管内皮细胞、神经细胞，以及汗腺细胞与毛囊细胞等，从而形成功能性皮肤。首先从细胞来源来讲，表皮细胞与成纤维细胞容易获取，其他类型的细胞获取来源较难且不易扩增。其次从有序的结构来讲，传统的治疗方法如敷料和水凝胶不具备复杂的结构,仅通过简单地覆盖等作用来促进愈合;静电纺丝可以构建类似细胞外基质结构的支架,但是其不含细胞且细胞在电纺丝支架的分布不够均匀,也不能形成异质性结构与异质性细胞分布,难以模拟皮肤的真实情况。

3D生物打印技术是近年来发展迅速的一种技术,其将计算机辅助设计(CAD)、计算机辅助制造(CAM)、计算机数控(CNC)、精密伺服驱动、生物医用材料、细胞生物学和分子生物学等学科与技术集于一体[53]。细胞3D打印技术为组织器官修复提供了一项全新的临床医学技术,同时也为再生医学、组织工程、干细胞、癌症等研究领域提供了非常好的研究工具。Pati等将心肌组织、软骨组织的脱细胞基质制成生物墨水,通过3D打印技术构建体外三维结构,成功诱导脂肪间充质干细胞表达心肌细胞、软骨细胞的特征性标志物[54];Lee等通过构建可以持续释放多种生长因子的3D打印支架,诱导MSC在体内分化形成半月板,成功治疗半月板受损的绵羊[55];Kimberly等发现通过3D打印技术精确控制三维支架的孔结构可以调控间充质干细胞的增殖和分化,这表明生物3D打印技术可以通过诱导干细胞分化为皮肤再生提供种子细胞[56]。

此外,生物3D打印可以根据形状和深度创面,通过计算机扫描成像技术快速打印出与创面匹配的人工皮肤,具备高通量和高重复性。通过灵活、准确地打印不同的生物墨水(包括活细胞、核酸、生长因子和预胶化材料等)构建组织结构,表现出与正常皮肤相似的形态和生理(图6-5)。其在构建新型组织工程皮肤,促进创面完美再生方面体现出巨大的优势与应用前景。

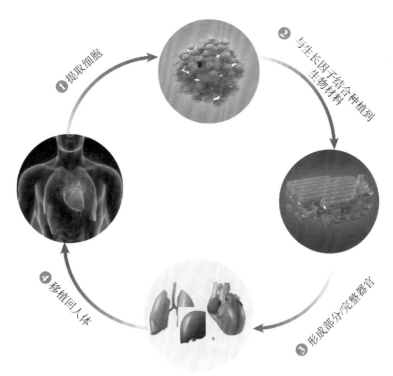

图6-5　生物3D打印流程示意图

二 生物医用材料应用于皮肤再生研究领域的现状

（一）皮肤再生研究领域的生物医用材料策略

1. 敷料

在皮肤大面积缺损的情况下，由于新陈代谢加剧、水分流失和免疫系统失调等问题，会引起休克、脓毒症等致命危害。敷料是一种模拟人体皮肤，具备一定的人体皮肤理化性质，能够起到覆盖创面、阻止体液和蛋白质流失、防止细菌感染等作用。其需要符合以下特征：①生物相容性好，无刺激，不会引起免疫应激反应；②能够黏附在创面，不会轻易脱落；③具有一定的机械强度，可缝合；④能够抗菌、抑制细菌生长和杀灭细菌；⑤保湿，提供伤口愈合有利的湿润环境；⑥成本低廉。传统的敷料主要为亚麻布、棉花以及棉织品等，只能起到简单的覆盖、止血作用，后期随着创面愈合理论的完善及材料科学的发展，多种材料被用于敷料的研制和开发，出现了众多的新型医用敷料。根据其作用可以分为以下几种类型：接触性敷料、主动性敷料、被动性敷料、互动性敷料和抗菌性敷料。

接触性敷料主要为传统型敷料，包括纱布、棉织品与合成纤维类敷料，一般都是简单直接地用于伤口包扎、固定等。主动性敷料指包含活性成分如生长因子、具备活性的多肽、小分子激动剂等的敷料，可以起到促进创面细胞活化、增殖与分泌的作用；也包括自体或者异体皮肤，可以自我填补伤口的缺损；组织工程皮肤等含细胞产品也属于这一范畴，但组织工程皮肤与不含细胞的敷料在性质与制备方法上差别巨大，且组织工程皮肤的发展方向是构建真正具备完整功能的皮肤，因此单独在后面详细介绍这一部分。被动性敷料是指利用敷料创造一个有利于创面愈合的环境，但是敷料本身并不干预创面的生理状态或者产生相互作用，包括薄膜类敷料和水凝胶类敷料，其具有一定的保水功能、吸水功能较差，因此多用于相对清洁、渗出较少的创面。

互动性敷料指敷料可以通过与创面的渗出液接触来改变创面的生理状态，如在创面形成凝胶类覆盖物，以此来促进伤口的愈合，包括水凝胶类敷料、海藻酸盐类敷料和亲水性纤维敷料，其有一定的止血和抑菌功能。抗菌性敷料指在敷料中添加某种抗菌成分如银、蜂蜜、碘、氯己定等或者用具备一定抗菌功能的材料来制备敷料主体，使敷料具备局部抗菌效果，如药用类敷料。

2. 仿生支架

器官不是简单的细胞堆积，是通过多种细胞间相互作用后自组织发生形成的有特定形态结构的功能性组合。将细胞洗脱后可以发现，剩下的是一个仍然维持着组织形态的支架，这个支架具备一定的力学性质、蛋白成分以及诱导细胞分化、血管长入及器官二次形成的能力。在皮肤损伤后，敷料仅能提供简单的覆盖、活性因子刺激、抗菌或炎症调节等作用，最终达到促进修复的目的。如果要实现皮肤组织的完美再生，需要构建仿生的皮肤支架，提供具有力学支撑、拓扑结构与化学因子的复合支架。

3. 静电纺丝支架

高压静电纺丝技术是一种新式纤维制造技术，其通过电场将带电的熔融液体拉成直径为几百纳米到微米级别的纳米纤维，比表面积大，可以更好地调控药物的缓释。此外，由于其纤维的精细程度及可操作性，电纺纤维可用于模拟细胞外基质的微观结构，形成促进皮肤等组织愈合的组织工程支架，其生物相容性好、负载药物稳定且通过调整支架的拓扑结构能够使其更好的诱导组织再生,并且静电纺丝支架具备一定的机械性能,可以为皮肤再生提供物理支撑。由于适用于多种材料,电纺纤维还可用于构建骨再生、软骨再生和血管再生的支架,电纺纤维中还可以包载活性因子来促进干细胞活化与增殖。同时,电纺丝也可以由多种天然材料混合的溶液制备而成,其在具备空间结构的同时具有良好的生物相容性,可以促进其中的细胞生长。

4. 脱细胞支架

对于器官再生而言,最合适的可用于移植的器官就是自体器官,而可以用于自体移植的器官只有皮肤,但对于大面积创伤的患者而言自体移植并不可行,而且会造成二次创伤。次之就是异体移植,然而异体移植涉及免疫排斥。而免疫排斥主要源于细胞表面的免疫识别受体,因此通过表面活性剂灌流以及酶消化法去除异体组织的细胞成分,残留的细胞外基质保留了组织支架和适宜的细胞外基质蛋白成分,有利于促进细胞的增殖、迁移和血管的长入。再次之是异种移植,异种移植是器官再生的一种重要方式,器官供体缺乏是器官移植短缺的重要原因,而异种移植是成本低廉而又易于获取的一种器官来源,但其免疫排斥比异体移植要更严重。而细胞外基质之间的差异则相对小很多,因此异种细胞外基质支架具有很高的器官移植价值。2021年全世界唯一的异体器官移植公司上市,其方法就是通过脱细胞支架再植入人的细胞来构建用于移植的器官,足见其应用前景。

5. 3D 打印支架

生物 3D 打印技术是近年来新兴的综合性技术,其精准、可控、快捷、可重复性高,为组织工程的发展带来了新的突破。传统的组织工程不具备定制的特征,而 3D 打印技术可以对创面或组织器官进行 CT、超声检测,再通过整合相关数据进行建模,形成图形指导打印机打印,完美契合病患的需要。挤压式 3D 打印可以构建异质性的结构,复合组织器官异质性的需求;立体光刻 3D 打印可以快速形成精度在微米级别的复杂器官结构;并且在打印过程中可以通过监测软件实时观察打印支架的改变来随时调整,使其与设定的参数一致。通过调控 3D 打印的参数,可以实现精准诱导组织再生。3D 打印支架同时也可以在生物墨水中加入活性成分进行缓释,通过调整打印支架的直径和孔径来调节释放,通过调节打印结构的异质性来调节不同活性因子的分布来起到差异性调节作用。传统的组织工程多为均一的释放条件。

6. 3D 打印含细胞皮肤

(1) 挤出式生物 3D 打印:是应用最为广泛,也是最早出现的 3D 打印方法,其首先需要材料形成胶状形态,然后通过不间断的压力挤出成型的材料纤维丝线,打印成型后进行交联以维持打印块的结构。这一打印方法能够打印不同黏度的材料和不同种类的细胞,其材料适用范围广,可以构建强度较好的异质性组织结构,但是由于材料在打印过程中的堆叠累积,打印精度稍差,打印过程中细胞的打印精度也不够高。根据打印系统驱动方式的不同,可以分为气动挤出式、活塞挤出式和螺旋挤出式打印。打印过程中的温度、喷嘴型号、动力参数、移动参数和结构参数都对最终的形态有重要影响。

(2) 液滴式生物打印:顾名思义,其打印的基本单元为不连续的、独立的液滴,一个液滴内可包含一个或多个细胞,具有更高的打印精度。液滴内还可包含生长因子、药物、生物医用材料等。根据液滴形成的原理不同,液滴式打印可分为喷墨式打印、电流体动力喷射式生物打印和激光辅助式生物打印。相较于挤压式生物打印机的普及,商品化的液滴式打印的应用相对较少，但基于其细胞浓度精确调节的特性，这种打印方式在构架多层细胞结构方面有很好的应用前景，且更适合于原位、活体打印。

（3）光固化式生物打印：即利用光敏聚合物在精确控制的特定波长的光照下发生光固化成型的一种生物打印方式。与其他的生物打印方式相比，光固化生物打印精度能够达到纳米级别且成型速度很快。这种打印技术最早普及是构建多种复杂的模型如房子、鞋垫甚至是导弹等，在生物打印中的应用多数是先打印支架，然后把细胞接种在上面。随着近年来低毒和无毒的光固化材料和光引发剂的研发，载细胞的打印也越来越多。光固化打印与挤出式打印、液滴式打印并不是完全独立的，当挤出式打印或液滴式打印采用的是光聚合材料时，最终成型也属于光固化的范畴。根据光扫描的方式不同，光固化打印可分为立体光刻和数字化处理生物打印两种方式。

（4）微球体生物打印：严格来讲属于挤出式生物打印，因为其需要额外的辅助设施且其打印方式较为复杂，与挤出式打印区别较大、打印形成的组织结构更加完善、功能更加全面，因此单独说明。微球体的形成可以通过悬滴法或者低黏附培养的方法获得，其细胞数量可控、形成的结构具备初步的组织发生与功能，经特定的设备或者移液枪收集细胞微球，再由打印机进行结构指导打印，经过培养后细胞微球之间相互作用、发生二次组织重排与自组织发生，形成功能性组织需要的时间缩短，且保留了挤出式打印构建异质性结构的优势，通过不同细胞类型的组合可以构建多种功能组织，加速了体外人工器官的发展，有很好的应用前景[57]。

7. 生物 3D 打印全功能人工皮肤

皮肤是人体最大的器官，也是最容易触及的器官，皮肤再生是目前 3D 打印技术应用较多的领域。已有多项研究利用成纤维细胞和表皮细胞构建含真皮层和表皮层的 3D 打印皮肤并用于创面的修复。其多采取从底层到高层的打印策略，先打印含成纤维细胞的真皮层，再打印表皮层，培养后形成的双层结构之间连接紧密，具有基底膜样的结构形成。也有人构建含血管网络的 3D 打印皮肤，可以促进血管内皮细胞长入及血管的形成，通过更多的营养供给加速创面愈合[58]。以上打印的皮肤与敷料相比，多了细胞成分和营养通道，但是还缺乏皮肤应有的多样性结构与功能性附属器。通过 3D 打印构建含附属器的人工皮肤是目前皮肤再生及 3D 打印交叉领域的研究重点与难点[59]。

8. 生物 3D 打印含汗腺和毛囊人工皮肤

（1）汗腺与毛囊发育：哺乳动物表皮由外胚层表面的细胞，即神经胚形成后覆盖在胚胎外的单层细胞分化形成[60]。表皮的发育包括表皮的分层和皮肤附属器的生成，汗腺、毛囊、皮脂腺均由表皮干细胞分化而来[61]。毛囊与汗腺具有相似的发育模式，以小鼠为例：胚胎 14.5d（E14.5d）时，真皮间质细胞 BMP 表达被抑制，Shh 表达上调诱导表皮形成毛囊基板；E15.5d 时毛乳头细胞诱导基板向下生长；出生后 4 d（P4d）形成成熟的毛囊。胚胎 17.5 d（E17.5d）时，真皮间质细胞 BMP 和 FGF 表达上调、表皮来源的 Shh 表达被抑制，诱导表皮形成汗腺基板；出生后 0～5d（P0～P5d），基板向下生长形成单一的导管并在导管末端形成卷曲的分泌部；P21d 时汗腺发育成熟，包括有大团卷曲的分泌部和单一的导管部。小鼠发育成熟后，其足趾垫部位表皮干细胞分化形成汗腺组织，而背部表皮干细胞则分化形成毛囊与皮脂腺[62]。不同部位不同的细胞命运为研究微环境在附属器发育形成中的作用提供了动物模型。

（2）微环境是诱导毛囊和汗腺分化的决定因素：细胞微环境包括相邻的细胞和细胞外基质。相邻的细胞即成纤维细胞，细胞外基质由胶原蛋白、糖蛋白、蛋白聚糖、多糖等具有不同生物化学性质的大分子复合物构成，此外还含有很多基底细胞和邻细胞分泌的细胞因子，其在调控细胞定位、细胞行为和细胞分化方面发挥重要作用[63]。为了观察特征性微环境对细胞命运选择的影响，Ferraris 等将角膜上皮干细胞分别与小鼠胚胎 15.5 d 足部真皮、小鼠胚胎 12.5 d 上嘴唇真皮、小鼠胚胎 14.5 d 背部真皮用琼脂培养基结合植入裸鼠肾被膜下，21d 后取出真皮与细胞的复合物，检测到以足部真皮为微环境的上皮干细胞表现出汗腺形态，且表达汗腺特征性角蛋白、以背部真皮为微环境的上皮干细胞表现出毛囊形态，表达毛囊特征性角蛋白、以嘴唇真皮为微环境的上皮干细胞分化形成正常的分层的表皮[64]。Fuchs 等将汗腺祖细胞移植到小鼠乳腺脂肪垫，分化后部分汗腺细胞具有乳腺导管形态、钠钾通道蛋白表达降低、乳汁蛋白表达增高；汗腺祖细胞移植到背部皮肤，分化形成的组织汗腺特征性角蛋白表达降低、不形成卷曲的汗腺而是形成分层的表皮；汗腺祖细胞移植到肩部脂肪垫，分化后仍能形成卷曲形态并表达汗腺特征性角蛋白[65]。

（3）细胞因子在细胞分化中的作用：细胞因子是一类由基底细胞、邻细胞分泌的小分子蛋白，具有广谱生物活性，参与调控细胞生长、分化和代谢，如表皮生长因子、骨形成蛋白等。Shikiji 等研究发现用胶原凝胶将表皮细胞置于 15 ng/ml 的表皮生长因子、10% 胎牛血清和成纤维细胞构成的皮肤类似物中培养，10 d 后表皮细胞形成卷曲汗腺形态并表达汗腺特征性角蛋白[66]。Fushs 等证明 TGF-β_2 通过与细胞微环境中 BMP 信号通路竞争促进毛囊发育[67]；Plikus 等发现 BMP 拮抗剂 Noggin 通过刺激 Lef1 过表达促进小鼠足部本该形成汗腺的部位形成毛囊[68]；Bmpr1a 敲除的小鼠不能形成汗腺组织[69]。

研究表明 Cthrc1 在汗腺发育微环境中高表达，在非汗腺发育微环境中低表达。通过在汗腺基板诱导期抑制 Cthrc1 表达，可导致胎鼠汗腺发育延迟、发汗功能减弱、分泌相关基因表达降低；在 3D 打印墨水中加入 Cthrc1 可诱导 MSC 转分化为汗腺细胞并修复皮肤创面汗腺损伤；表明 Cthrc1 是微环境中诱导汗腺发育的关键细胞因子。鉴于汗腺与毛囊相似的发育模式与诱导过程，微环境中应存在诱导毛囊发育的关键细胞因子。3D 打印技术在模拟微环境诱导细胞分化、组织再生方面的可以发挥巨大作用。研究人员通过在生物医用材料中加入小鼠汗腺发生微环境蛋白 Cthrc1，构建了含汗腺人工皮肤[70]。通过筛选和添加微环境中诱导毛囊发育的细胞因子和 3D 仿生微环境相结合可以构建全功能人工皮肤。

（二）皮肤再生研究领域的生物医用材料

生物医用材料经过不断的发展，特别是随着 20 世纪以来生命科学技术与材料科学的进步，其在生命医学领域的应用越来越广。生物医用材料的发展大致可以分为三个阶段：第一阶段为 20 世纪 60 年代用于仿生组织形态的骨骼替代物，如钛金属支架等；第二阶段为 80 年代广泛使用的生物活性修饰的骨骼替代物，如生物陶瓷；第三阶段为近年来使用的具有生物活性和生物降解能力的材料，如水凝胶、生物墨水等。在此主要介绍可用于生物 3D 打印的材料。

1. 天然高分子生物医用材料

（1）细胞外基质：

细胞外基质是组织脱去细胞后残留的三维的大分子网络，其成分包括胶原、蛋白聚糖、糖胺多糖、弹性蛋白、纤连蛋白、层粘连蛋白以及糖蛋白。在细胞脱掉的过程中，组织中的遗传物质与可溶性蛋白也被洗掉，剩余的主要为不溶性蛋白，其通过冻干磨成粉后用乙酸溶解，得到细胞外基质蛋白溶液，此时得到的蛋白溶液生物相容性好、免疫原性低、容易降解、可以在 37℃ 成型，是一种很好的天然生物医用材料。且不同组织来源的细胞外基质还具有一定的组织特异性的力学性质与诱导分化能力，比如脂肪组织脱细胞基质可诱导脂肪来源的间充质干细胞向成脂分化，心脏来源细胞外基质倾向于诱导肌细胞的成熟，软骨来源的细胞外基质倾向于诱导鼻甲来源的间充质干细胞向成软骨分化，这表明其在细胞诱导分化方向有重要的应用前景。

市面上常用的基质胶是一种鼠来源的肉瘤脱细胞基质，其质地偏软，可以提供良好的三维环境，多用于细胞三维实验研究，不适宜动物实验和人体试验。

（2）多糖：

多糖是地球上最丰富的可再生资源，是结构和功能多样化的天然高分子材料。源于动物的多糖有壳聚糖、透明质酸、硫酸软骨素等；源于海藻类的多糖有海藻酸盐、琼脂；来自植物的多糖有纤维素、淀粉、果胶等。其中适用于生物 3D 打印的有壳聚糖、海藻酸盐、透明质酸等。

壳聚糖不易溶解，多溶于酸性环境，不利于细胞培养，研究者通过化学改性来提高其溶解性。其中羧甲基壳聚糖是一种应用比较广泛的壳聚糖衍生物，在提高其溶解度的同时，羧甲基化程度高的壳聚糖还有一定的抗菌性能。由于壳聚糖及其衍生物具有良好的生物相容性、亲水性和成胶成膜能力，其被用于药物递送、敷料、组织工程产品、移植材料等多个方面。

海藻酸盐是从褐藻中提取得到的，由古罗糖醛酸单元和甘露糖醛酸单元通过不同的比例组成，其通过二甲离子交联可以得到凝胶，具有良好的机械强度。但这种结构在体内的稳定性相对有限，在富含离子的体液浸润下会发生离子交换从而造成结构的崩解。海藻酸盐由于其良好的亲水性、生物相容性以及低免疫原性，在生物医学中有广泛的应用。

透明质酸广泛存在于脊椎动物组织的细胞外基质中，除了有结构支撑的作用，还在形态发生、炎症及疾病过程中通过调节细胞功能发挥重要作用。透明质酸通过酶解形成很宽的相对分子量范围，通常情况下透明质酸不具有细胞黏附性，通过化学修饰添加官能团，可以增加其活性。透明质酸水凝胶作为细胞载体可以很好地维持细胞的活性。

（3）胶原：

胶原是目前使用最为广泛的天然高分子，是哺乳动物主要的细胞外基质成分，其中最为普遍的是 I 型胶原，宏观结构呈纤维状。微观结构是一个三螺旋结构，每条肽链左旋，三条肽链形成一个右旋结构。鉴于胶原蛋白良好的生物特性与其在细胞外基质中的重要作用，胶原蛋白是构建传统组织工程皮肤的主要材料，也是构建敷料的一种主要材料，到现在作为一种生物 3D 打印墨水，也得到了充分的应用和发展。

（4）明胶：

明胶是胶原的衍生物，通过酸处理然后热变性或者碱处理破坏胶原的三螺旋结构，从而得到的单股结构。两种处理方法得到的明胶分别为 A、B 两种类型。明胶中保留了很多具有黏附作用的 RGD 序列，其可溶于水、免疫原性低，但是明胶的机械性能较差，多与海藻酸钠混在一起用作挤压式打印的生物墨水。明胶常常通过引入甲基丙烯酰胺基团进行改性得到 GelMA。GelMA 是常用的光交联生物墨水。

2. 合成高分子生物医用材料

与天然高分子材料相比,合成高分子材料具有结构简单、力学性能好、可重复性高以及价格低等优势。合成高分子材料主要用于日常生活中,如纺织品中的尼龙、不粘锅中的聚四氟乙烯等。在生物医学领域中,合成高分子材料多用于医疗器械、植入人体支架以及敷料等,在生物 3D 打印方面应用较少。

(三) 生物医用材料应用于皮肤再生研究领域的前沿探索

明胶和海藻酸钠混合的生物墨水在皮肤再生中应用广泛,基于其具有良好的生物相容性和可调的机械性能,可以用于双层皮肤的打印以及含汗腺和毛囊的人工皮肤构建。但是由于海藻酸钠源于褐藻,人体缺乏降解海藻酸钠的酶,植入体内后难以降解,严重阻碍其作为器官再生的应用。研究者通过在墨水中加入不同浓度的海藻酸钠裂解酶,观察 3D 打印块在体内体外的降解,以及细胞在 3D 打印块中的伸展、活死等特性,发现在适宜的海藻酸钠裂解酶既可以保持其在体外维持一定时间的形态,也可以促进其在体内的降解,降低其在体内的滞留并促进 3D 打印块携带的细胞与宿主之间的相互交流,大大提高了生物墨水用于再生的可行性[71]。

壳聚糖具有良好的生物相容性,但其水溶性较差且缺乏足够的机械性能,通过给壳聚糖接枝 PEG 增加其水溶性并在其中混入 α-环糊精、利用甘油磷酸钠和壳聚糖交联以及 PEG 与 α-环糊精的主客体反应,构建超分子双网络体系,提升壳聚糖支架的机械强度,并调控骨髓间充质干细胞在其中的分化方向[72]。

生物医用材料在生物 3D 打印中的应用及其在皮肤修复与再生的发展中提示,单一材料不能满足生物墨水的需求,材料改性与多种材料混合是研发生物墨水的新策略,其在再生医学领域的应用还需要进一步探索。

三　生物医用材料应用于皮肤再生研究领域的不足与挑战

生物医用材料的发展是限制生物 3D 打印技术的关键因素。生物墨水要求良好的可打印性、生物相容性、一定的机械强度、可以提供细胞黏附、打印后可以快速成型、保湿性等性质,目前的生物大分子材料不能够同时满足以上几点要求。多种材料复合,综合其各自的优势来达到生物墨水的要求是一种发展策略,但是也会带来新的限制。通过对一种或多种材料进行化学改性后再复合在一起,会同时解决多个问题。根据生物墨水的需求提出生物医用材料进化的方向,然后通过化学修饰的手段达到目的,是目前生物医用材料应用与皮肤修复与再生领域的不足和挑战[73]。

四　生物医用材料应用于皮肤再生研究领域的展望

皮肤修复与再生,乃至器官修复与再生,目前重要的阻碍在于在体外构建细胞异质性与结构异质性。挤压式生物 3D 打印与微球体生物 3D 打印已经在构建异质性器官方面取得了一定的进展,可以支持含血管网络的多层皮肤构建和附属器细胞的诱导分化。随着生物医用材料的发展,提高打印的精度、促进细胞的迁移和自组织发生,达到细胞来主导器官发生并调控材料降解的目的,更加智能地响应和刺激机体的信号,最终构建功能性人工皮肤用于再生。

参考文献

[1] Scheib J, Hoke A. Advances in peripheral nerve regeneration [J]. Nature Reviews Neurology, 2013, 9 (12): 668 – 676.

[2] Purves D. Neuroscience [M]. 4th ed. Sinauer Associates Inc, 2008.

[3] Qian Y, Lin H, Yan ZW, et al. Functional nanomaterials in peripheral nerve regeneration: Scaffold design, chemical principles and microenvironmental remodeling [J]. Materials Today, 2021, 51: 165 – 187.

[4] Yao XY, Qian Y, Fan CY. Electroactive nanomaterials in the peripheral nerve regeneration [J]. Journal of Materials Chemistry B, 2021, 9(35): 6958 – 6972.

[5] Marieb EN, Hoehn K. Study Guide for Human Anatomy and Physiology [M]. Pearson Schweiz Ag, 2009.

[6] 孙彬彬. 新型神经导管的制备及其在周围神经再生中的应用[D]. 上海: 东华大学博士学位论文, 2017.

[7] Lundborg G. Nerve injury and repair: regeneration, reconstruction, and cortical remodeling [M]. 2nd ed. Oversea Publishing House, 2005.

[8] Halim A, Qu KY, Zhang XF, et al. Recent advances in the application of two-dimensional nanomaterials for neural tissue engineering and regeneration [J]. ACS Biomaterials Science & Engineering, 2021, 7(8): 3503 – 3529.

[9] Yang CY, Huang WY, Chen LH, et al. Neural tissue engineering: the influence of scaffold surface topography and extracellular matrix microenvironment [J]. Journal of Materials Chemistry B, 2021, 9 (3): 567 – 584.

[10] Boni R, Ali A, Shavandi A, et al. Current and novel polymeric biomaterials for neural tissue engineering [J]. Journal of Biomedical Science, 2018, 25: 90.

[11] Sarhane KA, Qiu CH, Harris TGW, et al. Translational bioengineering strategies for peripheral nerve regeneration: opportunities, challenges, and novel concepts [J]. Neural Regeneration Research, 2023, 18(6): 1229 – 1234.

[12] Serafin A, Culebras M, Collins MN. Synthesis and evaluation of alginate, gelatin, and hyaluronic acid hybrid hydrogels for tissue engineering applications [J]. International Journal of Biological Macromolecules, 2023, 233: 123438.

[13] Ghezzi D. Engineering materials for neurotechnology [J]. Advanced Engineering Materials, 2023, 25 (9): 2201412.

[14] Wei S, Hu Q, Cheng XQ, et al. Differences in the structure and protein expression of femoral nerve branches in rats [J]. Frontiers in Neuroanatomy, 2020, 14: 16.

[15] Lawrence BD, Wharram S, Kluge JA, et al. Effect of hydration on silk film material properties [J]. Macromolecular Bioscience, 2010, 10(4): 393 – 403.

[16] Xue CB, Zhu H, Tan DH, et al. Electrospun silk fibroin-based neural scaffold for bridging a long sciatic nerve gap in dogs [J]. Journal of Tissue Engineering and Regenerative Medicine, 2018, 12(2): E1143 – E1153.

[17] Radtke C, Allmeling C, Waldmann KH, et al. Spider silk constructs enhance axonal regeneration and remyelination in long nerve defects in sheep [J]. PLoS One, 2011, 6(2): e16990.

[18] Kornfeld T, Vogt P, Bucan V, et al. Characterization and schwann cell seeding of up to 15.0 cm long spider silk nerve conduits for reconstruction of peripheral nerve defects [J]. Journal of Functional Biomaterials, 2016, 7(4): 30.

[19] Altinova H, Möllers S, Führmann T, et al. Functional improvement following implantation of a microstructured, type-Ⅰ collagen scaffold into experimental injuries of the adult rat spinal cord [J]. Brain Research, 2014, 1585:37-50.

[20] Gao M, Lu P, Lynam D, et al. BDNF gene delivery within and beyond templated agarose multi-channel guidance scaffolds enhances peripheral nerve regeneration [J]. Journal of Neural Engineering, 2016, 13 (6):066011.

[21] Carvalho CR, López-Cebral R, Silva-Correia J, et al. Investigation of cell adhesion in chitosan membranes for peripheral nerve regeneration [J]. Materials Science and Engineering: C, 2017, 71: 1122-1134.

[22] Lu PJ, Wang G, Qian TM, et al. The balanced microenvironment regulated by the degradants of appropriate PLGA scaffolds and chitosan conduit promotes peripheral nerve regeneration [J]. Materials Today Bio, 2021, 12:100158.

[23] Wang J, Sun BB, Bhutto MA, et al. Fabrication and characterization of Antheraea pernyi silk fibroin blended P (LLA-CL) nanofibrous scaffolds for peripheral nerve tissue engineering [J]. Frontiers of Materials Science, 2017, 11:22-32.

[24] Song JL, Sun BB, Liu S, et al. Polymerizing pyrrole coated poly (l-lactic acid-co-ε-caprolactone) (PLCL) conductive nanofibrous conduit combined with electric stimulation for long-range peripheral nerve regeneration [J]. Frontiers in Molecular Neuroscience, 2016, 9:117.

[25] Gu X, Ding F, Williams DF. Neural tissue engineering options for peripheral nerve regeneration [J]. Biomaterials, 2014, 35(24):6143-6156.

[26] Stevens MM, George JH. Exploring and engineering the cell surface interface [J]. Science, 2005, 310 (5751):1135-1138.

[27] Panseri S, Cunha C, Lowery J, et al. Electrospun micro- and nanofiber tubes for functional nervous regeneration in sciatic nerve transections [J]. BMC Biotechnology, 2008, 8(1):39.

[28] Cao HQ, Liu T, Chew SY. The application of nanofibrous scaffolds in neural tissue engineering [J]. Advanced Drug Delivery Reviews, 2009, 61(12):1055-1064.

[29] Ma JJ, Li JY, Hu SH, et al. Collagen modified anisotropic PLA scaffold as a base for peripheral nerve regeneration [J]. Macromolecular Bioscience, 2022, 22:2200119.

[30] Wang J, Xiong H, Zhu TH, et al. Bioinspired multichannel nerve guidance conduit based on shape memory nanofibers for potential application in peripheral nerve repair [J]. ACS Nano, 2020, 14(10): 12579-12595.

[31] Jeffries EM, Wang Y. Incorporation of parallel electrospun fibers for improved topographical guidance in 3D nerve guides [J]. Biofabrication, 2013, 5(3):035015.

[32] Dinis TM, Elia R, Vidal G, et al. 3D multi-channel bi-functionalized silk electrospun conduits for peripheral nerve regeneration [J]. Journal of the Mechanical Behavior of Biomedical Materials, 2015, 41:43-55.

[33] Lee DJ, Fontaine A, Meng XZ, et al. Biomimetic nerve guidance conduit containing intraluminal microchannels with aligned nanofibers markedly facilitates in nerve regeneration [J]. ACS Biomaterials Science & Engineering, 2016, 2(8):1403-1410.

[34] Wang J, Cheng Y, Wang HY, et al. Biomimetic and hierarchical nerve conduits from multifunctional nanofibers for guided peripheral nerve regeneration [J]. Acta Biomaterialia, 2020, 117:180-191.

[35] Zhao RL, Jiang LH, Du J, et al. Fluffy sponge-reinforced electrospun conduits with biomimetic structures for peripheral nerve repair [J]. Composites Part B-Engineering, 2021, 230:109482.

[36] Deng PP, Chen FX, Zhang HD, et al. Multifunctional double-layer composite hydrogel conduit based

on chitosan for peripheral nerve repairing [J]. Advanced Healthcare Materials, 2022,11:2200115.

[37] Vijayavenkataraman S, Zhang S, Lu WF, et al. Electrohydrodynamic-jetting (EHD-jet) 3D-printed functionally graded scaffolds for tissue engineering applications [J]. Journal of Materials Research, 2018,33:1999 – 2011.

[38] Vijayavenkataraman S, Thaharah S, Zhang S, et al. 3D-printed PCL/rGO conductive scaffolds for peripheral nerve injury repair [J]. Artifical Organs, 2019,43(5):515 – 523.

[39] 付小兵,黄沙. 生物 3D 打印与再生医学[M]. 武汉：华中科技大学出版社,2020.

[40] Wang X, Chen H, Tian R, et al. Macrophages induce AKT/β-catenin-dependent Lgr5＋ stem cell activation and hair follicle regeneration through TNF [J]. Nat Commun, 2017,8:14091.

[41] Li H, Fu X, Ouyang Y, et al. Adult bone marrow derived mesenchymal stem cells contribute to wound healing of skin appendages [J]. Cell Tissue Res, 2006,326(3):725 – 736.

[42] Xu Y, Huang S, Ma K, et al. Promising new potential for mesenchymal stem cells derived from human umbilical cord Wharton's jelly: sweat gland cell-like differentiative capacity [J]. J Tissue Eng Regen Med, 2012,6(8):645 – 654.

[43] Zhang Y, Hao H, Liu J, et al. Repair and regeneration of skin injury by transplanting microparticles mixed with Wharton's jelly and MSCs from the human umbilical cord [J]. Int J Low Extrem Wounds, 2012,11(4):264 – 270.

[44] Cai S, Pan Y, Han B, et al. Transplantation of human bone marrow-derived mesenchymal stem cells transfected with ectodysplasin for regeneration of sweat glands [J]. Chin Med J (Engl), 2011,124 (15):2260 – 2268.

[45] Yao B, Song W, Li Z, et al. Irf6 directs glandular lineage differentiation of epidermal progenitors and promotes limited sweat gland regeneration in a mouse burn model [J]. Stem Cell Res Ther, 2018,9 (1):179.

[46] Zhao Z, Xu M, Wu M, et al. Direct reprogramming of human fibroblasts into sweat gland-like cells [J]. Cell Cycle, 2015,14(21):3498 – 3505.

[47] Liang H, Sun Q, Zhen Y, et al. The differentiation of amniotic fluid stem cells into sweat glandlike cells is enhanced by the presence of Sonic hedgehog in the conditioned medium [J]. Exp Dermatol, 2016,25(9):714 – 720.

[48] Huang S, Yao B, Xie J, et al. 3D bioprinted extracellular matrix mimics facilitate directed differentiation of epithelial progenitors for sweat gland regeneration [J]. Acta Biomater, 2016,32:170 – 177.

[49] Huang S, Xu Y, Wu C, et al. In vitro constitution and in vivo implantation of engineered skin constructs with sweat glands [J]. Biomaterials, 2010,31:5520 – 5525.

[50] Wu X, Scott L Jr, Washenik K, et al. Full-thickness skin with mature hair follicles generated from tissue culture expanded human cells [J]. Tissue Eng Part A, 2014,20(23 – 24):3314 – 3321.

[51] Wang X, Wang X, Liu J, et al. Hair follicle and sebaceous gland de novo regeneration with cultured epidermal stem cells and skin-derived precursors [J]. Stem Cells Transl Med, 2016,5(12):1695 – 1706.

[52] Takagi R, Ishimaru J, Sugawara A, et al. Bioengineering a 3D integumentary organ system from iPS cells using an in vivo transplantation model [J]. Sci Adv, 2016,2(4):e1500887.

[53] 张彦芳. 3D 打印技术及其应用[J]. 科技视界,2013(13):123.

[54] Pati F, Jang J, Ha DH, et al. Printing three-dimensional tissue analogues with decellularized extracellular matrix bioink [J]. Nat Commun, 2014,5:3935.

[55] Lee CH, Rodeo SA, Fortier LA, et al. Protein-releasing polymeric scaffolds induce fibrochondrocytic

differentiation of endogenous cells for knee meniscus regeneration in sheep [J]. Sci Trans Med, 2014,6 (266):266ra171.

[56] Ferlin KM, Prendergast ME, Miller ML, et al. Influence of 3D printed porous architecture on mesenchymal stem cell enrichment and differentiation [J]. Acta Biomaterialia, 2016,32:161 – 169.

[57] Daly AC, Prendergast ME, Hughes AJ, et al. Bioprinting for the Biologist [J]. Cell, 2021,184(1): 18 – 32.

[58] Jin Z, Li Y, Yu K, et al. 3D Printing of Physical Organ Models: Recent Developments and Challenges [J]. Adv Sci (Weinh), 2021:e2101394.

[59] Zhang Y, Enhejirigala, Yao B, et al. Using bioprinting and spheroid culture to create a skin model with sweat glands and hair follicles [J]. Burns Trauma, 2021,9: tkab013.

[60] Jackson BW, Grund C, Winter S, et al. Formation of cytoskeletal elements during mouse embryogenesis. Ⅱ. Epithelial differentiation and intermediate-sized filaments in early postimplantation embryos [J]. Differentiation, 1981,20:203 – 216.

[61] Paus R, Muller-Rover S, van der Veen C, et al. A comprehensive guide for the recognition and classification of distinct stages of hair follicle morphogenesis [J]. J Invest Dermatol, 1999,113:523 – 532.

[62] Liu S, Zhang H, Duan E. Epidermal development in mammals: key regulators, signals from beneath, and stem cells [J]. Int J Mol Sci, 2013,14(6):10869 – 10895.

[63] Bissell MJ, Labarge MA. Context, tissue plasticity, and cancer: Are tumor stem cells also regulated by the microenvironment [J]? Cancer Cell, 2005,7:17 – 23.

[64] Chevalier G, Favier B, Jahoda CA, et al. Adult corneal epithelium basal cells possess the capacity to activate epidermal, pilosebaceous and sweat gland genetic programs in response to embryonic dermal stimuli [J]. Development, 2000,127(24):5487 – 5495.

[65] Lu CP, Polak L, Rocha AS, et al. Identification of stem cell populations in sweat glands and ducts reveals roles in homeostasis and wound repair [J]. Cell, 2012,150(1):136 – 150.

[66] Shikiji T, Minami M, Inoue T, et al. Keratinocytes can differentiate into eccrine sweat ducts in vitro: involvement of epidermal growth factor and fetal bovine serum [J]. J Dermatol Sci, 2003,33(3):141 – 150.

[67] Oshimori N, Fuchs E. Paracrine TGF-β signaling counterbalances BMP-mediated repression in hair follicle stem cell activation [J]. Cell Stem Cell, 2012,10(1):63 – 75.

[68] Plikus M, Wang WP, Liu J, et al. Morpho-regulation of ectodermal organs: integument pathology and phenotypic variations in K14-Noggin engineered mice through modulation of bone morphogenic protein pathway [J]. Am J Pathol, 2004,164(3):1099 – 1114.

[69] Leung Y, Kandyba E, Chen YB, et al. Label retaining cells (LRCs) with myoepithelial characteristic from the proximal acinar region define stem cells in the sweat gland [J]. PLoS One, 2013, 8 (9):e74174.

[70] Yao B, Wang R, Wang Y, et al. Biochemical and structural cues of 3D-printed matrix synergistically direct MSC differentiation for functional sweat gland regeneration [J]. Sci Adv, 2020,6(10):eaaz1094.

[71] Yao B, Hu T, Cui X, et al. Enzymatically degradable alginate/gelatin bioink promotes cellular behavior and degradation in vitro and in vivo [J]. Biofabrication, 2019,11(4):045020.

[72] Hu T, Cui X, Zhu M, et al. 3D-printable supramolecular hydrogels with shear-thinning property: fabricating strength tunable bioink via dual crosslinking [J]. Bioactive Materials, 2020,5(4):808 – 818.

[73] Liu N, Ye X, Yao B, et al. Advances in 3D bioprinting technology for cardiac tissue engineering and regeneration [J]. Bioactive Materials, 2021,6(5):1388 – 1401.

第七章 生物医用材料与器官再生

第一节　生物医用材料与心肌再生

一　心肌再生概述

(一) 心肌再生的意义

心脏是人类胚胎中最先发育的器官之一,是第一个具有功能的实体器官。它在人体中扮演着"发动机"的作用,通过各腔室不断地收缩与舒张,让人体血液循环起来,为机体输送氧气和营养物质并排出二氧化碳和代谢废物。心脏是身体中再生能力最差的组织之一,成年哺乳动物大部分心肌细胞(cardiomyocytes, CMs)已经失去了再生能力,所以 CMs 的损伤往往无法修复,损伤过重将导致心力衰竭。心衰并不是一个独立的疾病,而是心脏疾病发展的终末阶段,五年生存率大约只有 50%,致死率超过了其他任何疾病。

当前,传统的医学疗法不能充分解决心脏疾病的负担,心脏移植供体器官短缺也是治疗的一个关键障碍。因此,探索一种促进损伤的心肌修复再生的疗法,提高心肌修复与再生的有效性和安全性,降低心血管疾病的死亡率和致残率,提高患者长期生活质量,已经成为事关人类社会持续发展的重大科学技术问题。近年来,将生物医用材料应用于心肌修复与再生研究领域已经取得了显著的进展,心肌的修复与再生不再是遥不可及,这将有望解决心力衰竭这一困扰人类健康多年的难题,具有重要的社会现实价值与巨大的经济效益。

(二) 心肌再生的研究现状

心脏修复的最终目的是使损伤后的心肌再生,以预防和治疗心衰[1-2]。这一跨学科领域吸收了发育生物学、干细胞生物学、生物医用材料等领域的进展,试图创造新的心肌。多年来,心肌的修复与再生一直备受关注和争议,为了解决这个问题,人们研究了从海洋无脊椎动物到陆地有脊椎动物等各个物种,进行了从动物实验到涉及数千名患者的临床试验[3]。

在发育生物学领域,斑马鱼具有巨大的再生能力和对基因操纵的适应性,是一种合适的模型。科学家们发现斑马鱼心脏在心脏尖部手术切除后可完全再生,Poss 实验小组的谱系追踪研究表明,斑马鱼的心脏再生主要是通过已存在的 CMs 的增殖来介导的,而不是通过未分化的祖细胞产生新的 CMs[4]。虽然缺乏斑马鱼心脏的显著再生能力,但出生后的哺乳动物心脏在正常衰老和疾病期间也会经历一定程度的 CMs 更新。Hsieh 和 Sadek 等对小鼠模型进行了精细的谱系追踪实验,在 1 日龄新生小鼠模型中观察到了与成年斑马鱼相似的快速再生反应,这种再生与斑马鱼相同,是由已存在的 CMs 的增殖介导的。但有趣的是,成年哺乳动物心脏有限的内源性修复机制与斑马鱼心脏修复的运作方式显著不同,更多地依赖于未分化的祖细胞的补充,而不是 CMs 的增殖[5-6]。在人类心脏的研究中,许多研究人员试图去定量人类心脏正常和病理生长过程中 CMs 的数量。Bergmann、Anversa 和 Kajstura 等的研究对 CMs 数量更替的估计相差了近 50 倍,人类心脏是否有能力再生大量的 CMs 也饱受争议[7-9]。但另一方面,这些临床研究也为成年人的心脏是否有可塑性提供了强有力的证据。在人类心脏中,现存 CMs 的增殖和未分化的祖细胞产生新的 CMs 都有可能发生,即便这个过程可能非常缓慢。

干细胞生物学是生物医学研究中发展最快的领域之一,近年来研究工作者们已经开展了多项将干细胞分化成为 CMs 的实验研究。这个领域涉及内源性细胞和外源性细胞,并且所涉及的这些细胞可以按类型进一步分为多能干细胞,如胚胎干细胞(embryonic stem cells, ESCs)、诱导多能干细胞(induced pluripotent stem cells, iPSCs)等,和潜力有限的成体干细胞,如循环祖细胞、心脏祖细胞和其他组织的原生细胞等。此外,将成纤维细胞直接重新编程为 CMs 的实验研究也受到了广泛的关注。为了诱导心肌分化,科学家们使用转录因子的组合来重新激活心肌细胞的核心转录网络[10]。在梗死部位将形成瘢痕的成纤维细胞直接重新编程形成 CMs 很有应用前景。在第七章第一节"心肌修复与再生潜在辅助'种子'细胞来源的研究进展"中,我们将结合生物医用材料共同展开,重点关注最接近临床试验的细胞,以及那些有最可靠数据的细胞。

近年来,生物医用材料的应用为心肌修复与再生研究领域提供了新的视野。其目的是为体外研究建立生物学上更相关的模型,或为体内再生治疗建立更接近原生组织的组织结构[11-12]。最常见的方法是在多孔的、生物可降解的支架上植入细胞以替代梗死心肌。本章节后续内容将详细叙述生物医用材料在心肌修复与再生研究领域的应用。

(三)心肌再生所面临的困难与挑战

当前,尽管心肌修复与再生研究领域已经取得了具有突破意义的进展,但在其所涉及的各个领域仍然存在不可规避的困难与挑战。就发育生物学领域而言,越来越多的人认为哺乳动物的心脏具有一定的自我更新能力,但是对修复 CMs 损伤来说是不够的。如果要将它应用到临床医疗上,我们需要创建更好的建模方法,使用更有效的工具来定量研究 CMs 更替这一过程。另一方面,经过十多年的蓬勃发展,干细胞生物学正在迎头赶上。尽管如此,许多短期和长期的挑战仍未解决。在短期内,重要的是要获得 CMs 细胞,并确保这些 CMs 是正常有效的。长期而言,我们需要确定多能性干细胞分化的最佳阶段,并确定这些细胞不会产生肿瘤。同时,同种异体细胞和自体细胞的问题仍然悬而未决。尽管自体细胞效果更好,但其更昂贵易变,而且自体细胞增殖所需的时间太长,在紧急情况下来不及使用。在紧急情况下,异体细胞可以提供现成的产品,但我们需要了解如何调控免疫反应,以防止宿主排斥。在生物医用材料领域,基于生物医用材料的心肌修复与再生研究已经取得了显著的进展,但在这项技术能够安全有效地应用于患者之前,诸如同种异体、异种支架可能产生的免疫反应等问题仍然需要我们去面对。尽管存在许多挑战,但这仍然是一个令人兴奋的新研究途径。

二　生物医用材料应用于心肌再生研究领域的现状

（一）生物医用材料应用于心肌再生研究领域的总体情况

1. 应用于心肌再生研究领域的生物医用材料策略

1）生物医用材料的设计标准

生物医用材料设计的一个重要方面是考虑生物医用材料应用的目标、心脏自身的复杂性和心肌梗死的病理生理学特性对生物医用材料的设计和应用的要求。无论生物医用材料是作为细胞传递的载体，还是旨在人为保留正常心室几何形状的功能化材料、用于生成组织补片，有一些通用的设计标准是必须满足的[13-15]。

（1）生物相容性：

生物相容性通常被定义为生命体组织对非活性材料产生反应的一种性能，一般是指材料与宿主之间的相容性。在心脏组织工程的背景下，这意味着需要生物医用材料在体内不引发显著的异物反应的情况下发挥作用，同时在不产生细胞毒性的情况下保留 CMs 在体内和体外存活的能力，以及保留心肌的收缩功能。这并不意味着排除宿主炎症反应和免疫反应的激活，而是指专注于减轻和控制这种反应类型，以防止对心脏的进一步伤害。具体来说，具有生物相容性的生物医用材料应能抵抗血液凝块和细菌定植，如果是免疫原性的，则不应招募那些可能会加剧重塑过程的细胞类型。

（2）生物降解性：

生物降解性是指生物医用材料必须在体内通过水解、氧化、酶解和物理降解等机制进行分解，不在体内留下残余。尽管生物相容性和生物降解性是不同的概念，但在生物医用材料设计过程中，它们经常被认为是串联的，因为不能降解或降解为有毒产物的生物相容性材料无法应用于临床治疗。在心脏组织工程的背景下，生物医用材料应保留足够长的时间以达到预期的效果，但又不能超过必要的时间，因为它可能成为修复的障碍。因此，当应用于心肌修复与再生时，生物医用材料在生物降解性方面需要重点考虑的问题是：为了正确有效地恢复心脏功能，使其达到预期的效果，这些生物医用材料应该什么时候被降解。

（3）力学性能：

生物医用材料必须模拟心脏组织的力学性能，需要考虑该材料是否能够承受移植后心脏对材料的机械要求，以及其是否会干扰周围组织的正常机械性能。此外，因为人类心脏施加在生物医用材料上的机械力与小啮齿动物心脏施加在其上的力有很大不同，所以考虑生物医用材料的体内应用时还需考虑物种特定的力学要求。再者，移植物在植入后将承受全部的心脏负荷，没有时间与宿主组织融合，所以还必须考虑破裂压力和缝合保留等问题。一般来说，天然生物医用材料的力学性能较弱，而且它们物理性能存在批次和来源的差异，因此，由单一天然成分制成的生物医用材料在力学特性方面容易受到限制。而另一方面，合成生物医用材料在各批次之间的成分更一致，同时它们的力学性能，如硬度、弹性和孔隙率等，可以受到精确调控。

2）生物医用材料的应用形式

心脏组织工程的主要目的是用生物医用材料制造支架，将支架、细胞和/或旁分泌因子联合并植入心脏充当梗死心肌的替代品。其中生物医用材料作为支架可以以多种形式存在，按类型我们将其分为两大类：固体支架和水凝胶支架[16-17]。

生物医用材料固体支架可以保持固有的基质结构,该支架的设计目的是将细胞聚集达到再生所需的浓度,随后进行增殖、分化,从而在支架上形成组织。随着时间的推移,支架会降解,只留下再生组织。水凝胶支架作为用于组织修复与再生的可注射支架,是治疗心肌梗死的一种极具前景的方法。在这种方法中,细胞被包裹在由水溶性聚合物交联形成的凝胶基质中,它们可以是胶原蛋白类的天然聚合物,也可以是人造的合成产品,甚至是这两种物质的混合物。随着细胞的生长,支架会逐渐失去水分并高度收缩。

这些支架最初是用于心脏组织细胞的体外增殖,而随着技术的发展,它们现在可以被植入体内递送细胞。与固体支架相比,水凝胶支架的主要优势就在于其递送方式是微创的。由于它们的液体-凝胶可控性,它们可以通过心导管等非侵入性技术直接注射到梗死心肌,对其进行修复(图7-1)。然而,使用天然生物医用材料制造的水凝胶可能会受到机械强度的限制,往往不能提供心脏收缩和舒张所需的长期支持。基于此,研究工作者们开发了众多合成生物医用材料用于制造水凝胶,如今合成材料已经达到了与天然材料类似的高生物降解性和生物相容性,其在成分、结构、机械支持以及最重要的生物活性方面都能更好地模拟心脏组织。

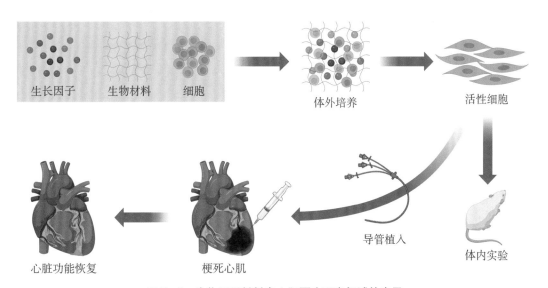

图7-1 生物医用材料在心肌再生研究领域的应用

2. 应用于心肌再生研究领域的生物医用材料种类(表7-1)

表7-1 心肌组织适用型生物医用材料概述

生物医用材料	种类	应用于心肌梗死模型
胶原蛋白	天然	改善心脏功能,促进血管化和电耦合,限制纤维化面积。
纤维蛋白	天然	改善心脏功能,优化细胞的保留,促进微血管形成,缩小梗死面积。
壳聚糖	天然	改善心脏功能,增加血管密度,缩小梗死面积和纤维化面积。
海藻酸盐	天然	改善心脏功能,增加瘢痕厚度,心律失常和血栓形成完全消失。

（续表）

生物医用材料	种类	应用于心肌梗死模型
脱细胞化细胞外基质	天然	改善心脏功能，增强心肌收缩力，促进血管生成，缩小梗死面积，减轻壁变薄、左室扩大，减少炎症反应，限制血栓形成。
聚乳酸	合成	改善心脏功能，促进血管生成。
聚己内酯	合成	改善心脏功能，促进血管生成。
纳米纤维	合成	改善心脏功能，促进心肌细胞分化和生长，提高心肌组织结构的性能，增强细胞间电信号的传递。
碳纳米管	合成	改善心脏功能，促进心肌细胞成熟，增强细胞的黏附和生长，提升力学和导电性能。
脱细胞化细胞外基质/壳聚糖	复合	与单独应用相比，进一步改善心脏功能，增强细胞吸收能力和水凝胶降解能力。
壳聚糖/纳米纤维	复合	与单独应用相比，进一步改善心脏功能，显著提升心肌细胞代谢活性，改善肌肉收缩和电耦合。
胶原蛋白/碳纳米管	复合	与单独应用相比，碳纳米管无毒性，进一步改善心脏功能，进一步增强细胞的黏附和生长，改善细胞的排列，形成具有更强收缩能力的工程化心脏组织。
聚乳酸/碳纳米管	复合	与单独应用相比，碳纳米管无毒性，进一步改善心脏功能，进一步增强细胞黏附性和生长能力，显著提升力学和导电性能。

1) 天然生物医用材料

天然生物医用材料是从植物或动物中提取的材料，用于增加、替换或修复人体组织和器官。天然衍生的材料已经被人类使用了数千年，最早的记录来自古埃及，人们用动物肌腱做缝合线，用椰子壳做受伤的头骨，还用木头制作牙齿，因此使用天然生物医用材料并不是一个新概念。在心肌修复与再生研究领域，经过数十年的研究和探索，胶原蛋白、纤维蛋白、壳聚糖和海藻酸盐以其优异的生物相容性和可用性，被认为是目前最适合的天然心脏组织工程材料。此外，脱细胞化细胞外基质(decellarized extracellular matrix, dECM)也被认为是一种天然生物医用材料[18-19]。

胶原蛋白是哺乳动物细胞外基质(extracellular matrix, ECM)中的主要蛋白，其有助于维持组织的完整性以及 ECM 微环境的特异性。它具有生物相容性、黏附性、可缝合性、多孔性以及易于与其他材料结合等多种特性，这些特性使得胶原蛋白适合作为心脏组织工程应用中的天然支架。在心脏组织工程中，胶原支架可改善心脏负荷，促进血管化和电耦合，是心肌梗死修复优异的候选材料。在不同的心肌梗死模型中已经观察到胶原支架带来的益处，具体来说，在小鼠心肌梗死诱导 3h 后，在没有植入细胞或添加生长因子的情况下，Ⅰ型胶原可防止不良的心室重构和长期的心功能恶化。此外，胶原还可以增加血管生成，减少细胞死亡，并限制纤维化面积。另一项研究显示，当他们将Ⅰ型胶原补片植入心肌梗死的大鼠体内时，大鼠不良的心室重构减弱，纤维化受限，血管生成增加，并且与没有植入胶原补片的梗死大鼠相比，心功能显著增加，射血分数(EF)改善了约 25%。但仍需要指出的是，目前所有使用胶原支架的体内研究都是用Ⅰ型胶原进行的。因此在未来使用其他类型的胶原（如

Ⅲ型胶原)进行动物实验,评估其最终结果并与Ⅰ型胶原所做的大量工作进行比较是有意义的事。

纤维蛋白可以从患者血液中获得,从而避免有害的免疫反应。其来源于人体对损伤的自然反应,当损伤持续时,凝血酶会切断纤维蛋白原,形成纤维蛋白单体。纤维蛋白作为支架材料,可以通过调整纤维蛋白原浓度和/或聚合速率来调节基质密度、机械强度和微结构,从而有助于匹配心脏对其施加的机械要求。除此以外,纤维蛋白支架还具有较高的生物相容性、生物降解性以及与不同类型细胞、生长因子和其他支架材料组装的能力,是治疗心肌梗死的候选材料。由于其固有特性,在梗死心肌上单独应用纤维蛋白贴片(不含细胞)就可以发挥有益作用。在大鼠心肌梗死模型中应用纤维蛋白支架,结果显示梗死面积缩小,微血管形成增加,心脏功能的保存和细胞的保留都得到了改善。

在虾蟹等海洋节肢动物的甲壳、昆虫的甲壳、菌类和藻类细胞膜、软体动物的壳和骨骼以及高等植物的细胞壁中存在大量甲壳素。壳聚糖就是甲壳素去乙酰化而得到的一种天然线型聚合物。这种天然生物医用材料具有较高的生物相容性和生物降解性,并具有与多种生物医用材料结合的能力,比如与导电材料相结合以改善电信号传输。此外,由于其亲水性,壳聚糖被证明具有高生长因子保留能力和强细胞受体黏附能力。这些特性使得壳聚糖成为心肌修复的适合支架材料。大鼠心肌梗死模型的体内研究表明,当壳聚糖支架应用于心肌梗死区域时,心功能得到了改善,梗死面积和纤维化面积缩小,血管密度也显著增加。

海藻酸盐可以从海藻中提取,是一种阴离子线性多糖,其可以通过与二价阳离子(主要是 Ca^{2+})交联形成水凝胶。海藻酸盐支架作为心肌梗死修复的候选材料有几个重要的优势。首先,海藻酸盐支架的亲水性和孔隙率有助于培养的 CMs 在支架上的渗入和保留,并且这些保留的细胞能表现出自发的收缩,这表明海藻酸盐平台适合细胞黏附。另外,植入后由于没有任何蛋白质污染物,高纯度的海藻酸盐可以避免不良的宿主免疫反应。最后,海藻酸盐可以通过不同的交联和/或改变分子量的分布来改变自身的力学性能,从而匹配移植后心脏的机械性能要求。在大鼠、狗和猪的各种心肌梗死模型中,单独使用海藻酸盐支架显著改善了心肌功能并增加了瘢痕厚度。值得注意的是,在大鼠模型中,应用海藻酸盐支架后,心律失常或血栓形成完全消失。而在猪模型中能够生成充满细胞的支架,体内测试结果显示左室质量指数和左室扩张程度都得到了显著改善,瘢痕厚度和壁厚度分别增加了53%和34%。

除了以上介绍的四种天然生物医用材料外,透明质酸、明胶和基质胶也被认为是较为理想的心脏组织工程天然材料。透明质酸是 ECM 中的一种糖胺聚糖成分,在细胞行为和附着、伤口愈合、炎症反应、肿瘤发展和结缔组织连接中都发挥着关键作用。作为天然生物医用材料,透明质酸的分子量会高度影响生物医用材料本身的力学性能(低分子量透明质酸组成的支架具有较低的凋亡率和较高的血管生成活性),从而影响梗死心肌和心脏功能的恢复。明胶是一种天然聚合物,可以通过用酸或碱溶液部分水解骨头、皮肤或肌腱胶原蛋白获得。其具有较高的生物相容性和生物降解性,抗原性较低,生产和制备成本也相对较低。而基质胶是一种由 Engelbreth-Holm-Swarm(EHS)小鼠肉瘤细胞分泌的 ECM 衍生而来的生物医用材料,与心肌 ECM 相似,但成分尚未完全确定。

最后,考虑到仿生心脏 ECM 成分和结构的困难性,许多研究人员将心脏 dECM 作为心脏组织工程的理想材料。这么一来,心脏几何形状、心脏 ECM、血管结构和力学性能都能够被保留，同时种植的细胞也可以暴露在与原生心脏相同的微环境中。我们将在第七章第一节"脱细胞化细胞外基质的研究进展"中对这一种天然生物医用材料进行重点展开。

2）合成生物医用材料

目前正在研究的合成生物医用材料多为聚酯类材料和纳米材料。其中聚酯类材料常见的有聚乳酸、聚己内酯等，纳米材料常见的有纳米纤维、碳纳米管等。每一种材料都有自己的特点，它们的生物相容性和生物降解性都已经得到了证明，其物理、化学、机械和生物特性可能进行修饰，能够均匀地大批量生产，能提供一定程度的批次间可变性，从而提供多种可能性。关于毒性，如今合成生物医用材料也已经达到了与天然生物医用材料相似的安全水平。总体而言，合成生物医用材料比天然生物医用材料更有优势[20]。

聚乳酸是一种半结晶聚合物，可以以右旋（D）、左旋（L）或内消旋异构形式存在。在各种立体异构体中，L型以其天然形式或作为共聚物被广泛使用，具有很高的机械强度和良好的生物相容性，但在降解时会产生酸性物质，而且其硬度也不利于细胞的收缩。聚己内酯是一种玻璃化转变温度和熔点都很低的聚合物，具有良好的生物相容性，其生物降解性取决于分子量、长烷基链和亲水基团数量，通常在生理条件下降解缓慢。降解产物己内酯可通过柠檬酸循环去除。由于其特有的弹性，聚己内酯在生物医用聚合物中得到了特别的关注，基于聚己内酯的共聚物都具有良好的承载能力和力学性能，适合作为心脏等动态组织的支架。此外，在聚酯类材料中，聚氨酯和聚缩醛也引起了广泛关注。聚氨酯具有良好的生物相容性和力学性能，但是它只有在与其他聚合物共聚时才能降解，且不具备导电性。聚缩醛有着良好的生物降解性，但通常不具备足够高的分子量来满足机械强度的需求，故而用途有限[21]。

由天然氨基酸制成的自组装肽可以自发地组装成纳米纤维支架，这些支架具有与原生ECM相似的三维纳米纤维结构。因此，它们常作为仿生合成的ECM被用于细胞黏附和增殖的研究[22]。EAK16-Ⅱ，是自组装肽家族中的第一个成员，可以在很长一段时间内保持β-片状结构。自组装肽RADA16-Ⅰ是另一种简单的寡肽模型，具有亲水和疏水氨基酸交替重复的特点，通常在水中形成稳定的β-片状结构。RADA16-Ⅰ不仅可以自发地自组装形成稳定的纳米纤维，还可以在一价阳离子或生理介质存在的情况下形成高阶纳米纤维支架。这些纳米纤维支架具备的自组装特性，生物可吸收性和三维微环境可设计性使其成为适用于心肌修复与再生的良好合成材料。碳纳米管是非常典型和重要的纳米材料，其具备优秀的弹性、导电性、热稳定性和耐酸碱性，能够促进心肌细胞成熟。但是它也具有毒性和潜在的致癌作用，而且价格昂贵[23]。近年来，研究人员致力于将碳纳米管与其他生物医用材料联合使用，以求降低碳纳米管的生物毒性。

3）复合生物医用材料

天然生物医用材料具有良好的生物相容性、生物降解性和免疫原性，但机械强度不够，合成生物医用材料具有更强的机械强度，但细胞亲和力较差、生物相容性不高。因此，越来越多的研究者将目光投向了这两类材料联合形成的复合材料，理论上可以取长补短，创造出无数新颖的支架设计。

Efraim等利用天然生物医用材料的生物活性和心脏ECM的独特结构，研发了一种猪心脏dECM与壳聚糖复合形成的可注射性水凝胶支架。结果表明壳聚糖浓度越高，细胞吸收和水凝胶降解的能力越强[24]。这既表明了水凝胶成分微调的重要性，也表明了以dECM

为基础的复合生物医用材料具有重大的研究价值。Martins 等以壳聚糖为基础,通过沉淀制备壳聚糖/纳米纤维支架。与单独壳聚糖支架相比,壳聚糖/纳米纤维支架中的细胞代谢活性显著提升,影响肌肉收缩和电耦合的心脏特异性基因的表达也明显增加[25]。这项研究表明将纳米纤维掺入多孔壳聚糖支架,不仅可提高心肌组织结构的性能,还能增强细胞间电信号的传递。Sun 等向胶原蛋白水凝胶加入碳纳米管,研究表明碳纳米管的加入不仅对心肌细胞没有毒性,还增强了细胞的黏附和生长,显著改善了细胞的排列和组装,形成了具有较强收缩能力的工程化心脏组织[26]。Liu 等向聚乳酸溶液中加入不同比例多壁碳纳米管,制备出聚乳酸/碳纳米管复合生物医用材料支架。通过观察心肌细胞在复合材料支架上的生长行为发现,含 3% 多壁碳纳米管的支架表现出最佳的力学和导电性能,展示出较好的细胞黏附性和生长能力[27]。Sun 和 Liu 等的研究都证明了碳纳米管在心肌组织工程应用中具有重要意义。

(二)生物医用材料应用于心肌再生研究领域的前沿探索

1. 脱细胞化细胞外基质的研究进展

dECM 能够有效地捕获在天然组织中发现的复杂的蛋白质阵列、糖胺聚糖、蛋白聚糖和许多其他基质成分,为受损心肌的修复和再生提供有力的支持,是一种很有前景的修复心血管组织的天然生物医用材料[28]。其来源于 ECM,由细胞分泌的结构分子和功能分子混合组成,可以通过提供不同的信号或线索来引导细胞的增殖、附着、分化、迁移和生存。在心脏组织工程中,心肌 ECM 具有最好的性能,它能准确地重建心肌的微环境。值得注意的是,ECM 的力学性能与它的纤维排列和三维结构密切相关,而纤维排列和三维结构又能反过来影响 ECM 支架与宿主心肌的耦合和同步收缩。因此,成功的脱细胞化需要仔细选择物理、化学和酶制剂,在不破坏 ECM 的情况下去除掉所有原先的细胞和核成分,如此提取出的完整的 dECM 将为 CMs 的修复与再生提供最适宜的微环境。

dECM 的应用形式包括先前提及的固体支架和水凝胶支架,它们都保留了 ECM 的成分,应用上各有优劣。固体支架是指将已经脱了细胞的支架直接作为生物医用材料使用,并没有进一步破坏它的微观结构,保留了其天然的组织结构和脉管系统。在心脏组织工程中,这种 dECM 固体支架的方法侧重于直接使用 dECM 作为固体补片,或尝试使 dECM 再心肌细胞化,以促进功能组织的修复与再生。而水凝胶支架则是通过额外步骤分解 ECM 结构,并将 ECM 溶解为液体形式的脱细胞材料。利用 dECM 水凝胶支架进行心脏组织工程应用的研究,要么是生成和修饰单纯的 dECM,直接注射到受损心肌,要么是将 dECM 与细胞和/或其他生物医用材料结合,构建具有生物活性和富含细胞的可注射水凝胶或心脏补丁[24]。相比于 dECM 固体支架,dECM 水凝胶支架缺乏心脏组织结构和力学相似性,但在应用上更加灵活。

有研究者利用心肌 dECM 支架进行体内实验。Kloner 等在大鼠心肌梗死模型中局部注射心肌 dECM 水凝胶治疗心脏梗死,6 周后左室射血分数(EF)升高 8%,左室壁厚度增加 20%,梗死扩张指数减少 24%,心功能增强[29]。在 Christman 等的研究中,在大鼠心肌梗死模型中应用心肌 dECM 支架也取得了类似的改善,而且存活的心肌比例比对照组高 1.7 倍,心律失常完全消失[30]。当 Christman 等将心肌 dECM 支架应用于猪心肌梗死模型,EF 和收缩力增强,左室容积和纤维化面积减少,心肌比例增加[31]。此外,他们还证明了心肌 dECM 支架具有高度的可降解性和生物相容性,在猪和大鼠心肌梗死模型中均未检测到不良副作用,如缺血、栓塞和心跳改变等。这些结果确保了心肌 dECM 支架的应用是一个安全的过程。

除了心肌 dECM 支架外,心包 dECM 也被广泛用作心肌梗死再生的支撑材料。在术中进行心包切除,随后取出心包 ECM。这是一种多孔材料,在结构和微环境上与心肌 ECM 相似,可保留浸润细胞,支持心脏分化,且没有不良后果。Lin 等在一项体内研究中,用心包 dECM 支架联合骨髓间充质干细胞(mesenchymal stem cells, MSCs)修补大鼠梗死心肌,并在治疗 12 周后进行评估。结果显示左心室短轴缩短指数(FS)和左室压力、梗死区域面积、血管生成、心脏保护生长因子和细胞因子分泌以及细胞向平滑肌细胞或肌成纤维细胞分化均得到了改善。此外,他们还在另一项大鼠心肌梗死模型研究中,将心包 dECM 支架夹在多层骨髓 MSCs 之间,结果也显示 FS 和左室压力得到了改善。这两项研究都证实了骨髓 MSCs 结合心包 dECM 支架在治疗心脏损伤中的适用性,为我们能够在将来继续进行大型动物模型实验打好了基础。在另一项研究中,Christman 等评价了心包 dECM 支架联合碱性成纤维细胞生长因子(basic fibroblast growth factor, bFGF)治疗大鼠心肌梗死的协同作用。与单独接受心包 dECM、单独接受 bFGF、接受 bFGF 联合胶原蛋白的治疗相比,这种组合的 bFGF 保留率更高,并且功能血管数量增加了 112%[32]。因此,继续研究生长因子在心脏功能和结构恢复中的作用也是十分必要的。

如今来源于心脏之外的 dECM 支架也被用于心脏修复,其中之一是来源于小肠黏膜下层(small intestinal submucosa, SIS)的 dECM,它具有高度的生物相容性和力学性能。Huard 等在小鼠心肌梗死模型研究中,单独向梗死区域注射来自于 SIS 的 dECM 水凝胶支架并取得了良好的结果,治疗后左室保持了良好的几何形状,减少了梗死面积,增加了心肌收缩力和血管密度。在 Tan 等的另一项小鼠心肌梗死模型研究中,使用来自于 SIS 的 dECM 支架联合 MSCs 治疗心肌梗死,结果显示其改善了心脏功能,增强了心肌收缩力,促进了血管生成,并减轻了壁变薄、左室扩大以及不良的免疫反应。另外,Fedak 实验组将来自于 SIS 的 dECM 支架与 bFGF 联合,与未治疗组相比,治疗组大鼠表现出更高的 EF(55.3% vs 35.1%),其通过减少左室舒张末期容积来更好地预防左室重构,改善心脏收缩[33]。总体而言,这些联合应用要比单独应用效果更好。除此以外,值得注意的是,这种来自 SIS 的 dECM 支架补片会被部分降解,其上的细胞还会分化成心脏谱系,表达心肌肌钙蛋白 T 和 α-平滑肌肌动蛋白。

另一种广泛使用的非心脏来源的 dECM 是脱细胞膀胱基质(decellarized urinary bladder matrix, dUBM),它来源于膀胱,主要由 IV 型胶原蛋白、层粘连蛋白和巢蛋白组成。作为心脏修复的支架,dUBM 补片被用于修复犬模型中切除的部分心肌,与聚酯纤维补片相比,这种治疗方法增强了心室功能。更有趣的是,在 dUBM 补片区还检测到了 CMs,其排列与邻近心肌相似。在另一项猪心肌梗死模型研究中,与使用聚四氟乙烯补片相比,使用不含细胞的 dUBM 补片促进了肌成纤维细胞和平滑肌细胞的增长,减少了炎症反应,限制了血栓的形成。此外,还有研究者在犬心肌梗死模型中,将嵌入 MSCs 微球的 dUBM 补片与嵌入未处理 MSCs 的 dUBM 补片进行了比较研究。结果显示,与未处理的 MSCs 相比,MSCs 微球能够更好地提供心脏功能和改善心肌收缩能力,支架上的肌细胞也能够正确重排,显示出有组织的肌节结构。

基于 dECM 的心肌修复与再生研究在过去 10 年取得了显著的进步。在小动物和大动物心肌梗死模型中使用 dECM 支架治疗都显示了心脏功能的改善,而且大量的体内研究表明:相比于单纯的 dECM 材料,将 dECM 材料与细胞、生物医用材料和/或旁分泌因子相结合,心脏功能得到更好的改善。这些结果为 dECM 支架未来的研究指明了方向,即通过调节支架微环境和/或通过细胞结合来促进下一代具有更强治疗性能 dECM 支架的开发,并进一步推动这些新开发的 dECM 支架向临床转化。综上所述,dECM 支架有望为心肌梗死提供新的治疗方案。

2. 心肌修复与再生潜在辅助"种子"细胞来源的研究进展

生物医用材料应用于心肌修复与再生的主要原理是通过材料支架、细胞和生长因子的相互作用来模拟原生的心脏微环境,其可以改善细胞的存活和滞留,促进细胞分化,增强生长因子的传递,促进 CMs 生长并替代受损细胞。到目前为止,许多种同种异体来源和自体来源的细胞都已经被用于实验研究,将细胞与生物医用材料支架相结合引入心肌梗死后的心脏,目的是提高整体治疗效率,改善心脏功能(图 7-2)[34-36]。表 7-2 对常见来源的细胞进行了整理总结,详细阐述如下。

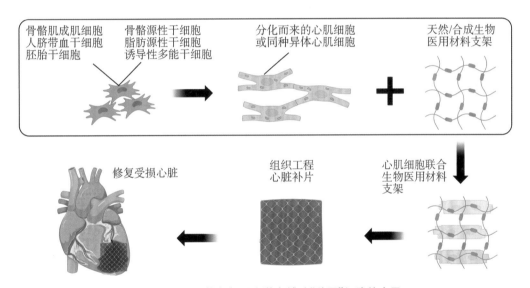

图 7-2　心肌修复与再生潜在辅助"种子"细胞的应用

表 7-2　心肌修复与再生潜在辅助"种子"细胞来源概述

潜在细胞	细胞来源	优点	缺点
心肌细胞	同种异体	可直接使用,无须分化。	存在免疫抑制、有限的可获得性和手术伦理等问题;细胞存活率无法得到保证。
骨骼肌成肌细胞	自体	可从自体中获得,避免免疫抑制;繁殖率高;对缺氧有抵抗力。	不能完全地分化成为 CMs,不能彻底融入心肌环境,易导致心律失常。
骨髓源性干细胞	自体	可以自体中获得,避免免疫抑制;可以根据信号进行转分化和功能改变;具有自我更新能力和多向分化能力。	移植细胞的生存能力较差;采集骨髓时有可能对患者自身造成伤害。

(续表)

潜在细胞	细胞来源	优点	缺点
人脐带血干细胞	同种异体	其单核细胞不成熟的免疫原性,显著降低了被宿主排斥的风险;具有自我更新能力和多向分化能力。	干细胞数量有限;移植到患者体内所需的时间长。
脂肪源性干细胞	自体	高干细胞产量,减少了体外扩增的需要;保持着向软骨细胞、成骨细胞、内皮细胞和CMs分化的多能性。	移植细胞的生存能力较差,存活率无法得到保证。
胚胎干细胞	同种异体	可体外培养、无限增殖、自我更新和多向分化。	来源于胚胎,在动物模型中有形成畸胎瘤的风险,因此存在许多伦理和法律问题。
诱导性多能干细胞	自体	来自患者自身,避免了免疫抑制;可体外培养和多向分化。	有形成畸胎瘤的风险。

(1) 同种异体心肌细胞:研究表明,早期 CMs 的体内存活率比成熟 CMs 更高,因此在临床上很受欢迎。同时大多数研究报告称,使用注射器进行 CMs 移植,只有不到 10% 的 CMs 能够稳定地驻留在心脏中,而在皮下移植的 CMs 薄片中,很少有细胞丢失。使用 CMs 薄片还有另外一个好处,它们可以分层到不同的组织厚度,适用于不同程度的损伤。这些发现为 CMs 薄片成为未来细胞移植的重要工具提供了有力支持。综合上述研究,目前科学家们使用的多为新生儿和胎儿的 CMs,将其与生物医用材料相结合制成 CMs 薄片移植到缺血心脏,结果表明它们可以帮助瘢痕愈合,改善心脏功能。然而,若想要应用异体 CMs,诸如同种异体来源引起的免疫原性、有限的可获得性和手术的伦理等问题都需要重点关注。此外,虽然早期 CMs 的存活率要高于成熟 CMs,但其微环境尚未完全重构,存活率无法保证。基于这些原因,我们仍需要进一步寻找更合适的细胞源。

(2) 骨骼肌成肌细胞(skeletal myoblasts, SMs):SMs 是心脏修复实验中最早应用的细胞类型之一,其在体外繁殖率高,可抗缺氧,并且可以通过肌肉活检获得,从而避免免疫抑制进行直接移植。有研究表明,分层的 SMs 薄片可以改善左心室收缩,减少纤维化,并通过募集造血干细胞和释放各种生长因子来防止重构。然而 SMs 有一个主要的缺点:这些细胞源于骨骼肌谱系,在移植后不能完全地分化成为 CMs,这也导致收缩的肌小管不能与周围的心肌同步运作,不能与宿主 CMs 产生电生理耦合。因此,难以融入心肌环境,并且易导致心律失常。有趣的是,有动物实验显示,当 SMs 被诱导过表达连接蛋白 43 时,SMs 与宿主 CMs 的电耦合增加。这个结果表明 SMs 所导致的心律失常也许是可以改变的。

(3) 骨髓源性干细胞(bone marrow-derived stem cells, BMSCs):BMSCs 包括造血干细胞、MSCs、外周干细胞和内皮干细胞,其中造血干细胞和 MSCs 可以向 CMs 分化。使用 BMSCs 的好处在于它们可以从患者自身获取,从而消除了免疫反应的可能性,使手术变得容易。除此之外,它们还可以根据外来信号进行转分化。BMSCs 中最常应用的是 MSCs,这是一种具有自我更新和多向分化能力的基质细胞,它们可以从不同组织中(常见来源为骨髓、脂肪组织和脐带等)分离出来并在实验室中培养扩增,是心脏组织工程中一个极具吸引力的细胞来源[37]。MSCs 在心肌修复中的治疗潜力是基于它们直接分化为心脏组织的能力以及它们释放的因子的旁分泌作用。实验研究表明,与对照组相比,经冠状动脉输注的骨髓MSCs减少了人类心肌梗死患者的梗死面积。这些结果证明了心肌梗死后经冠状动脉输注MSCs的安全性和可行性。然而梗死心肌存在严重的微环境缺血、炎症和/或细胞凋亡,这导致移植细胞的生存能力较差,是临床应用 MSCs 治疗的主要障碍。为了克服这一障碍,科学家们应用生物医用材料(如 dECM)模拟原生心脏微环境,将其与骨髓 MSCs 相结合修补梗死心肌,实验结果显示心脏功能得到了显著改善,梗死面积减少,血管生成增加。除MSCs 外,缺血动物模型研究和Ⅰ期、Ⅱ期临床实验也表明,BMSCs 中造血干细胞的输送可改善缺血性心脏病患者的心室功能。

(4) 人脐带血干细胞(human umbilical cord blood-derived stem cells, HUCBSCs):HUCBSCs 是出生后从脐带和胎盘的血液中提取的造血干细胞,它们的一个特殊优势是其单核细胞不成熟的免疫原性,其显著降低了被宿主排斥的风险。这些细胞的重要性在于其潜在的对血源性疾病临床治疗的应用,以及分化为其他细胞系(如心脏细胞和神经细胞)的可能性。这些可能的应用催生了人脐带血干细胞库,细胞可以冷冻储存供以后使用。HUCBSCs 中包含相对较多的 $CD133^+$ 和 $CD34^+$ 祖细胞,这些细胞具有归巢、肌原性和血管生成潜能,与心肌修复相关。实验证明,心肌内注射胶原蛋白支架联合 HUCBSCs 可保护心肌梗死后的左室功能,防止心室壁变薄并限制缺血后重构。这种联合应用有望成为预防不良重构和进行性心力衰竭的新治疗方式。与 BMSCs 相比较,HUCBSCs 的潜在优势在于:HUCBSCs 比 BMSCs 具有更多功能,这意味着 HUCBSCs 移植有可能用于治疗更广泛的疾病;采集脐带血不会对母亲或婴儿造成伤害。HUCBSCs 的缺点在于:HUCBSCs 数量有限,一个细胞集合中往往没有足够的细胞来治疗一个成年人;HUCBSCs 移植到患者体内的时间比 BMSCs 移植要长。

(5) 脂肪源性干细胞(adipose tissue-derived stem cells, ATDSCs):脂肪在大多数个体中是丰富的,这使得脂肪组织比骨髓和脐带血具有更高的干细胞产量,从而可以更简单、更有效地获取干细胞,减少了体外扩增的需要。ATDSCs 可以在体外分离培养,表达与 MSCs和血管周围细胞相关的标记物(如 STRO-1、CD146 和 3G5 等),并保持其向软骨细胞、成骨细胞、内皮细胞和 CMs 分化的多能性,这些细胞的分化能力和旁分泌活性使其成为多种疾病的潜在治疗方案。将缺氧处理的 ATDSCs 与早期 CMs 共同培养,可以通过产生旁分泌因子和通过促进现有的心脏祖细胞向内皮细胞分化来促进血管生成。在一项猪缺血再灌注模型研究中,在猪心肌梗死后 1 周,研究者通过经心内膜导管或冠状动脉向梗死心肌灌注ATDSCs,结果显示干细胞可向平滑肌细胞分化,小动脉密度增加,但没有显示明显的心功能改善。此外,另一项研究表明,二甲亚砜的诱导可使人脂肪源性 MSCs 表型转变为心肌样细胞。这些源自人脂肪源性 MSCs 的心肌样细胞可以被移植到梗死心肌,分化成为 CMs 以改善心脏功能。

(6) 胚胎干细胞(ESCs):来源于囊胚内细胞团的 ESCs 由于具有可体外培养、无限增殖、自我更新和多向分化的特性而被广泛使用,它们能够产生成人所有组织的细胞类型。ESCs 用于临床必须使其生长并分化为具有正常功能的细胞,最好是通过复制在胚胎中起作用的生长和分化机制。研究表明,将人类 ESCs 在含有激活素 A 和骨形态发生蛋白(BMP4)的培养基中培养,可以诱导它们形成 CMs。这可以通过添加外源性 Wnt3a 以及通过 DKK1抑制 Wnt 信号通路来促进心脏发育。另一个方法是使用糖原合酶激酶 3 抑制剂,通过激活

Wnt/β-catenin 信号转导，抑制 Wnt production－4 来诱导中胚层分化，从而促进心脏发育。此外，动物心肌梗死模型的研究表明：这些人类 ESCs 分化而来的 CMs 与宿主心肌的机电耦合可以改善 CMs 排列和恢复心脏功能。但需要注意的是，ESCs 来源于胚胎，并且在动物模型中有形成畸胎瘤的风险，因此存在许多伦理和法律问题。

（7）诱导性多能干细胞（iPSCs）：iPSCs 是通过添加特定转录因子（如 kfl－4、Myc、Oct 4 和 Sox 2 等）将终末分化的体细胞重编程而形成的多能性干细胞，它已经恢复了可以分化为体内任何类型细胞的能力，多年来在心脏组织工程中占据着重要地位[38-40]。相比较于 ESCs，iPSCs 的优势在于它来自患者自身，从而消除了免疫反应的可能性，也避免了 ESCs 带来的伦理问题。在之前的研究中，iPSCs 需要与内胚层细胞一起培养才能分化成为 CMs，这是因为内胚层细胞可以释放出分化所需的信号因子。诱导 iPSCs 分化形成 CMs，与诱导人类 ESCs 分化相似，首先加入 BMP4、激活素 A 和 Wnt3a 等细胞因子，然后加入 BMP 抑制剂和 Wnt 抑制剂（如 Noggin 和 DKK1），从而诱导 CMs 形成。使用 iPSCs 的唯一隐患是可能形成畸胎瘤。为了克服这一缺点，有研究使用 T 细胞和仙台病毒来诱导生成 iPSCs，这些细胞具有增殖率高、对患者侵袭性小、畸胎瘤形成风险低的优点。

三 生物医用材料应用于心肌再生研究领域的不足与挑战

近年来，基于生物医用材料的心脏组织工程疗法已经取得了显著的进展，许多类型的材料支架和治疗方法都进入了临床前测试阶段。有两种产品，分别是来自 SIS 的固体 dECM 支架补片（CorMatrix）和可注射的心肌 dECM 水凝胶（Ventrigel），已经向心血管功能障碍的临床治疗方向发展。但是在取得进展的同时，各种方法的分子机制尚不清楚。在这项技术能够安全地用于患者之前，仍然有许多不足与挑战需要我们去面对，诸如注射水凝胶可能导致的心律失常、心脏补片需要手术植入以及同种异体、异种支架可能产生的免疫反应等问题。

可注射的生物医用材料由于可经导管植入和直接注射至梗死部位而具有优势，但这些优势也可能是潜在的问题。材料注射后非收缩性物质容易在心肌形成岛状的凸起，其可诱发心律失常并引起心功能恶化，因此在每个体内模型中都必须评估所注射的生物医用材料可能诱导的心律失常，以确保该治疗方案的安全性和有效性。另一方面，使用心脏补片治疗不会产生岛状凸起，但它也不具备直接注射的优势，需要手术因素。考虑到患者的年龄和心脏状况，并非所有患者都可进行手术植入。心脏补片需要考虑的另一个重要因素是它的降解问题，不同患者的心肌修复可能需要不同的补片滞留时间。此外，许多用于心肌修复与再生的生物医用材料来源于异种动物（多数来自猪），这些材料在植入人类心脏后可能导致炎症和排斥反应增加。如何减少和/或控制这些排斥反应，也是我们必须着手解决的问题。

四 生物医用材料应用于心肌再生研究领域的展望

随着涉及心脏组织工程的生物医用材料的研究价值、数量和评价的提升，随着生物医用材料在应用治疗中不断改进，生物医用材料应用于心肌修复与再生研究领域的前景将会被陆续挖掘。利用生物医用材料治疗心肌损伤，无论是单独的脱细胞基质治疗，还是与细胞或药物联合使用的混合疗法，都很有应用前景。前期大量体内研究证明，与单纯使用生物医用材料相比，将生物医用材料与细胞和/或旁分泌因子相联合，心脏功能得到的改善更为显著。

诸如生长因子,它在体内可诱导组织重塑,减轻炎症反应,增强血管生成,并可根据不同生长因子水平调节细胞反应。因此将生长因子添加到生物医用材料中可以显著改善心肌修复与再生的结果。另一种最近在心血管领域获得广泛关注的促再生旁分泌因子是外泌体,与生长因子相比,它可以通过直接注射诱导细胞表型改变来促进心脏特异性修复,因此疗效更好。除此以外,其他旁分泌因子的联合也表现出良好的治疗效果。但即便如此,想要实现心肌修复与再生还远远不够,研究者仍需要寻找新的治疗方案,比如加入干细胞。

正常干细胞能产生各种各样的生长因子、外泌体、基质金属蛋白酶和额外的旁分泌信号。通过干细胞促进心肌修复与再生是由修复性细胞因子、趋化因子、生长因子和外泌体的释放驱动的,而不是直接在梗死心肌内植入干细胞和/或直接诱导其分化成为 CMs。综合来看,干细胞的加入能够分泌上述提及的多种旁分泌因子,负载干细胞的生物医用材料在修复受损心肌组织方面具有巨大的潜力。目前的研究大多只评估了干细胞向功能性 CMs 分化的能力,未能检测干细胞的旁分泌谱,不能全面地了解干细胞在心肌修复与再生研究领域中所发挥的作用以及发挥作用的方式。我们相信在这样巨大潜力的背后,仍然存在着许多未知的有意义的领域等待着我们去探索。

总体而言,生物医用材料在心肌修复与再生研究领域的应用不仅有很多有效的成果,还具有巨大的优化空间和广阔的前景。在未来,随着科学技术进一步提高,改善实验方法,生成新的治疗方案,促进干细胞与生物医用材料的联合应用,有望将心肌修复与再生研究领域推动到一个新的高度,这也将为心肌梗死和心脏衰竭的治疗开辟新的策略。

第二节　生物医用材料与肝脏再生

一　肝脏再生概述

(一) 肝脏再生研究领域的现状

肝(liver)是脊椎动物身体内以代谢功能为主的器官,在身体里面充分发挥着去氧化、储存肝糖、分泌性蛋白质的合成等功能。它将我们食物中的糖、蛋白和脂肪转化为对身体有用的物质,并将它们释放到细胞中。肝脏除了在人体新陈代谢中发挥作用外,还是一种免疫器官,对血液的排毒也是必不可少的。因为身体上 90% 的毒素,都是依靠肝进行代谢和排毒的。最引人注目的是,当仅存为原始质量的 25% 时,肝脏是唯一能够恢复到原来大小的内脏器官。

在 COVID‐19 大流行背景下,病毒性肝炎每天都会夺走数千人的生命。世界卫生组织(WHO)显示,病毒性肝炎是一直位列全球排名前七的死亡原因,每年多达 145 万人因此丧生。全球乙肝病毒慢性感染者接近 2.4 亿人,丙肝病毒感染者则为 1.3 亿～1.5 亿人。中国是乙肝影响最重的国家之一,感染者接近 1 亿人。但在这些中国患者中,仅有 1% 正在接受治疗。专家警告说,在中国每十名慢性感染者,就有三人出现肝硬化和肝癌等危及生命的严重并发症。中国的基层医生和患者,甚至至今都没有意识到乙肝治疗的目的是治疗预防肝损伤,防止肝病向肝硬化和肝癌方向发展。目前,我国肝癌死亡率远高于欧美国家,这将是我国要面临的长期问题。

在人体的所有器官中,肝脏是机体中唯一能够再生的器官,但有些经历肝脏切除术的患者最终仍需要肝脏移植来治疗，目前可用的肝脏供体远远不能满足临床需求。再生医学的一个主要目标是获得自我组装的人体组织。基于这一点，肝脏组织再生希望能够通过生物医用材料方法，用组织和器官移植物或仿生植入物代替受损的组织和器官，以此来恢复受损的再生组织和非再生组织的结构和功能，许多组织都包含储备干细胞或祖细胞，这些细胞会因损伤而激活，以修复组织，同时又使自身更新，通过维持全部或大部分分化功能的细胞（例如肝脏）的增殖而再生[41]。

现在出现了一种新的组织和器官置换，再生生物学试图了解再生组织和非再生组织之间的细胞和分子差异。再生医学试图运用这种理解来恢复受损的非再生组织的结构和功能。生物医用材料再生医学采用三种方法：首先是将细胞移植到受损区域；第二是通过将细胞接种到可生物降解的支架中来构建生物人工组织，并在其中产生正常的基质；第三是使用生物医用材料支架或药物递送系统来刺激具有再生能力的细胞在体内的再生[42]。通过生物医用材料再生医学方面可以发现各种肝脏特异性功能，有望成为代替器官移植的一种崭新的医疗技术。在肝脏外制作的立体化肝组织开辟了肝脏再生的全新局面，也为代谢性器官再生医学的实现点燃了希望之灯。

（二）肝脏的病理生理结构

肝脏在不同的生理功能中起着至关重要的作用，如蛋白质、碳水化合物和脂质代谢、外源物质的解毒、糖原和重要生物分子的储存、胆汁和胆固醇化合物的产生和排泄、白蛋白和凝血因子的合成、氨的解毒等。肝脏基本功能单位是由一个一个六边形空间组成的肝小叶，肝脏细胞填充其中并由门脉三联血管供应。小叶主要由具有不同膜的肝细胞组成，根据功能将肝脏分为三个主要区域：Ⅰ区，也称为门静脉区，为肝细胞提供含氧血液和营养。该区域在胆汁、胆固醇和蛋白质的形成中也起着至关重要的作用。Ⅱ区，小叶的中央部分，由连接Ⅰ区和Ⅱ区并协调小叶功能的肝细胞组成。最后是Ⅲ区，它包含参与脂肪生成、糖酵解和解毒的肝细胞。肝脏中还有一些免疫细胞、星型细胞等，分布于血管内皮细胞周围或者肝窦间隙中[43]。

肝细胞是肝实质细胞，而胆管细胞、内皮细胞、组织驻留巨噬细胞（Kupffer 细胞）和星状细胞被称为肝非实质细胞。肝细胞约占肝脏总体重量的 70%，在解毒、糖酵解、生酮、脂肪生成、葡萄糖和细胞色素 P‑450 合成、凝血和补体因子分泌中起主要作用。肝细胞也可以通过细胞增殖的方式进行一定程度的自我更新。在非实质细胞中，KCs 几乎占肝脏的三分之一。库普弗细胞是肝脏的常驻巨噬细胞，在软管免疫防御和吞噬作用中发挥作用。肝星状细胞占肝细胞的 5%，在维生素 A 和脂质的储存中起中心作用，但在损伤后分化为肌成纤维细胞，导致瘢痕形成。最后，肝窦内皮细胞（liver sinusoidal endothelial cells, LSECs）形成最多数量的肝非实质细胞（50%），它将肝星状细胞从肝窦腔中分离出来。有两种额外的细胞类型可能在慢性肝病的反应中发挥作用，尽管它们在人类肝脏中的存在争议[44]。肝卵圆细胞是在小鼠门静脉周围区（Ⅰ区）中发现的一个小亚群，椭圆形细胞被认为具有双潜能，能够分化为肝细胞或胆管细胞并表达胆道和肝细胞基因。肝细胞与周围细胞和微环境之间活跃、有效的相互作用是维持其正常功能所必需的[43]。

（三）肝脏再生的基本过程

在健康人的肝脏中，每天会有一些肝细胞发生凋亡，如果凋亡细胞不被取代，肝脏将逐渐萎缩。然而肝脏损伤后，凋亡或坏死迅速启动，肝细胞死亡速率和数量显著增加。因此肝细胞增殖和肝再生是维持肝脏存活所必需的,最终使肝脏恢复到原有的结构和功能状态。

成人或动物的肝细胞在通常情况下很少会分裂,成人肝脏仅有千分之一的肝细胞会发生有丝分裂。肝脏再生的过程通常分为三个阶段:启动/启动阶段、进展/维持阶段和终止阶段。多种信号通路、受体及其配体参与了肝脏再生的复杂过程。肝细胞一般处于 G_0 期,部分肝切除后几乎同时转入 G_1 期,12~15 h 肝细胞进入 DNA 合成的 S 期,DNA 合成后 6~8 h 进入 G_2 期和有丝分裂期(M 期)。再生启动后大多数肝细胞至少复制一次,当达到原肝体积时,肝细胞即转入 G_0 期(静止期)。

随着同位素标记和核酸标记技术的发展,人们可以真正跟踪肝细胞增殖过程中细胞遗传物质——DNA 的复制,从而可以了解肝脏再生的细胞来源。利用啮齿类动物模型,研究者发现在肝脏切除后 16 h 左右,肝细胞开始出现 DNA 的复制,在 24~36 h 达到高峰;当再生完成时,所有肝细胞发生了一次或者两次增殖。基于这些研究,领域内普遍认为,在肝脏再生过程中,肝细胞的自我复制是再生的主要细胞来源。肝再生受多种因素的影响,其中包括种属、年龄、营养状态、昼夜节律及是否同时存在基础肝病等,另外还与肝组织的丢失体积有关,切除体积小于 30%,肝细胞 DNA 合成不明显,但若切除大于 85% 体积的肝脏,急性肝衰竭的发生率明显提高,残余肝也很难再生完全。

(四)肝脏再生的意义与挑战

肝脏具有快速而丰富的再生能力,即使手术切除了几乎三分之二的肝脏,剩余的肝脏也可以迅速恢复其原始大小。因此,肝脏再生不仅对基础科学家而且对临床医生来说都是一个非常重要的话题,因为肝切除术(PHx)或部分肝移植(PLTx)是在假设肝脏会恢复其原始体积的情况下进行的。

肝脏再生使用门静脉闭塞(PVO)应允许切除大量肝组织,同时降低肝功能衰竭的风险。由原代肝细胞通过肝脏再生的复杂信号通路并在肝脏三维结构的支持下在体内快速增殖,设计可移植和用于替代患者肝功能的肝支架以治疗肝脏衰竭。它的核心是构建细胞与生物医用材料的三维空间复合体,促使种子细胞增殖分化。生物医用材料在人类科学史上的发展是具有一定必然性的,再生疗法可以为活体供体移植提供创新支持[45-47]。

近年来研究人员已经应用改性的生物医用材料研制出人工器官,来替代和修复机体受损的组织和器官,发挥各项生理作用,并已获得了较好的治疗效果。但是仍然存在一定的问题,未能完全满足人们的要求,如材料与组织的相容性、炎症反应或组织坏死、免疫反应等。有些材料的短期植入效果好,但是长期效果不佳,甚至导致移植失败。这些都是因为生物医用材料的化学结构和物理特性与人体组织器官相差甚远,因此必须用自身的细胞作为生物替代材料,修复缺损的组织器官。我们目前的知识存在多个空白,对这些知识的理解将进一步开发临床治疗的新策略,包括小尺寸移植和高质量可移植器官的可用性[48-49]。

生物医用材料应用于肝脏再生研究领域的现状

(一)肝脏再生的研究领域生物医用材料特性

1. 生物医用材料孔隙率对移植细胞的影响

生物医用材料孔隙的大小和几何形状对于细胞递送都很重要,孔隙率影响细胞黏附、增殖、迁移和分化。生物医用材料的孔隙率和孔径可以通过调整材料的浓度或交联密度来调整,文献通常建议使用 $50 \sim 200\,\mu m$ 的孔径来培养肝细胞。海藻酸盐/壳聚糖 3D 支架中 $50 \sim 70\,\mu m$ 的互连孔导致比对照更高的肝细胞特异性功能,并且孔径为 $100 \sim 200\,\mu m$ 的高度多孔海藻酸盐/壳聚糖水凝胶支持肝细胞球体的生长。在对大鼠肝细胞的研究中,已经证明 $10\,\mu m$ 或 $80\,\mu m$ 的孔径可以改善肝功能。此外,观察到 $80\,\mu m$ 孔的代谢功能增加,特别是在高细胞浓度下,这表明细胞之间存在相互作用。为了保持细胞的极性,需要最佳的孔径,健康人体肝脏的最佳刚度和弹性在 $400 \sim 600\,Pa$。

此外,大的表面积/体积比是促进肝细胞附着和维持的必要条件。肝小叶无基底膜,细胞外基质相对较少。再加上窦状内皮细胞内的许多开窗和缝隙,这种结构允许血浆和肝细胞之间大分子的快速双向交换。对于生物人工支架,至少需要 95% 的孔隙率,以允许养分和废物的交换。由于体外没有血液供应,特别是在静态培养条件下,与体内条件相比,因此有必要减少细胞的数量[50-51]。然而,应考虑到细胞浓度的降低也降低了细胞间相互作用的可能性,这伴随着培养系统功能的降低[52]。为了确保细胞能够有效地迁移并通过支架,还需要将孔相互连接。除了肝细胞功能和活力之外,孔隙特性还会影响其他细胞类型的行为。例如,血管生成会受到孔径和孔隙率的影响,以及 PLGA 支架上的肝星状细胞迁移。

2. 生物医用材料应用于肝脏再生的优势

(1) 刚性:生物医用材料刚度对于接种的细胞和移植位置都很重要。刚度对细胞黏附到所属支架、细胞聚集、细胞运动性和生长因子的响应性,以及实质和非实质相互作用有直接的影响。在肝脏中,随着肝脏疾病的进展和组织变得更加纤维化,僵硬增加;正常、早期和晚期纤维化肝脏的硬度分别为 $1.5 \sim 4.5\,kPa$、$4.1 \sim 12.9\,kPa$ 和 $16.3 \sim 48\,kPa$[53]。可以调整生物医用材料以匹配健康肝脏的硬度,或适合体外研究的各种病理状态的硬度。一般而言,肝细胞功能随着刚度的增加而降低,这可能是由于材料制备和性质的可变性。例如,使用聚乙烯醇水凝胶用代表正常($4.5\,kPa$)、早期纤维化($19\,kPa$)和晚期纤维化($37\,kPa$)的三种刚度测试肝细胞功能。由刚度控制,调节细胞骨架,从而调节肝细胞的迁移。生物医用材料的刚度也可以控制细胞分化。这是使用甲基丙烯酸酯化 HA 水凝胶与 RGD 肽结合进行研究的,RGD 肽能够通过迈克尔型加成形成软凝胶,但可以通过光介导的自由基交联进行硬化。当肝星状细胞在这种水凝胶中培养时,它们可逆地呈现出具有原位硬化的肌成纤维细胞表型。像这样和其他的可诱导交联生物相容性材料可用于研究响应肝病纤维化的动态表型变化。它们也可适用于体内移植,其中可以注射低黏度水凝胶,进行原位交联,以微创方式将硬度增加到正常肝脏的硬度。

(2) 几何结构:生物医用材料可以使用许多不同的方法制造,例如静电纺成纳米纤维、3D 打印、冷冻干燥以形成支架、水凝胶或微球形成。利用 3D 生物打印机可以提供适当的细胞时空状态和极性,以及有效的细胞间相互作用。3D 生物打印技术的目的是制造仿生自组装结构,可以使用微组织(或球体)作为构建块。然而,像肝脏这样的实体器官可能是最难打印的,它们有复杂的血管和神经分布模式。

例如,纳米纤维的厚度——可以由合成、天然或自组装肽制成——将控制细胞黏附和存活。纳米纤维和微球为细胞黏附提供了增加的表面积,并可以促进 3D 肝片的形成。肝小叶的几何形状大致为六边形,并且可以使用微图案技术来制造模拟肝小叶体内结构的支架,从而在移植前用其他细胞类型培养和维持肝细胞。孔隙几何形状也很重要,已有研究人员测试了不同的支架孔几何形状,使用 3D 打印的明胶支架接种了未分化的肝细胞细胞系,同时保持孔径一致。有趣的是,他们发现不同几何形状的细胞存活和增殖没有差异,但互连的孔几何形状允许肝细胞聚集,增加体外白蛋白和细胞色素 P450 的产生。最后,肝细胞的一个重要特征是细胞的极化,它维持货物运输所需的连接成分和顶端转运蛋白。可以使用夹心系统实现极化,其中细胞在二维水凝胶层上培养,第二层置于顶部,从而改善体外肝细胞功能。

在生物打印过程中,活细胞悬浮在水凝胶溶液中,即生物墨水。生物墨水可以在生物打印过程中或之后立即交联,以塑造设计结构的最终结构。基于水凝胶的生物墨水可以由天然或合成生物医用材料制成,或者两者的组合作为混合材料。理想的生物墨水应具有适当的物理化学性质,如合适的力学、流变学、化学和生物性质。用于 3D 生物打印的实用生物医用材料通常是一种生物相容性物质,应易于操作,并能维持甚至增强细胞活力和功能[54]。3D 生物打印技术可能是构建活体 3D 组织和器官的最广泛应用的技术。3D 生物打印机可以使用不同的材料,并基于计算机辅助设计(CAD)对其进行结构设计。

(二)肝脏再生的研究领域天然生物医用材料应用探索

1. 肝脏再生医学中生物医用材料应用种类

生物医用材料是研制人工器官及发展一些重要医疗技术的物质基础,每一种新型生物医用材料的发现都引起了人工器官及医疗技术的飞跃。不同的生物医用材料具有不同的使用性能。一般而言,临床医学对生物医学材料有以下基本要求:无毒性,不致癌,不致畸,不引起人体细胞的突变和组织细胞的反应;与人体组织相容性好,不引起中毒、溶血凝血、发热和过敏等现象;化学性质稳定,抗体液、血液及酶的作用,具有与天然组织相适应的物理机械特性(表 7-3)。

表 7-3 常见的生物医用材料

材料类别	医用领域的应用
天然衍生材料	
海藻酸盐	创伤敷料
壳聚糖	创伤敷料
胶原	整形修复基质、神经修复基质、组织工程基质
纤维蛋白	组织封闭剂、止血
黏多糖	整形修复基质
透明质酸	整形修复基质
合成高分子生物医用材料	
硅橡胶	心-肺机、眼内镜
聚氨酯及其嵌段共聚物	人工心脏
涤纶	血管弥补、人工肌腱、韧带
聚丙烯腈	人工肾脏
聚烯烃	修补、矫正

(1)透明质酸:透明质酸是一种广泛用于细胞移植的天然材料,因为它具有生物相容性和可调性。它在细胞增殖增加的环境中含量丰富,例如胚胎发生、伤口修复和再生。对于肝脏透明质酸是窦周间隙的主要成分,结合其高亲水性形成水凝胶,这使得透明质酸成为肝移植的高度生物相容性材料。高分子量透明质酸在许多模型中也表现出抗炎特性,这一特性可以减少与肝病相关的炎症,并使肝脏环境更适合移植细胞。此外,透明质酸的主链包含羧基和羟基,可以与其他分子进行功能化以进行交联以调节水凝胶硬度,或添加促存活因子。已经证明将人肝干细胞移植到硫醇修饰的羧甲基透明质酸支架中,并将它们移植到肝损伤小鼠模型中。基于透明质酸的支架还可以支持多种细胞类型的移植后存活和新生血管网络的形成,如植入 hMSC 和大鼠肝细胞的支架在植入前在生物反应器系统中进行预处理时所证明的。

透明质酸在过去的几十年中取得了巨大的成功,因为它具有众多独特的物理和生物学特性,不仅限于黏膜黏附性、黏弹性和受体相互作用。许多体外和体内研究结果表明透明质酸具有多种治疗作用,透明质酸的广谱化学修饰允许开发具有特定组织工程、药物输送和医疗设备应用的可调衍生系统[55]。尽管透明质酸提供了潜在的生物学应用,但进一步的探索和技术进步是必不可少的。

(2)壳聚糖:壳聚糖是从几丁质的 N-脱乙酰化过程中获得的。它是一种独特的生物基聚合物,具有优异的内在特性。具有高机械强度和良好的热稳定性。由于缺乏细胞结合域,因此对细胞的生物活性较弱,壳聚糖作为细胞移植材料经常与其他材料或功能分子结合。例如,乳糖部分可以与壳聚糖结合以促进细胞附着并调整材料的机械性能,从而改善培养中肝细胞 3D 支架中的细胞黏附、生物相容性和机械稳定性、支架形态和孔隙率,以及愈合和组织置换能力。这种修饰减缓了降解并赋予材料生物相容性机械性能,制作组织工程支架的主要还包括支架不应引起急性或慢性反应,可生物降解,使固化的组织能够替代生物医用材料,从而增强体外原代肝细胞的生物活性[56-57]。

(3)藻酸盐:与壳聚糖一样,海藻酸盐也是哺乳动物中未发现的天然来源的生物相容性多糖。主要由褐藻产生并被异养细菌分解,是重要的海洋有机碳源。它资源丰富且价格低廉,但它的非黏性和阴离子特性也是众所周知的,通常与其他材料结合以增加其特性的可调性和移植细胞的支持。例如,它既可以交联形成含有二硫键的水凝胶,允许在生理还原条件下裂解,也可以通过表面改性与壳聚糖结合以提高机械性能。藻酸盐的关键参数是其可修改的物理特性,例如弹性模量和惰性。因此,细胞反应可以通过官能团与藻酸盐骨架的共价偶联或使用添加剂进行调节。有报道称,在微胶囊内,肝细胞的流动性取决于黏度,这将决定肝细胞是在胶囊内聚集还是能够向外迁移。使用 3D 培养系统模拟肝脏微环境,制造了用于肝细胞培养的半乳糖基藻酸盐微胶囊。半乳糖基团可改善肝细胞的功能,因为它们将半乳糖识别为配体。研究人员证明,原代人类肝细胞的白蛋白分泌和尿素合成维持在微胶囊系统中。

(4)纤维素:纤维素是一种源自植物细胞壁的天然、无毒、生物相容性材料,在自然界中含量丰富且易于生产,因此纤维素的材料构成了组织工程的低成本平台。细胞可以通过亲水性羟基部分和专门的纤维素结合域黏附到纤维素上。纤维素是大规模亲和纯化的理想基质。从化学上分析这种惰性基质具有优良的物理性质以及非特异性蛋白质结合的低亲和力。它有多种形式和大小,医用安全,价格相对便宜。纤维素具有生物活性并且具有与肝移植相容的生物力学特性,尽管文献中很少为此目的报道。然而,纤维素已广泛用于肝细胞培养。研究人员测试了纳米原纤纤维素水凝胶诱导肝细胞系 HepaRG 和 HepG2 球体形成和分化的能力,证实在不添加任何其他生物活性成分的情况下,纤维素水凝胶在注射后原位形成了 3D 支架,并促进了肝细胞球体的形成和分化。纤维素的一个缺点是它不能在人体中自然降解。纤维素支架可以被认为是一种永久性的构造,可能会发生一些大量的冲洗,再生的新组织不能代替纤维素。与永久性结构相比,可降解材料的使用存在重大争议,两者都有优点和缺点。生物相容性、生物活性和生物力学是任何生物医用材料的三个不可或缺的要求;基于纤维素的生物医用材料满足这些标准中的每一个。支架可以是天然衍生的或合成制造的,使用这种持久材料的潜在优势是连续的结构支撑。相反,这将提供长期的结构支持,如果与可以执行肝细胞功能的细胞的递送相结合,则可能是有益的[58-59]。证据表明,纤维素可能会导致肝脏结构损伤和脂肪变性(脂肪肝病),应仔细考虑将这种生物医用材料用于肝脏细胞移植。

2. 复合生物医用材料对肝脏再生治疗的植入技术应用

再生医学与组织工程中,不同类型细胞对其培养支架材料的性能要求不同,单一材料不能满足肝脏再生的所有要求,通过复合调整不同材料之间的比例,使材料具有更适合细胞培养的表面性能、力学强度、降解性等性质。复合材料的性能都有较大程度的提高,就是进一步提高或改善某一种生物医用材料的性能。

许多支架将两种不同的多糖或多糖与蛋白质混合。如前所述,具有低细胞黏附性的材料(例如:壳聚糖或藻酸盐)可以与其他生物医用材料(例如透明质酸)结合并进行功能化以增加细胞相互作用[60]。其中一个例子是由半乳糖基化壳聚糖和透明质酸形成的多孔混合海绵,用于原代肝细胞和内皮细胞的共培养。天然可降解生物医用材料既可以与天然的生物医用材料,也可以与人工合成的生物医用材料复合。材料表面复合细胞黏附因子,如 RGD、纤维结合蛋白等,表面经过修饰的支架,可以提高细胞黏附效率,长期促进基质合成。肝脏 ECM 的天然成分可以与身体其他部位的生物相容性材料相结合;当长期培养时,将透明质酸和胶原蛋白 I 与羟基磷灰石结合到多孔支架中,可以提高原代肝细胞的活力和肝脏特异性基因表达。

未来的研究可能会探索肝脏 ECM 成分与其他不太传统的材料(如木葡聚糖)的组合,木葡聚糖是一种在维管植物的初级细胞壁中发现的半纤维素,已被证明可以通过促进细胞基质来增强人肝细胞癌细胞系的肝功能体外 3D 支架中的相互作用。另一种材料是丝素蛋白,从家蚕中获得茧已被广泛用于神经系统、血管、软骨和膀胱的再生应用。研究人员使用丝素蛋白将 MSCs 递送到急性衰竭小鼠肝脏表面,其中细胞材料组合刺激了动物的新生血管形成并改善了动物的肝功能。利用生物技术,活体组织、细胞和诱导组织再生的生长因子被引入了生物医学材料,大大改善了其生物学性能,使其具有药物治疗功能,已成为生物医学材料的一个十分重要的发展方向[61-63]。

(三)肝脏再生的研究领域合成生物医用材料前沿探索

1. 生物医用复合材料应用于肝脏再生的特性

合成材料也被广泛用于将细胞移植到肝脏。与通常具有较差机械性能、不受控制的降解和有限来源的天然材料不同,合成聚合物易于获得,具有更好的机械性能和可调节的降解性。合成材料的主要缺点是对细胞的结合亲和力低,这可以通过添加生物分子及其降解产物来克服,这些产物可能不具有生物相容性。在生物医学应用中,最常用的单体是丙交酯、乙交酯和己内酯[64-65]。这些聚合物已广泛用于皮肤、神经、血管、肺和肝脏等组织的再生应用。

(1) 聚乳酸(PLA)及其衍生物聚 L-乳酸(PLLA),是可生物降解的共聚物,并且在广泛的机械性能范围内可调。当降解时 PLA 和 PLLA 形成乳酸单体,进一步代谢成二氧化碳和水。使用不同的方法将这些材料制造成支架,例如球体形成、气体发泡、3D 打印和静电纺丝。对于肝脏再生,研究表明 PLLA 支架支持移植前原代肝细胞的培养,并有助于维持细胞形态和功能。PLLA 还可以与各种因素结合以支持肝细胞的活力和功能。研究发现注射 PLA 和 PLLA 会刺激巨噬细胞介导的炎症,导致红斑、肿胀和瘀伤,这应该是未来移植应用中的一个考虑因素。

(2) 聚(ε-己内酯)(PCL),是 FDA 批准的脂肪族聚合物,具有半结晶结构和 $-60℃$ 的玻璃化转变温度,在体温下具有柔软性和柔韧性。PCL 可以用于肝脏再生,制成各种支架类型,如纳米纤维和 3D 多孔结构。尽管在制造过程中轻松控制孔径和纤维取向的能力使 PCL 和其他合成材料比天然生物医用材料更具优势,但许多研究人员已转向 PCL 和天然材料的组合,促进细胞活力和功能。研究人员发现通过共静电纺丝两种材料,将 PCL 和壳聚糖结合成纳米纤维支架。他们能够控制支架的孔径以促进小鼠肝上皮细胞浸润,PCL 为支架提供了良好的机械性能,壳聚糖的使用促进了体外细胞黏附和增殖。最后,由 PLA 和 PCL 形成的生物复合材料聚(L-乳酸)-共聚(ε-己内酯)(PLACL)已被证明在与天然材料(如胶原)结合成纳米纤维支架时可促进人 MSC 的肝细胞分化。

(3) 聚(乳酸-共-乙醇酸)(PLGA),由 PLA 和聚乙醇酸(PGA)的组合合成,为肝脏再生提供了类似的可调性和机械性能范围。PLGA 通常与天然材料结合形成用于肝细胞培养的混合支架,证明了这种材料的多功能性。一项研究使用 PLGA 形成图案支架,该支架要么涂有胶原蛋白,要么填充有较软的 3D 胶原蛋白水凝胶,其中将封装的大鼠原代肝细胞接种。培养 10 天后,胶原蛋白中的细胞分散到 3D 空间中,与涂有胶原蛋白的 PLGA 支架相比,这促进了更好的肝细胞聚集和白蛋白分泌。随着 3D 生物打印等制造技术的不断发展,研究人员可以利用这些方法来定制用于肝细胞培养和移植的合成支架[66]。

2. 复合材料应用再生研究领域的展望

生物医学复合材料(biomedical composite materials)是由两种或两种以上不同材料复合而成的生物医学材料,主要用于修复或替换人体组织、器官或增进其功能以及人工器官的制造。在生物应用的背景下,聚合物复合材料具有许多优点,聚合物复合材料已在许多应用中进行了探索,例如电力和能量存储应用。由于其极好的特性,如高能量密度、低成本、结构多样性和设计灵活性,导电聚合物基体已被广泛作为超级电容器,电化学传感器和在锂离子施加电池。导电聚合物已与碳纳米材料如碳纳米管(CNT)、氧化石墨烯(GO)和还原氧化石墨烯(rGO)相结合,以提高循环稳定性、导电性并提供高表面积。例如低成本和使用可用的天然和合成基质,以及易于和可调的制造技术。静电纺丝、熔体挤出、溶液混合、乳胶技术和原位工艺是加工聚合物基复合材料的报道最多的技术。

聚合物复合材料被认为是用于生物医学应用的有前途的材料。聚合物复合材料因其在组织工程、牙科和伤口愈合方面的有效性而受到极大关注。用于组织工程应用的聚合物基支架在植入时显示出高细胞黏附性、生物相容性、生物降解性和低炎症反应[67]。此外,基于聚合物的纳米制剂是最受关注的用于癌症治疗的有机基光热载体,功能性聚合物复合材料的开发仍然存在关键挑战。因此,人们越来越关注稳定、高效和通用的加工技术的改进。许多不断发展的行业都旨在通过提供新颖、可靠且环保的聚合物复合材料来满足这些要求。值得一提的是,基于聚合物的纳米纤维材料用于许多生物医学应用,例如组织工程,包括骨骼、血管、口腔组织和伤口敷料。

(四)肝脏再生的研究领域脱细胞——再细胞化技术医用前沿发展

1. 肝脏再生 3D-ECM 支架细胞选择及特点

细胞外基质(ECM)是指环绕在体细胞周围及垫衬在大部分内皮和上皮细胞之下的复杂大分子网格。它不仅为细胞或其他结构提供物理支持,而且与细胞黏附、极性、增殖、分化和再生等许多重要生物学过程有关[68]。肝脏的 ECM 参与调节肝脏发育、再生以及正常组织结构和 l 细胞分化状态的维持。

关于肝脏 ECM 的来源,肝细胞、肝窦内皮细胞和星状细胞均能合成和分泌 ECM。星状细胞在肝纤维化中的关键作用已得到公认,它也是生理状态下 ECM 的重要来源[69]。ECM不仅是生长调控因子的储存库,而且还直接与其邻近细胞相互作用,其中最突出的 ECM 分子是整合素。体外肝细胞培养证实,外源基质成分可影响肝细胞的克隆生长、群体扩增量及特殊分化标志的表达。此外,ECM 的合成和重塑,以及 ECM 与肝实质细胞之间相互作用的恢复,有利于后者保持分化状态和促进再生过程的终止。ECM 为新生肝细胞提供了稳定的微环境,它与再生终止之间关系的许多具体细节还有待进一步研究。

2. 肝脏再生的植入脱细胞器官支架临床研究进展

由于人类和其他物种之间存在多态性差异,全器官生物工程被提议作为克服肝移植所涉及挑战的有希望的替代方法,包括器官短缺和免疫排斥。通过肝脏脱细胞产生天然生物支架,包括用酶和/或清洁剂溶液灌注或物理方法去除肝细胞,生成 ECM 衍生支架,同时保持血管完整性。

肝脏去细胞化步骤的目标是提供脱细胞支架,在脱细胞过程中,细胞和其他免疫原性因子被去除,只剩下组织的天然支架。同时保持组织的原始化学和生物成分,为培养细胞的成熟和功能提供适应性环境。脱细胞肝脏生物支架的一个关键优势是保留肝脏特异性 ECM、结构和生物活性分子,从而为肝细胞植入、存活和功能提供必要的信号。该方法涉及通过去除细胞并保持 ECM 完整,通过在洗涤剂中孵育、冷冻/解冻循环和灌注等方案从组织中分离ECM。剩余的结构具有类似于天然肝脏的化学成分和结构,保留 ECM 信号分子并减少对移植物的免疫反应,并且可以用所需的细胞类型重新接种以进行移植。例如整个大鼠肝脏可以脱细胞并重新接种肝细胞和内皮祖细胞,脱细胞大鼠肝脏支架还可以通过增强肝细胞特异性基因和蛋白质的表达来促进小鼠 MSCs 的肝脏分化。或者,可以将脱细胞肝脏 ECM或整个新鲜肝脏的提取物与天然聚合物(如透明质酸或 I 型胶原蛋白)结合形成混合材料[70-71]。脱细胞肝脏生物支架的未来工作需要专注于改善肝脏超微结构和细胞附着的保存。

三 生物医用材料应用于肝脏再生研究领域的不足与挑战

(一)生物医用高分子材料发展

随着科学技术的进步,生活水平的改善,人类对健康的要求也在提高,从而催生了许多新的需求，如大量的医用新材料和人工装置（人工心脏瓣膜、人工血管、人工肾用透析膜、心脏起搏器以及骨生长诱导剂等）。这些需求的出现，使得生物学、医学、化学、物理学和材料学等多学科交叉融合到一起，生物医用材料由此应运而生。生物医用材料消耗原材料少、节能环保、技术附加值高，是典型的战略新兴产业。生物医用高分子材料是一种聚合物材料，主要用于制造人体内脏、体外器官、药物剂型及医疗器械。按照来源的不同，生物医用高分子材料可以分为天然生物高分子材料和合成生物高分子材料2种。生物医用高分子材料作为植入人体内的材料，必须满足人体内复杂的环境，因此对材料的性能有着严格的要求。①材料不能有毒性，不能造成畸形；②生物相容性比较好，不能与人体产生排异反应；③化学稳定性强，不容易分解；④具备一定的物理机械性能；⑤比较容易加工；⑥性价比适宜。其中最关键的性能是生物相容性。当生物医用材料被植入人体后，生物医用材料和特定的生物组织环境相互产生影响和作用，这种作用会一直持续，直到达到平衡或者植入物被去除。

随着再生医学和干细胞技术的迅速发展，利用生物技术再生和重建器官、个性化治疗和精准医学已经成为趋势。因此传统的生物医药高分子材料已经不能满足现有的需求，需要模拟生物的结构，恢复和改进生物体组织与器官的功能，最终实现器官和组织的再生，这也是生物医用高分子材料未来的发展方向。虽然生物医用高分子材料的应用已经取得了一些进展，但是，随着临床应用的不断推广，也暴露出不少问题，主要表现为功能有局限、免疫性不好、有效时间不长等问题。相关研究调查显示，我国生物医用高分子材料研制和生产发展迅速。植入性医疗器械的需求日益增长，对生物医用高分子材料的需求也将日益旺盛。医疗器械仍然还有较广阔的成长空间，其发展备受政策支持，生物医用高分子材料也将迎来良好的发展前景。大力发展生物医药及高性能医疗器械，重点发展全降解血管支架等高值医用耗材，以及可穿戴、远程诊疗等移动医疗产品。可以预见，未来生物医用高分子材料会迎来新一轮的快速发展。

（二）生物人工肝脏的展望

由于毒素的积累被认为是肝衰竭的主要原因，因此使用生物或非生物系统进行解毒处理可能是一个很有前途的选择。肝移植是治疗肝功能衰竭最有效的手段，但由于供体来源困难，仅10%的患者有肝移植的机会。肝衰竭与不进行移植的高发病率和死亡率有关。有两种类型的临时支持装置：人工肝和生物人工肝。人造肝脏基本上使用非生命成分来去除肝功能衰竭期间积累的毒素，改善临床表现。然而，多项临床试验表明非生物人工肝系统不能降低急性肝衰竭死亡率。

生物人工肝支持系统（bio-artificial liver，BAL）是一种体外肝功能支持系统，基本原理是将患者血浆通过体外循环与生物反应器中的人肝细胞进行物质交换，短时间替代肝脏工作，并促进受损肝脏再生修复，性能上更接近人体肝细胞。具有解毒、分泌、合成及转化等多种类似自然肝的功能与作用。

肝细胞和生物反应器是生物人工肝系统的核心，肝细胞在反应器中功能的好坏以及肝细胞与病人血浆物质交换效率的高低直接关系到生物人工肝的治疗效果。但一个能发挥解毒、生物合成、生物转化以及分泌促进肝细胞生长活性物质的治疗，还必须将人原代肝细胞、成纤维细胞、内皮细胞嵌入可降解的微图案生物支架材料中，在肝脏再生信号的刺激下出现了血管结构及胆管前体结构，并具备人类肝脏相关的分泌及代谢功能，可用于生物人工肝设备的设计中。目前生物反应器形状和结构的多样性，意味着其仍未达到理想的状态，生物反应器的设计和功能验证还有很长的路要走。

目前,不同的生物人工系统正在临床研究的基础上,人工器官未来发展趋势是诱导被损坏的组织或器官再生的材料和植入器械[72]。然而,生物反应器与人工成分相结合是未来治疗肝衰竭的一种实用方法。关于临床研究和临床前研究结果差异的原因,可能为:一是生物人工肝技术的进步,包括功能更强的肝细胞和生物反应器;二是临床前研究的动物模型与患者之间的病理生理学不完全相同,人肝衰竭的病因和病理生理学更为复杂。目前尚无生物人工肝不良反应的报道。

生物人工肝研究需要组织工程学、材料科学、分子生物学、物理学等多学科共同发展、互相协作。可以说,生物人工肝治疗策略的提出对提高我国人民健康水平和降低国家医疗经济负担具有重大意义,尤其为急慢性肝衰竭患者、肝移植等待患者、肝移植术后移植肝无功能的患者提供新的治疗策略[73]。随着科学技术的发展,不久的将来会研制出功能更加成熟、结构更加完善的人工肝系统。

四 生物医用材料应用于肝脏再生研究领域的展望

肝脏疾病显著增加了全球死亡率和疾病负担。原位肝移植的有限器官处理导致对替代策略的持续需求。在过去的几年中,许多改进工程组织构建开发的早期试验都是基于将细胞接种到生物医用材料支架上。肝细胞移植可以重新填充先天性代谢障碍患者的肝脏。此外,再生疗法可以为活体供体移植提供创新支持,其目标是塑造肝病学和肝移植的新领域。在不久的将来,可制造出由个人细胞构建的人造肝脏,这将是支持肝移植而不需要免疫抑制剂的完美方式。总之,肝脏再生研究为多种肝脏疾病的检测和治疗提供了新的策略。

第三节 生物医用材料与肾脏再生

一 肾脏疾病的危害及肾脏再生的发展策略

(一) 肾脏疾病的概述

肾脏病是全球性的公共卫生问题,目前全世界约有 8.5 亿人受其影响,十分之一的成年人患有慢性肾脏病(chronic kidney disease, CKD)[74]。CKD 是由多种因素引起的肾脏结构和功能不可逆性改变[75]。CKD 的直接致病因素通常是由一些疾病引发的,如糖尿病、肾小球肾炎和高血压等。一些遗传性疾病如多囊肾,以及其他类型的疾病,如系统性红斑狼疮、肝硬化、高血脂等,如果不加以注意和预防有可能会成为 CKD 发病的诱因。CKD 病情发展至慢性肾功能衰竭的终末期,就需要肾替代治疗。目前肾替代治疗主要包括血液透析、腹膜透析和肾移植[76]。世界范围内因 CKD 接受透析的患者人数正在以每年 5％的速度不断增加,透析较肾移植而言,它的替代功能并不完全,仅仅清除掉一部分的代谢废物和水分,可以在一定范围内纠正代谢性酸中毒,但是对于肾脏的其他内环境调节作用、营养和内分泌功能,往往只能靠饮食指导和补充相应的成分来部分弥补,并且由于肾脏资源的紧张,导致只有很少的一部分的患者可以最终获得肾移植的机会。

过去研究者普遍认为肾脏细胞在器官完全形成后就丧失了再生能力,健康成年人每侧肾脏约有100多万个肾单位,随着年龄的增加,肾单位会逐渐减少,贮备、排泄与调节等功能也会逐渐降低[77]。尽管肾单位的代偿机能很强,但当肾脏疾患使残存的功能性肾单位数量减少到不足30%的时候,会引发肾脏的衰竭;残存的功能性肾单位数量不足10%的时候,将会引起生命危险。CKD主要表现为持续性且不可逆转的肾单位减少,易发生肾小球和血管硬化,以及肾小管间质纤维化等病变,并进一步加剧肾功能减退,最终导致肾衰竭,危及患者生命[78]。传统的治疗方式并不能完全修复损伤的肾脏组织,也不能恢复原有的肾脏功能,这也是CKD发展到后期只能靠透析或肾移植延续生命的重要原因。随着再生医学和生物医用材料的发展,通过再生肾细胞、旁分泌效应及肾脏类器官等方式修复受损的肾脏组织,为肾病的治疗提供了新思路,也将对提高肾脏病患者生活的质量和长度产生深远的积极影响。

(二) 肾脏疾病治疗上面临的困难与挑战

肾脏的修复能力是有限的,即使肾功能在急性损伤后恢复到正常水平,肾脏中持续存在的炎症和纤维化也会促进CKD的发展[79]。CKD在临床中隐匿发病,很大一部分肾脏病在初期受损时少有疼痛或不适的症状,容易被忽视。慢性肾功能不全最终将进展为终末期肾衰竭,即尿毒症[75]。到了肾衰竭的时候,患者只能通过肾替代治疗维持生命。肾替代治疗主要包括血液透析和肾移植。尽管目前血液透析治疗有了长足的进步,但肾衰竭患者的死亡率仍然较高,且生存质量较低。肾脏疾病缺乏敏感和特异性高的早期筛查生物标志物,现有临床实践中用于诊断肾脏疾病的标志物是血肌酐和尿量,但上述两个指标存在局限性:血肌酐水平要待肾功能丧失超过一大半时才出现升高,且受诸多非肾损伤因素(如药物、病人营养状态、机体肌肉量等)影响,每小时尿量的精确测定只有在留置导尿管的患者中才能进行,且受利尿剂用量和血容量波动等因素影响大。现在对于肾脏疾病都是采用常规细胞毒药物和激素治疗,用药物积极控制原发病,纠正高血压、高血糖和蛋白尿等与疾病进展相关的危险因素,以及防止酸中毒和贫血等并发症的发生。然而随着细胞毒药物和激素的大量应用,尽管肾脏疾病的预后已有很大程度的改善,但仍有一定数量的患者会由于激素依赖、激素抵抗或病情反复复发而形成难治性肾病,长时间使用药物引起的不良反应也会严重威胁患者的健康。若不能进行及时的控制及治疗,将有可能发展为终末期肾病,所以现在临床对于肾脏疾病急需一种新型治疗方式。

三 肾脏的功能、发育与再生

(一) 肾脏解剖结构和生理学功能

肾脏作为人体的重要器官,可生成尿液、排泄废物,同时重吸收有用物质,具备调节水、电解质与酸碱平衡,生成红细胞以及调节血压等复杂的功能。每个肾有100万个以上肾单位,肾单位作为肾脏结构与功能的基本单位,与集合管共同完成泌尿功能[80]。每个肾单位包括肾小体和肾小管两部分。肾小体为微小的圆球体,包括肾小球和肾小囊两部分。肾小体的功能是超微滤过,滤过屏障由毛细血管内皮、血管球基膜以及足细胞的裂孔膜构成。从肾动脉流入肾脏的血液,通过肾小球的滤过作用和肾小管的重吸收作用,血液中的部分尿素和尿酸等废物随尿液排出,滤液从肾小球空间流过肾小管,最后是连接集合管的连接小管[81]。肾小管是一段细长而弯曲的管道,管壁围绕有丰富的毛细血管。肾小管按不同的形态结构,分布位置和功能分成三部分:髓袢降支粗段(近曲小管)、髓袢细段和髓袢升支粗段(远曲小管)(图7-3)。肾小管的主要作用是重吸收和分泌。集合管是由数条远曲小管汇合而成,由皮质走向髓质锥体乳头孔的小管,沿途有许多肾单位的远曲小管与它相连,管径逐渐变粗,管壁逐渐变厚。集合管除了运输尿液的作用,还具有重吸收和分泌的功能[82,83]。

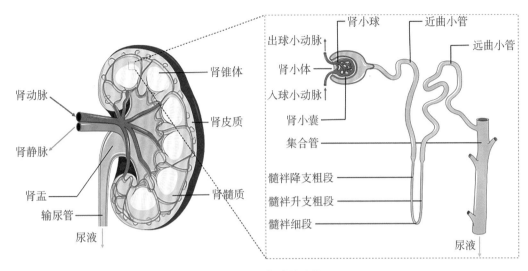

图7-3　肾脏的结构

各种原发的、继发的肾小球肾炎、肾小管损伤和肾血管的病变均有可能引起 CKD。CKD 进展的特征是肾单位逐渐、不可逆转地丧失[84]。多项研究表明,使用成熟的成体细胞或干细胞进行再生治疗可能会取得成功。出生后哺乳动物的肾脏在切除后可能会得到部分修复,这种再生主要是由于肾脏中存在的成熟细胞或干细胞的增殖,这些细胞迁移到受损区域并增殖,然后分化为新的体细胞,这些结果表明再生解决方案为终末期肾脏病的治疗提供了巨大的潜力[85]。多能干细胞(pluripotent stem cells, PSCs)具有分化为肾单位样部位的肾脏类器官的能力,这为肾脏疾病的细胞疗法的发展提供了可能,同时也可以模拟肾脏的发育、损伤和疾病进程,为药物筛选提供了策略[84]。通过应用 3D 打印等生物技术制造出用于器官移植的完整肾脏等仍然有待时日,目前的主流策略是通过干细胞的诱导分化模拟肾脏胚胎发育的过程来试图阐明肾脏再生的机制[86]。

(二)肾脏的发育过程

成熟的肾脏中有 20 多种不同的细胞类型,在中枢神经系统以外的所有器官中表现出最高的结构复杂性[87]。肾脏损伤后的修复再生过程涉及细胞的定向分化,因此为了重建、维持和扩大人类肾脏组织或单个肾脏细胞类型,需要详细了解正常肾脏发育,包括基因表达的特定模式、关键细胞间相互作用和关键信号通路[88]。肾脏的胚胎发生其实是由前肾、中肾及后肾这三个相互连续且略有重叠的阶段组成。前肾在人体存在的时间很短,它在人胚胎的第三周末由间介中胚层分化而成的生肾节进一步发生而来,生肾节上形成 7~10 对前肾小管,一端与胚内体腔相通,一端向胚胎尾部生长融合形成纵行的前肾管,除了前肾管向尾部延伸的大部分最后形成中肾管外,其余的前肾组织都会退化消失,前肾其实并没有排泄功能。在前肾退化的同时,中肾已在生肾索内开始形成,首先是生肾索内的细胞团形成中肾小泡,进而发育成 S 形的中肾小管,中肾小管的一端膨大并凹陷,与背主动脉发出的毛细血管团形成如成体肾小体构造相似的结构,而小管的另一端则与之前所说的由前肾管演变而来的中肾管相通,中肾管通向泄殖腔,相比前肾,中肾具有一定的排泄功能,可持续数周,但中肾仍只是一个中间态,在胚胎发育的第九周时,大部分已退化消失。成体的肾脏是由后肾形成,所以后肾又称恒肾。它是由后肾间质(metanephrim mesenchyme, MM)和输尿管芽(ureteric bud, UB)两部分分化而来,MM包括肾单位祖细胞(nephron progenitors, NPs)和基质祖细胞(stromal progenitors, SPs),最终分化成肾单位;UB则分化成输尿管、肾盂、肾盏以及集合管[89]。

Taguchi等开发了一种来自小鼠胚胎干细胞(embryonic stem cells, ESCs)和人类多能干细胞的肾单位祖细胞的诱导方法,通过将单个UB与胚胎肾前体共培养,或与ESCs衍生的NPs和SPs的混合物共培养,验证小鼠ESCs衍生的UB的功能,制造出了含有肾单位结构的肾脏组织[90]。虽然干细胞定向分化或转分化的进步将为推动组织工程发展提供肾脏细胞来源,由于肾脏发育的调控机制错综复杂,现有的肾脏类器官分化方案产生的类器官,虽有肾系细胞,但结构和成熟度存在较大的差异。生物医用材料的目的是在体外为细胞提供一个仿生的微环境,模拟胞外基质,除了为干细胞的生长和代谢提供物理性支持以外,还可通过提供适当的物理、化学及生物信号,引导或调控细胞行为,并进一步促进组织的形成,从而促进干细胞衍生人肾脏组织的体外和体内应用。

(三)肾脏的损伤和修复再生

肾脏疾病的主要临床表现有水肿、高血压、蛋白尿、血尿、肾功能不全等。肾脏复杂的生理功能及其特有的组织结构特点导致肾脏在多种情况下容易受到损伤。多数的CKD最终都会进展为肾脏纤维化,具体表现为肾小球硬化、肾小管萎缩及肾间质纤维化。肾小球硬化会引发内皮损伤及功能障碍,平滑肌细胞和肾小球系膜细胞增生,肾小球基底膜足细胞损伤。高血压也可以引起肾小球炎症反应,炎性细胞可激活肾小球系膜细胞导致系膜增生。转化生长因子 β_1 和其他生长因子可以产生大量的细胞外基质,导致肾小球膜扩张,这也是肾小球硬化的早期表现。肾小管的萎缩、硬化、肾间质纤维化和与肾小球滤过率(glomerular filtration rate, GFR)下降均与蛋白尿密切相关。尿蛋白会引起肾小管上皮细胞合成炎性产物,包括活性氧和趋化因子,进一步引发肾间质纤维化[75]。

肾脏是人体的重要和最为高度分化的器官之一,虽然容易受到缺氧和毒性损伤,但具有显著的修复和再生能力[91]。肾脏组织损伤和修复再生之间的平衡对于确定损伤后肾脏的最终结果至关重要。有研究报道肾脏修复能力与初始损伤的严重程度、频率和持续时间呈负相关[92]。这与长期以来肾脏修复再生可能只发生在急性肾损伤中的观点相反,更多的研究证实了即使在已建立和进行性的慢性肾病中也可以发生组织修复和重塑[93]。肾脏修复中的生物学事件包括营养生长因子及细胞因子的产生和分泌、间质成纤维细胞的活化、肾小管上皮细胞增殖和分化、肾成纤维细胞和浸润的炎症细胞的消退,以及受损微血管系统的修复[94]。越来越多的证据表明,包括Wnt、Notch和Hedgehog信号以及肝细胞生长因子(hepatocyte growth factor, HGF)信号级联在内的几个关键发育途径在促进损伤后肾脏修复和再生方面发挥着重要作用[95,96]。Wnt信号通路可以通过启动间充质细胞向上皮细胞转分化从而促进肾单位的形成[97]。Notch信号通路在血管发育、基质成熟、集合管形成和肾单位分隔、独立中发挥了重要作用,尤其是促进了近端小管和肾小球的结构成熟。在这种情况下,成人肾脏损伤后的组织修复可以被视为重述发育程序的一系列生物过程。目前肾脏的再生医学修复主要集中在两个方面:①通过细胞治疗的方式内源性修复和缓解肾脏疾病;

②通过组织工程的方式以用源自细胞和生物医用材料的结构替代受损的组织和器官。

三 生物医用材料在肾脏再生中的应用

近几十年,肾功能衰竭的治疗手段无明显发展,肾移植或者替代治疗依旧是目前肾功能衰竭患者的唯一治疗策略。然而,随着生物医学研究的进展,特别是再生医学的发展,再生医学在肾脏病治疗中的应用越来越受到关注。肾组织工程和再生技术为慢性肾脏疾病的治疗提供了巨大的潜力,但肾脏组织的复杂性给再生医学在肾组织再生方面的应用带来了新的挑战。构建组织工程人工器官需要三个要素,即"种子"细胞、支架材料、细胞生长因子。生物医用材料在组织工程中占据非常重要的地位。生物医用材料在肾脏组织修复中的用途主要有3种:①改善和恢复肾脏的功能;②辅助肾病治疗过程;③替代损害的肾脏器官和组织。

(一) 干细胞

基于细胞的再生疗法已经被广泛应用于多种肾脏疾病的治疗中,干细胞是人体内具有再生/分化能力的细胞,但并非所有干细胞类型都具有相同的分化和治疗潜力。人类多能干细胞(PSCs),即胚胎干细胞(ESCs)和诱导多能干细胞(iPSCs)的自我更新和分化潜能的特征,已被认为是肾脏疾病组织再生的潜在手段。成体干细胞对于肾脏损伤后的组织修复也至关重要,干细胞在注入患者体内后,会识别受损的肾脏组织释放的信号并迁移至受损区域,有规律地指向性分化成肾小管上皮细胞等肾脏细胞,恢复肾脏的形态和功能。还有研究发现,干细胞注入体内后,肾脏中炎症因子和氮氧化合物等物质明显减少,从而促进了受损肾脏细胞的存活和修复。

间充质干细胞(MSCs)是一种来源于中胚层的具有高度自我更新能力和多向分化潜能的多能干细胞,MSCs 可以从包括骨髓、脂肪组织、脐带血、骨骼肌、脾脏、胸腺、肺和羊水在内的多种组织中收获,并且很容易在较短的时间内进行体外扩增[98]。间充质干细胞可以分泌多种生长因子和细胞因子,调节相邻的实质细胞,触发组织再生。MSCs 保护肾脏结构和功能的能力已在实验性 CKD 中得到证实,在糖尿病肾病、部分肾切除术和慢性同种异体移植肾病在内的几种啮齿动物模型中 MSCs 保护肾功能并减轻肾损伤[99]。在肾血管重建结合 MSCs 的肾内递送可以恢复肾血流动力学和功能,并减少缺氧、炎症、细胞凋亡、氧化应激、纤维化和微血管损失[99]。MSCs 可选择性迁移至损伤组织部位,当 MSCs 迁移到受伤组织时,MSCs 可以影响器官微环境和局部细胞动力学,并进一步调节相关细胞的行为,通过分泌生物活性分子来介导重建受损组织[98]。内皮祖细胞(endothelial progenitor cell, EPCs)是成熟血管内皮细胞的前体细胞,属干细胞群体。EPCs 的主要功能特征包括诱导血管修复的血管生成能力,EPCs 的外源给药已成功用于 CKD 的实验模型,EPCs 的动员有助于缺血再灌注后立即在肾脏中的内皮修复,这表明 EPCs 在保护慢性实验性肾血管疾病肾脏方面的治疗潜力[100]。虽然 PSCs 存在致瘤性、免疫排斥反应及异质性等潜在问题,但干细胞治疗对于 CKD 而言仍然是一种非常有前景有希望的疗法,鉴于目前干细胞对 CKD 中细胞功能的很多推断都来自动物模型,还需要对人类受试者进行更深入的研究,提供干细胞疗法在肾脏疾病中有说服力的临床疗效证据。

(二) 水凝胶

水凝胶是高度亲水的聚合物材料,它们作为生物医用材料在多种应用中得到了广泛的研究。水凝胶可以分为三类：合成的、天然的和混合的。水凝胶作为一种新型生物医用材料，在肾脏组织再生中的应用策略主要是：①作为药物递送系统；②作为肾脏再生的细胞载体系统；③作为组织工程的支架。

水凝胶材料具有良好的生物相容性、生物可降解性、无毒性等优良特性，既可以通过调节水凝胶成分或者加入响应性材料等因素控制包封药物的释放速率，也可以做到局部给药，使药物传递系统更加智能和可控。全身给药通常面临过早释放和非特异性分布的问题，导致较低的疗效和脱靶毒性。水凝胶可以通过前体溶液的交联来控制"溶胶与凝胶"的转换，因此可以在不损害其原本功能的前提下作为可注射的生物医用材料。可注射水凝胶由于其可调控的理化特性、降解性能、高含水量，以及在微创方式下实现递送的能力，为肾脏的局部给药提供了一种替代方案，通过局部释放治疗剂来提高疗效、降低剂量并最大限度地减少全身组织毒性。Qin 等设计了一种由透明质酸衍生的水凝胶-胶束混合系统，将载有雷公藤红素（celastrol，CLT）的水凝胶注射到肾纤维化模型小鼠的肾囊内，可以抑制 TGF - β_1 和 NF - κB 介导的信号通路，缓解小鼠肾脏的炎症及纤维化的程度。基于水凝胶混合物的局部治疗显示出增强的疗效，并且未出现局部或全身毒性[101]。

水凝胶可根据特定的应用或细胞类型进行定制，通过调控微凝胶的尺寸、材料性质与制造策略，为单个或多个细胞共培养提供模拟的细胞微环境。水凝胶中可含有促进干细胞自我更新和分化的生物分子，模拟干细胞的天然环境，为其提供富含蛋白和糖的细胞外基质。通过合成了胰岛素样生长因子- 1（insulin-like growth factor 1，IGF - 1）的功能性多肽片段（IGF - 1C）并将其固定到壳聚糖水凝胶，可以提高移植细胞的存活率并加强旁分泌功能，进而促使肾脏组织再生。IGF - 1C 修饰的水凝胶在体外具有良好的生物相容性，可以增强脂肪间充质干细胞（adipose-derived mesenchymal stem cells，ADSCs）的增殖与其抗凋亡能力，加速肾脏组织学和功能学修复。这些治疗效应可能与促进肾小管上皮细胞增殖、减少凋亡、减轻炎症反应、刺激血管新生以及缓解慢性纤维化等旁分泌机制有关[102]。

水凝胶作为组织工程中的支架生物医用材料，类似于天然软组织，因为它们的高含水量有助于生物相容性[103]。尽管 MSC 被认为是通过细胞分化和细胞替代发挥有益作用，但越来越多的证据表明 MSC 的治疗作用主要归因于其旁分泌，特别是小细胞外囊泡（extracellular vesicles，EVs）的释放。小细胞外囊泡通常称为外泌体，是直径为 $50\sim200\,nm$ 的囊泡，有助于细胞间的通信。更重要的是，衍生自 MSC 的 EVs（MSC - EVs）已显示出对多种疾病具有修复作用，而没有与直接细胞移植相关的风险（免疫原性、致瘤性、畸胎瘤形成）。除了制造简单之外，易于存储以及能够穿越生物屏障的能力也是 EVs 吸引人的优势。MSC - EVs 的低稳定性和保留能力限制了它们的使用和组织修复。EVs 的作用效果在很大程度上取决于其内含物、给药途径、保留和靶标组织。通过装载植入支架（尤其是水凝胶）来增强功效，从而促进了 EVs 的持续效果，为延长 EVs 的生物利用度提供了可行的解决方案。未结合的 EVs 在体内会迅速被清除，并且 EVs 的膜成分已被证明由于可能受到蛋白酶或 pH 值变化的影响而很难在体内维持。迄今为止，只有少数研究集中在开发用于 EV 装载促进器官再生的水凝胶支架上，而 EV -水凝胶的生物学相互作用以及 EV -水凝胶复合物与细胞之间的相互作用机制仍然不清楚。RGD（Arg-Gly-Asp）多肽对整合素具有很强的结合亲和力，并且整合素已被鉴定为存在于 EVs 的膜表面上。有研究证实 RGD 水凝胶可以增加 EV 整合素介导的负载，从而可以提高肾脏修复的治疗功效，加速了 MSC - EVs 作为缺血性疾病无细胞治疗方法的开发[104]。

水凝胶是保证细胞稳定性和坚固性的重要载体,同时也是生物 3D 打印的墨水材料,但鉴于目前打印分辨率低、缺少合适的细胞、无合适的墨水等限制,生物打印目前完全模拟肾单位还存在困难。更多的研究将着眼于研究哪些水凝胶更有利于体外模型的形成。目前人们所用的凝胶主要来自小鼠,使得这种凝胶存在不少问题。首先,人们还无法完全控制其组成,批次间差异在一定程度上会影响干细胞的行为;其次,人们不能调节凝胶组分,这对于研究不同参数对类器官生长的作用存在影响;最后,这种来源的凝胶有一定可能携带病原体或免疫原,因此培养的类器官不适合在临床上使用。但随着生物医用材料领域的不断发展,水凝胶未来可能会更好地应用于研究肾脏损伤后修复。

（三）纳米材料

纳米技术作为一个独特且快速发展的科学领域,纳米工程生物医用材料可以在肾衰竭治疗和肾脏再生中发挥重要作用[105]。合成纳米颗粒被广泛应用于临床药物递送,纳米递送策略可以改善治疗药物在体内的空间和时间分布,从而减少副作用或提高治疗效果。通过优化纳米载体的尺寸、形状和表面性质,已经实现了更好的递送,而引入了纳米材料的水凝胶可以增强自身机械性能,更利于药物释放,还可以通过赋予诸如外源刺激响应等功能来进一步实现药物的可控释放,要实现医用纳米颗粒由实验验证向临床应用的最终转化,其中至关重要的一步是,明确纳米颗粒的体内行为与其物理化学属性间的关系。尽管目前新疗法的转化仍存在许多挑战,但生物医用材料和纳米医学的进步有可能彻底改变临床和治疗领域,甚至与干细胞生物学相结合,可以合成和定制材料,以重建精细结构的微环境（通过纳米结构、纳米纤维、生物活性化合物等）。纳米材料在肾脏组织再生中的应用策略:①基于纳米粒子的肾脏靶向给药系统;②用于肾脏再生的纳米材料;③用于可穿戴血液净化系统的[106]。

纳米载体可以递送药物、蛋白质、肽和核酸,并可以促进基因或 RNA 干扰分子的靶向递送。纳米药物可以靶向不同的肾细胞类型或细胞外基质成分,肾脏系统的靶向治疗不仅可以提高药物的疗效,还可以降低毒性,以用于目前治疗效果有限的肾脏疾病[107]。由于其物理化学特性,纳米颗粒可以穿过生物屏障并到达其目标细胞。直径为 75 ± 25 nm 的纳米颗粒可指定用于肾系膜,显示出治疗效果。目前细胞因子疗法往往受到活性周期短及生物利用度低等原因的限制,而纳米颗粒能够弥补细胞因子疗法的不足,可无创性地向肾脏靶向递送具有功能性的生物活性物质。Midgley 等将包裹在涂有透明质酸的壳聚糖纳米颗粒中来递送表达骨形态发生蛋白 7（bone morphogenetic protein 7，BMP7）或肝细胞生长因子（hepatocyte growth factor，HGF）- NK1（HGF/NK1）的质粒 DNA,以安全地将含有质粒 DNA 的多功能纳米颗粒施用于肾脏局部和持续表达抗纤维化因子。在 CKD 的单侧输尿管梗阻小鼠模型中,纳米颗粒减弱了纤维化的发展并保护肾脏结构和功能。BMP7 的基因传递逆转了纤维化的进程,而 HGF/NK1 的传递通过消除胶原纤维沉积阻止 CKD 进展。HGF/NK1 的纳米颗粒递送具有有效的抗纤维化和肾脏再生的作用。基于肝素的碳纳米管由于其具有良好的血液相容性而被认为具有重要应用价值。肝素的贴面能力或它在碳纳米管上的沉积是这种抗凝剂的优异特性,在这种形式下,它可能表现出与人工肾相似的结构。重要的是,已经表明含有纳米孔的肝素复合膜可以用作合成肾脏或过滤血液并保持其流动的透析装置。因此,在肾透析过程中,应用包含血液相容性碳纳米管的透析器可能是肝素的重要替代品[109]。使用生物相容性聚合物纳米纤维合成基于聚二甲基硅氧烷

(polydimethylsiloxane, PDMS)的人工肾脏微芯片,该芯片可从有毒材料中过滤出血液。PDMS微流体通道系统的优化和纳米纤维膜的各种包装提供了一种便携式和可穿戴的人工肾脏[110]。

(四) 细胞外基质

通过组织工程技术实现肾脏组织再生修复的策略之一就是寻找合适的支架材料。理想的支架材料不仅需为再生的细胞提供支撑结构,同时还具有调控再生细胞行为的功能。细胞外基质(extracellular matrix, ECM)是一种由细胞分泌到细胞外间质中的大分子物质,构成复杂的网架结构,可以调节组织的发生和细胞的生理活动,连接组织结构。ECM错综复杂的网络结构为细胞的生存及活动提供适宜的场所,并通过信号转导系统影响细胞的形状、增殖、分化、代谢等功能。这使得ECM不仅具有连接、支持、保水、抗压及保护等物理学作用,而且对细胞的基本生命活动发挥着全方位的生物学调控作用,为细胞提供了理想的微环境,因此近年来ECM也越来越广泛地被应用于肾脏组织再生修复的研究中。Ko等以聚乳酸-乙醇酸、氢氧化镁和脱细胞猪肾ECM为原料,采用生物活性化合物聚脱氧核糖核酸,以及肿瘤坏死因子-α/干扰素-γ诱导的间充质干细胞衍生的细胞外小泡(TI-EVs)对多孔气动微挤压复合支架进行功能化,以促进功能性肾组织的再生和维持[111]。Yu等使用连续洗涤剂灌注产生脱细胞大鼠肾支架。支架保留了完整的血管树和整体结构,以及各种细胞因子。将脱细胞大鼠肾支架组织移植到部分肾切除的大鼠肾脏上。发现肾脏大小增加,并在含有移植支架的修复区域观察到再生的肾实质细胞。与对照组相比,支架移植肾中巢蛋白阳性的肾祖细胞数量明显更高,移植后6周肾功能显著恢复。进一步表明脱细胞大鼠肾支架可用于促进慢性肾病治疗中的肾脏恢复[112]。Lih等开发的$Mg(OH)_2$和肾ECM的PLGA支架通过中和酸性微环境和提高生物相容性,诱导肾小球组织再生,降低炎症反应,从组织学结构和生物学功能上都促进了肾脏重建[113]。

在器官生物工程领域,在支架材料上接种细胞的方法已显示出产生活器官的巨大希望。由于其特殊的解剖学和生理学,基于ECM的支架是肾脏再生的合理起点。肾脏细胞外基质对肾脏发育和修复以及信号转导至关重要。为此,已经描述了几种用于整个肾脏脱细胞的协议。通过肾脏脉管系统灌注去污剂和酶是将脱细胞剂递送至细胞和从组织中去除细胞物质的有效方法[114]。肾脏成功脱细胞,提出了使用这些可移植支架构建临床适用的组织工程肾脏的可能性。使用在体外接种内皮细胞和上皮细胞的大鼠肾脱细胞支架构建组织工程肾,在体内原位移植并成功产生尿液。部分电解质的重吸收没有达到正常肾脏的水平,这可能与细胞植入不完全和内皮细胞未成熟有关[115]。随着进一步的研究,体外工程肾脏可能为终末期肾病患者提供足够的肾脏。

四 生物医用材料应用于肾脏再生研究领域的前景

组织工程的最终目标是通过提供具有结构化的肾脏器官替代品来提高患者的预期寿命。肾脏作为净化血液的重要身体器官,其功能的任何障碍都可归因于潜在的不良后果。与其他技术相比,肾移植被认为是治疗肾功能衰竭的最佳方法。然而,找到合适的肾脏供体需要很长时间,而且肾脏数量少于需要替代治疗的患者是主要障碍。因此,肾脏再生被认为是医疗保健系统中的主要问题,引起了极大的关注。由于肾脏的复杂性,功能性肾脏的再细胞化目前仍然是科学家们面临的一大挑战。在再生医学和全器官再生领域,已经进行了许多努力以将该技术转化为临床实践。最终目标是为不同类型的疾病提供可行且可靠的治疗方法。在此背景下,虽然肾脏再生方面有很多改进,但仍有许多障碍需要克服。功能性生物工程肾脏对科学家来说仍然是一个巨大的挑战。近十年来,实体器官再生领域取得了许多进步;但是,我们离主要目标还很远。目前,世界各地的再生中心一直在努力寻找可行的策略来开发生物工程肾脏。重建完整功能的肾脏仍然很困难。工程肾在临床应用前必须具备完整的肾功能,产生尿液并分泌促红细胞生成素。生物医用材料可以在一定程度上克服传统疗法的局限性,体内实验证实了生物医用材料的安全性和修复作用,将为临床研究提供理论基础。生物医用材料和生物工程的进一步研究有望为肾损伤的治疗和肾功能的恢复打开一扇新的大门。

参考文献

［1］ Weinberger F, Eschenhagen T. Cardiac Regeneration: New Hope for an Old Dream ［J］. Annu Rev Physiol, 2021,83:59 – 81.

［2］ Tzahor E, Poss KD. Cardiac regeneration strategies: Staying young at heart ［J］. Science, 2017,356 (6342):1035 – 1039.

［3］ Laflamme MA, Murry CE. Heart regeneration ［J］. Nature, 2011,473(7347):326 – 335.

［4］ Sun F, Shoffner AR, Poss KD. A Genetic Cardiomyocyte Ablation Model for the Study of Heart Regeneration in Zebrafish ［J］. Methods Mol Biol, 2021,2158:71 – 80.

［5］ Chan SS, Shueh YZ, Bustamante N, et al. Genetic fate-mapping for studying adult cardiomyocyte replenishment after myocardial injury ［J］. Methods Mol Biol, 2010,660:201 – 211.

［6］ Porrello ER, Mahmoud AI, Simpson E, et al. Transient regenerative potential of the neonatal mouse heart ［J］. Science, 2011,331(6020):1078 – 1080.

［7］ Lázár E, Sadek HA, Bergmann O. Cardiomyocyte renewal in the human heart: insights from the fall-out ［J］. Eur Heart J, 2017,38(30):2333 – 2342.

［8］ Kajstura J, Urbanek K, Perl S, et al. Retraction of Cardiomyogenesis in the Adult Human Heart ［J］. Circ Res, 2019,124(4):e22.

［9］ Anversa P, Kajstura J, Rota M, et al. Regenerating new heart with stem cells ［J］. J Clin Invest, 2018,128(12):5676.

［10］ Addis RC, Epstein JA. Induced regeneration—the progress and promise of direct reprogramming for heart repair ［J］. Nat Med, 2013,19(7):829 – 836.

［11］ Stapleton L, Zhu Y, Woo YJ, et al. Engineered biomaterials for heart disease ［J］. Curr Opin Biotechnol, 2020,66:246 – 254.

［12］ Coulombe KL, Bajpai VK, Andreadis ST, et al. Heart regeneration with engineered myocardial tissue ［J］. Annu Rev Biomed Eng, 2014,16:1 – 28.

［13］ Reis LA, Chiu LL, Feric N, et al. Biomaterials in myocardial tissue engineering ［J］. J Tissue Eng Regen Med, 2016,10(1):11 – 28.

［14］ Venugopal JR, Prabhakaran MP, Mukherjee S, et al. Biomaterial strategies for alleviation of myocardial infarction ［J］. J R Soc Interface, 2012,9(66):1 – 19.

［15］ Rane AA, Christman KL. Biomaterials for the treatment of myocardial infarction: a 5-year update ［J］. J Am Coll Cardiol, 2011,58(25):2615 – 2629.

［16］ Steffens D, Braghirolli DI, Maurmann N, et al. Update on the main use of biomaterials and techniques associated with tissue engineering ［J］. Drug Discov Today, 2018,23(8):1474 – 1488.

[17] Sun X, Nunes SS. Overview of hydrogel-based strategies for application in cardiac tissue regeneration [J]. Biomed Mater, 2015,10(3):034005.

[18] Majid QA, Fricker ATR, Gregory DA, et al. Natural Biomaterials for Cardiac Tissue Engineering: A Highly Biocompatible Solution [J]. Front Cardiovasc Med, 2020,7:554597.

[19] Perea-Gil I, Prat-Vidal C, Bayes-Genis A. In vivo experience with natural scaffolds for myocardial infarction: the times they are a-changin [J]. Stem Cell Res Ther, 2015,6:248.

[20] Pascual-Gil S, Garbayo E, Díaz-Herráez P, et al. Heart regeneration after myocardial infarction using synthetic biomaterials [J]. J Control Release, 2015,203:23 – 38.

[21] Lakshmanan R, Krishnan UM, Sethuraman S. Polymeric scaffold aided stem cell therapeutics for cardiac muscle repair and regeneration [J]. Macromol Biosci, 2013,13(9):1119 – 1134.

[22] Wang YL, Yu SN, Shen HR, et al. Thymosin β4 released from functionalized self-assembling peptide activates epicardium and enhances repair of infarcted myocardium [J]. Theranostics, 2021, 11(9): 4262 – 4280.

[23] 赵亮,邱晓娜,李霞飞. 心肌支架材料在心肌梗死治疗中的应用与研究热点[J]. 中国组织工程研究, 2019,23(14):2279 – 2284.

[24] Efraim Y, Sarig H, Cohen Anavy N, et al. Biohybrid cardiac ECM-based hydrogels improve long term cardiac function post myocardial infarction [J]. Acta Biomater, 2017,50:220 – 233.

[25] Martins AM, Eng G, Caridade SG, et al. Electrically conductive chitosan/carbon scaffolds for cardiac tissue engineering [J]. Biomacromolecules, 2014,15(2):635 – 643.

[26] Sun H, Zhou J, Huang Z, et al. Carbon nanotube-incorporated collagen hydrogels improve cell alignment and the performance of cardiac constructs [J]. Int J Nanomedicine, 2017,2:3109 – 3120.

[27] Liu Y, Liang X, Wang S, et al. Electrospun Poly (lactic-co-glycolic acid)/Multiwalled Carbon Nanotube Nanofibers for Cardiac Tissue Engineering [J]. Journal of Biomaterials & Tissue Engineering, 2016,6(9):719 – 728.

[28] Bejleri D, Davis ME. Decellularized Extracellular Matrix Materials for Cardiac Repair and Regeneration [J]. Adv Healthc Mater, 2019,8(5):e1801217.

[29] Dai W, Gerczuk P, Zhang Y, et al. Intramyocardial injection of heart tissue-derived extracellular matrix improves postinfarction cardiac function in rats [J]. J Cardiovasc Pharmacol Ther, 2013,18(3): 270 – 279.

[30] Singelyn JM, Sundaramurthy P, Johnson TD, et al. Catheter-deliverable hydrogel derived from decellularized ventricular extracellular matrix increases endogenous cardiomyocytes and preserves cardiac function post-myocardial infarction [J]. J Am Coll Cardiol, 2012,59(8):751 – 763.

[31] Seif-Naraghi SB, Singelyn JM, Salvatore MA, et al. Safety and efficacy of an injectable extracellular matrix hydrogel for treating myocardial infarction [J]. Sci Transl Med, 2013,5(173):173ra25.

[32] Seif-Naraghi SB, Horn D, Schup-Magoffin PJ, et al. Injectable extracellular matrix derived hydrogel provides a platform for enhanced retention and delivery of a heparin-binding growth factor [J]. Acta Biomater, 2012,8(10):3695 – 3703.

[33] Mewhort HE, Turnbull JD, Meijndert HC, et al. Epicardial infarct repair with basic fibroblast growth factor-enhanced CorMatrix-ECM biomaterial attenuates postischemic cardiac remodeling [J]. J Thorac Cardiovasc Surg, 2014,147(5):1650 – 1659.

[34] Zhang Y, Mignone J, MacLellan WR. Cardiac regeneration and stem cells [J]. Physiol Rev, 2015, 95 (4):1189 – 1204.

[35] Alrefai MT, Murali D, Paul A, et al. Cardiac tissue engineering and regeneration using cell-based therapy [J]. Stem Cells Cloning, 2015,8:81 – 101.

[36] He L, Nguyen NB, Ardehali R, et al. Heart regeneration by endogenous stem cells and cardiomyocyte proliferation: controversy, fallacy, and progress [J]. Circulation, 2020,142(3):275 – 291.

[37] Bagno L, Hatzistergos KE, Balkan W, et al. Mesenchymal stem cell-based therapy for cardiovascular disease: progress and challenges [J]. Mol Ther, 2018,26(7):1610 – 1623.

[38] Mazzola M, Di Pasquale E. Toward cardiac regeneration: combination of pluripotent stem cell-based therapies and bioengineering strategies [J]. Front Bioeng Biotechnol, 2020,8:455.

[39] Sanchez-Freire V, Lee AS, Hu S, et al. Effect of human donor cell source on differentiation and function of cardiac induced pluripotent stem cells [J]. J Am Coll Cardiol, 2014,64(5):436 – 448.

[40] Pushp P, Nogueira DES, Rodrigues CAV, et al. A concise review on induced pluripotent stem cell-derived cardiomyocytes for personalized regenerative medicine [J]. Stem Cell Rev Rep, 2021,17(3): 748 – 776.

[41] 付小兵,王正国,吴祖泽. 再生医学基础与临床[M]. 北京:人民卫生出版社,2013.

[42] 熊党生. 生物医用材料与组织工程[M]. 2 版. 北京:科学出版社,2018.

[43] Lorente S, Hautefeuille M, Sanchez-Cedillo A. The liver, a functionalized vascular structure [J]. Sci Rep, 2020,10(1):16194.

[44] Ali M, Payne SL. Biomaterial-based cell delivery strategies to promote liver regeneration [J]. Biomater Res, 2021,25(1):5.

[45] Shimoda H, Yagi H, Higashi H, et al. Decellularized liver scaffolds promote liver regeneration after partial hepatectomy [J]. Sci Rep, 2019,9(1):12543.

[46] Zhang RR, Zheng YW, Li B, et al. Hepatic stem cells with self-renewal and liver repopulation potential are harbored in CDCP1-positive subpopulations of human fetal liver cells [J]. Stem Cell Res Ther, 2018,9(1):29.

[47] Bale SS, Geerts S, Jindal R, et al. Isolation and co-culture of rat parenchymal and non-parenchymal liver cells to evaluate cellular interactions and response [J]. Sci Rep, 2016,6(1):25329.

[48] De Leve LD. Liver sinusoidal endothelial cells and liver regeneration [J]. J Clin Invest, 2013,123(5): 1861 – 1866.

[49] Huang J. Biology and engineering of stem cell niches [M]. Boston: Academic Press, 2017.

[50] da Silva MA, Vieira S, Zhao X, et al. Advanced biomaterials and processing methods for liver regeneration: state-of-the-art and future trends [J]. Adv Healthc Mater, 2020,9(5):1901435.

[51] Zhang J, Zhao X, Liang L, et al. A decade of progress in liver regenerative medicine [J]. Biomaterials, 2018,157:161 – 176.

[52] Huch M, Gehart H, van Boxtel R, et al. Long-term culture of genome-stable Bipotent stem cells from adult human liver [J]. Cell, 2015,160(1):299 – 312.

[53] Park MR, Wong MS, Araúzo-Bravo MJ, et al. Oct4 and Hnf4α-induced hepatic stem cells ameliorate chronic liver injury in liver fibrosis model [J]. PLoS One, 2019,14(8):e0221085.

[54] Matai I, Kaur G, Seyedsalehi A, et al. Progress in 3D bioprinting technology for tissue/organ regenerative engineering [J]. Biomaterials, 2020,226:119536.

[55] Nevi L, Safarikia S, Di Matteo S, et al. Hyaluronan-based grafting strategies for liver stem cell therapy and tracking methods [J]. Stem Cells Int, 2019,2019:3620546.

[56] German CL, Madihally SV. Type of endothelial cells affects HepaRG cell acetaminophen metabolism in both 2D and 3D porous scaffold cultures [J]. J Appl Toxicol, 2019,39(3):461 – 472.

[57] Gao C, Yang Y, Zhang Y, et al. HGF gene delivering alginate/Galactosylated chitosan sponge scaffold for three-dimensional Coculture of hepatocytes/3T3 cells [J]. DNA Cell Biol, 2020,39(3):451 – 458.

[58] Chen C, Soto-Gutierrez A, Baptista PM, et al. Biotechnology challenges to in vitro maturation of

hepatic stem cells [J]. Gastroenterology, 2018,154(5):1258 – 1272.

[59] Yamaguchi T, Matsuzaki J, Katsuda T, et al. Generation of functional human hepatocytes in vitro: current status and future prospects [J]. Inflamm Regen, 2019,39(1):13.

[60] Khodabakhsh Aghdam S, Khoshfetrat AB, Rahbarghazi R, et al. Collagen modulates functional activity of hepatic cells inside alginate-galactosylated chitosan hydrogel microcapsules [J]. Int J Biol Macromol, 2020,156:1270 – 1278.

[61] Kourouklis AP, Kaylan KB, Underhill GH. Substrate stiffness and matrix composition coordinately control the differentiation of liver progenitor cells [J]. Biomaterials, 2016,99:82 – 94.

[62] Mazza G, Al-Akkad W, Rombouts K, et al. Liver tissue engineering: from implantable tissue to whole organ engineering [J]. Hepatol Commun, 2017,2(2):131 – 141.

[63] Hosseini V, Maroufi NF, Saghati S, et al. Current progress in hepatic tissue regeneration by tissue engineering [J]. J Transl Med, 2019,17(1):383.

[64] Perez RA, Jung CR, Kim HW. Biomaterials and Culture Technologies for Regenerative Therapy of Liver Tissue [J]. Adv Healthc Mater, 2017,6(2):1600791.

[65] Heydari Z, Najimi M, Mirzaei H, et al. Tissue Engineering in Liver Regenerative Medicine: Insights into Novel Translational Technologies [J]. Cells, 2020,9(2):304.

[66] Antoshin A, Churbanov S, Minaev N, et al. LIFT-bioprinting, is it worth it [J]. Bioprinting, 2019, 15:e00052.

[67] Zagho MM, Hussein EA, Elzatahry AA. Recent overviews in functional polymer composites for biomedical applications [J]. Polymers (Basel), 2018,10(7):739.

[68] Desai SS, Tung JC, Zhou VX, et al. Physiological ranges of matrix rigidity modulate primary mouse hepatocyte function in part through hepatocyte nuclear factor 4 alpha [J]. Hepatology, 2016,64:261 – 275.

[69] Natarajan V, Berglund EJ, Chen DX, et al. Substrate stiffness regulates primary hepatocyte functions [J]. RSC Adv, 2015,5:80956 – 80966.

[70] Mao SA, Glorioso JM, Nyberg SL. Liver regeneration [J]. Transl Res, 2014,163(4):352 – 362.

[71] Rossi EA, Quintanilha LF, Nonaka CKV, et al. Advances in hepatic tissue bioengineering with decellularized liver bioscaffold [J]. Stem Cells Int, 2019,2019:2693189.

[72] Kwon YJ, Lee KG, Choi D. Clinical implications of advances in liver regeneration [J]. Clin Mol Hepatol, 2015,21(1):7 – 13.

[73] Yagi S, Hirata M, Miyachi Y, et al. Liver Regeneration after hepatectomy and partial liver transplantation [J]. Int J Mol Sci, 2020,21(21):8414.

[74] Polenakovic MH, Dohcev S, Rambabova-Bushljetik I, et al. The importance of the world kidney day world kidney day-11 March 2021-living well with kidney disease [J]. Prilozi, 2021,42(1):19 – 40.

[75] Webster AC, Nagler EV, Morton RL, et al. Chronic kidney disease [J]. Lancet, 2017,389(10075): 1238 – 1252.

[76] Salani M, Roy S, Fissell WH. Innovations in Wearable and Implantable Artificial Kidneys [J]. American journal of kidney diseases: the official journal of the National Kidney Foundation, 2018,72 (5):745 – 751.

[77] Kazi AM, Hashmi MF. Glomerulonephritis [M]. Statpearls: Treasure Island (FL), 2021.

[78] Djudjaj S, Boor P. Cellular and molecular mechanisms of kidney fibrosis [J]. Molecular Aspects of Medicine, 2019,65:16 – 36.

[79] Gerhardt LMS, Liu J, Koppitch K, et al. Single-nuclear transcriptomics reveals diversity of proximal tubule cell states in a dynamic response to acute kidney injury [J]. Proc Natl Acad Sci U S A, 2021,118

(27):e2026684118.

［80］ Romagnani P, Remuzzi G, Glassock R, et al. Chronic kidney disease [J]. Nature Reviews Disease Primers, 2017,3:17088.

［81］ Costantini F, Kopan R. Patterning a complex organ: branching morphogenesis and nephron segmentation in kidney development [J]. Developmental Cell, 2010,18(5):698－712.

［82］ Chen Y, Pei P, Lei Z, et al. A Promising NIR－Ⅱ Fluorescent Sensor for Peptide-Mediated Long-Term Monitoring of Kidney Dysfunction [J]. Angewandte Chemie, 2021,60(29):15809－15815.

［83］ Zhao H, Li L, Zhan H, et al. Mechanistic Understanding of the Engineered Nanomaterial-Induced Toxicity on Kidney [J]. Journal of Nanomaterials, 2019,2019:12.

［84］ Morizane R, Lam AQ, Freedman BS, et al. Nephron organoids derived from human pluripotent stem cells model kidney development and injury [J]. Nature Biotechnology, 2015,33(11):1193－1200.

［85］ Destefani AC, Sirtoli GM, Nogueira BV. Advances in the Knowledge about Kidney Decellularization and Repopulation [J]. Frontiers in Bioengineering and Biotechnology, 2017,5:34.

［86］ Mota C, Camarero-Espinosa S, Baker MB, et al. Bioprinting: From Tissue and Organ Development to in Vitro Models [J]. Chemical Reviews, 2020,120(19):10547－10607.

［87］ Clevers H. Modeling development and disease with organoids [J]. Cell, 2016,165(7):1586－1597.

［88］ Little MH, Kumar SV, Forbes T. Recapitulating kidney development: Progress and challenges [J]. Seminars in Cell & Developmental Biology, 2019,91:153－168.

［89］ Short KM, Smyth IM. The contribution of branching morphogenesis to kidney development and disease [J]. Nature Reviews Nephrology, 2016,12(12):754－767.

［90］ Taguchi A, Nishinakamura R. Higher-order kidney organogenesis from pluripotent stem cells [J]. Cell Stem Cell, 2017,21(6):730－746, e736.

［91］ Yoshida M, Honma S. Regeneration of injured renal tubules [J]. Journal of Pharmacological Sciences, 2014,124(2):117－122.

［92］ Sharfuddin AA, Molitoris BA. Pathophysiology of ischemic acute kidney injury [J]. Nature Reviews Nephrology, 2011,7(4):189－200.

［93］ Mene P, Polci R, Festuccia F. Mechanisms of repair after kidney injury [J]. Journal of Nephrology, 2003,16(2):186－195.

［94］ Ferenbach DA, Bonventre JV. Mechanisms of maladaptive repair after AKI leading to accelerated kidney ageing and CKD [J]. Nature Reviews Nephrology, 2015,11(5):264－276.

［95］ Tan RJ, Zhou D, Zhou L, et al. Wnt/beta-catenin signaling and kidney fibrosis [J]. Kidney International Supplements, 2014,4(1):84－90.

［96］ Lasagni L, Ballerini L, Angelotti ML, et al. Notch activation differentially regulates renal progenitors proliferation and differentiation toward the podocyte lineage in glomerular disorders [J]. Stem Cells, 2010,28(9):1674－1685.

［97］ Zhou T, Benda C, Dunzinger S, et al. Generation of human induced pluripotent stem cells from urine samples [J]. Nature Protocols, 2012,7(12):2080－2089.

［98］ Wu Y, Zhang C, Guo R, et al. Mesenchymal stem cells: an overview of their potential in cell-based therapy for diabetic nephropathy [J]. Stem Cells International, 2021,2021:6620811.

［99］ Hickson LJ, Eirin A, Lerman LO. Challenges and opportunities for stem cell therapy in patients with chronic kidney disease [J]. Kidney International, 2016,89(4):767－778.

［100］ Eirin A, Zhu XY, Krier JD, et al. Adipose tissue-derived mesenchymal stem cells improve revascularization outcomes to restore renal function in swine atherosclerotic renal artery stenosis [J]. Stem Cells, 2012, 30(5):1030－1041.

［101］Qin X, Xu Y, Zhou X, et al. An injectable micelle-hydrogel hybrid for localized and prolonged drug delivery in the management of renal fibrosis ［J］. Acta Pharmaceutica Sinica B, 2021,11(3):835 – 847.

［102］Feng G, Zhang J, Li Y, et al. IGF – 1 C Domain-Modified Hydrogel Enhances Cell Therapy for AKI ［J］. Journal of the American Society of Nephrology: JASN, 2016,27(8):2357 – 2369.

［103］Kharkar PM, Kiick KL, Kloxin AM. Designing degradable hydrogels for orthogonal control of cell microenvironments ［J］. Chemical Society Reviews, 2013,42(17):7335 – 7372.

［104］Zhang C, Shang Y, Chen X, et al. Supramolecular Nanofibers Containing Arginine-Glycine-Aspartate (RGD) Peptides Boost Therapeutic Efficacy of Extracellular Vesicles in Kidney Repair ［J］. ACS Nano, 2020,14(9):12133 – 12147.

［105］Uzarski JS, Xia Y, Belmonte JC, et al. New strategies in kidney regeneration and tissue engineering ［J］. Current Opinion in Nephrology and Hypertension, 2014,23(4):399 – 405.

［106］Eftekhari A, Maleki Dizaj S, Ahmadian E, et al. Application of Advanced Nanomaterials for Kidney Failure Treatment and Regeneration ［J］. Materials(Basel), 2021,14(11):2939.

［107］Kamaly N, He JC, Ausiello DA, et al. Nanomedicines for renal disease: current status and future applications ［J］. Nature Reviews Nephrology, 2016,12(12):738 – 753.

［108］Midgley AC, Wei Y, Zhu D, et al. Multifunctional Natural Polymer Nanoparticles as Antifibrotic Gene Carriers for CKD Therapy ［J］. Journal of the American Society of Nephrology: JASN, 2020,31 (10):2292 – 2311.

［109］Murugesan S, Mousa S, Vijayaraghavan A, et al. Ionic liquid-derived blood-compatible composite membranes for kidney dialysis ［J］. J Biomed Mater Res B Appl Biomater, 2006,79(2):298 – 304.

［110］Heintz K, Schilke KF, Snider J, et al. Preparation and evaluation of PEO-coated materials for a microchannel hemodialyzer ［J］. J Biomed Mater Res B Appl Biomater, 2014,102(5):1014 – 1020.

［111］Ko KW, Park SY, Lee EH, et al. Integrated bioactive scaffold with polydeoxyribonucleotide and stem-cell-derived extracellular vesicles for kidney regeneration ［J］. ACS Nano, 2021, 15 (4): 7575 – 7585.

［112］Yu YL, Shao YK, Ding YQ, et al. Decellularized kidney scaffold-mediated renal regeneration ［J］. Biomaterials, 2014,35(25):6822 – 6828.

［113］Lih E, Park W, Park KW, et al. A bioinspired scaffold with anti-inflammatory magnesium hydroxide and decellularized extracellular matrix for renal tissue regeneration ［J］. ACS Central Science, 2019,5 (3):458 – 467.

［114］Zambon JP, Magalhaes RS, Ko I, et al. Kidney regeneration: Where we are and future perspectives ［J］. World Journal of Nephrology, 2014,3(3):24 – 30.

［115］Song JJ, Guyette JP, Gilpin SE, et al. Regeneration and experimental orthotopic transplantation of a bioengineered kidney ［J］. Nature Medicine, 2013,19(5):646 – 651.

第八章　生物医用材料与肿瘤治疗

 ## 第一节　高分子前药与肿瘤治疗

一　高分子前药概述

近年来随着药物研发技术的提升,世界范围已出现许多体外活性良好的先导化合物,但因吸收、分布、代谢、消除和毒性(ADMET)等方面的缺陷,大多数候选药物在临床研究阶段即宣告失败。尽管可以通过化学衍生改善候选药物的 ADMET,但化学结构的变化通常会减弱药物与靶标的亲和力,降低药理活性。前药策略可以在不影响药物活性的情况下改善 ADMET 特性。2008—2017 年十年期间,至少有 30 种前药获得了美国食品药物管理局(FDA)的批准占小分子新化学实体(NCE)的 12%,占批准药物(包括生物制剂和 NCE)的 10%[1]。

(一) 前药的概念

前药(prodrugs)是指体外无活性或活性较小,但可经体内酶或者非酶作用转化为药理活性化合物。前药表现出有利的药物特性,能够将药物递送到作用部位,同时体外没有或仅表现出轻微的活性。在体内经酶或者特定化学反应条件下释放药物母体形式,发挥药理活性。前药的概念是 1958 年 Albert 在英国自然杂志上首次提出。甲胺、非那西汀和百浪多息等按照现代观点均可纳入前药范畴[2]。

(二) 前药的优越性

1. 增加药物的水溶性

对于注射用药物来说水溶性是成药的关键。微溶药物可以通过多种途径增溶,例如调节 pH 值、加入助溶剂、表面活性剂、增溶剂或环糊精等方式。当这些途径不能充分增溶或外加成分引起刺激或毒性时,前药策略是增加药物水溶性的有效途径。修饰不可电离的极性前体(例如,乙二醇、聚乙二醇和糖类)的前药通常可提高溶解度 2～3 倍,而修饰可电离前体(例如琥珀酸、氨基或磷酸基团)则可将溶解度提高几个数量级[3]。目前临床使用的几种前药是自母体药物的琥珀酸酯,包括肾上腺皮质激素甲泼尼龙琥珀酸钠以及抗生素氯霉素琥珀酸钠。但琥珀酸酯存在以下缺点:在溶液中的化学稳定性差,稳定性 pH 值范围内溶解度有限,体内不能完全转化为母体药物。这限制了该策略更广泛地应用。磷酸基团修饰的前药与琥珀酸酯前药相比,通常在溶液中更稳定,并且在体内通过碱性磷酸酶进行快速和定量的生物转化而释放出母体药物。如福司氟康唑就是由氟康唑上的叔醇直接磷酸化得到的磷酸盐。因为磷酸盐前体部分在大多数生理 pH 值下以双阴离子形式存在,大大增加了广谱抗真菌药物氟康唑的溶解度。

2. 改善药物的膜渗透性

膜渗透性对于药物在体内吸收、分布起着至关重要的作用。一般来说,膜渗透性差的药物通常口服生物利用度低。即使局部给药,渗透性差的药物在特定靶器官中的暴露水平也很低。迄今为止,改善细胞膜渗透性一直是前药研究中最受关注的领域之一。提高细胞膜渗透性的前药方法包括:通过修饰短链烃基团来改善药物极性和离子化,提高母体药物的亲脂性,如将亲水性羟基、羧基、磷酸酯或胺基转化为更亲脂的烷基酯、芳基酯或 N-酰基衍生物。这些衍生物经体内普遍存在的酯酶或肽酶水解可迅速转化为母体药物[4]。1999 年 FDA 批准的用于流感病毒的奥司他韦是羧酸奥司他韦的口服前药。羧酸奥司他韦的生物利用度较低(<5%),但将其乙酯化后得到更亲脂的奥司他韦,口服生物利用度提高到 80% 左右[5]。达比加群是一种凝血酶抑制剂,由于其亲水性和两性离子结构,口服生物利用度非常有限。而达比加群酯是一种双前药,将羧酸衍生为乙酯,并将 N-己氧基羰基部分添加到脒上以掩盖可电离基团[6]。因此,达比加群酯在体内释放母体药物需要两个代谢反应:肠道羧酸酯酶 2 将 N-己氧基羰基部分裂解为含脒的乙酯中间体,然后在肝脏中通过肠道羧酸酯酶 2 去除乙基部分。达比加群的口服绝对生物利用度为 3%~7%,而双前药形式的达比加群酯生物利用度可以提高到 5%~12%(图 8-1)。

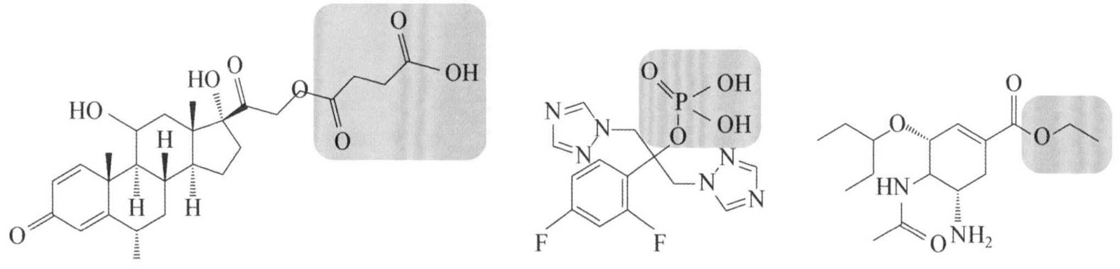

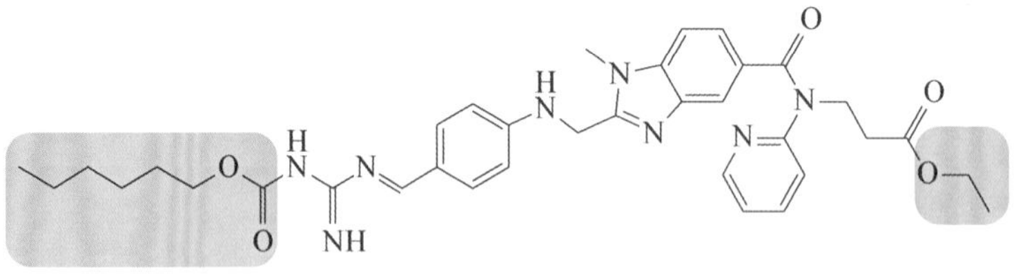

图 8-1　A.甲泼尼龙琥珀酸酯;B.福司氟康唑;C.奥司他韦;D.达比加群酯

3. 提高作用靶点特异性

细胞膜上的转运蛋白在控制关键内源性营养物质的摄入和流出方面发挥重要作用。转运蛋白一般具有多次跨膜的拓扑结构,对转运底物具有特异性识别,因此与内源性底物具有相似结构的药物,也可以被转运蛋白携带穿过细胞膜[7]。转运蛋白介导的转运对于极性和带电药物尤为重要,利用该转运机制设计的前药可以提高药物作用部位的特异性。治疗帕金森病的左旋多巴就是这类前药的一个经典例子。亲水性多巴胺不能透过血脑屏障,但左旋多巴可以通过 L 型氨基酸转运载体 1(LAT1)进入大脑。虽然 LAT1 在左旋多巴的大脑摄取和分布中的作用可能是偶然发现的,但采用转运蛋白来增强药物作用靶点特异性的策略已被用于最近前药的设计中。如通过肠道寡肽转运体 1(PepT1)介导转运使多种氨基酸前药的口服吸收得以改善。PepT1 是一种主要存在于小肠上皮细胞的质子依赖型转运蛋白,转运底物主要为蛋白质水解产物中的二肽、三肽以及与二肽、三肽结构类似的化合物。抗病毒药物伐昔洛韦和缬更昔洛韦分别是阿昔洛韦和更昔洛韦的 L-缬氨酸酯,这两种上市前药是利用 PepT1 转运增加口服生物利用度的开创性例子。母体药物阿昔洛韦的水溶性差,难以透过肠道上皮细胞,口服生物利用度只有 10%~20%,而用 L-缬氨酸将 3-OH 酯化得到的伐昔洛韦比母体药物阿昔洛韦的生物利用度提高了 3~5 倍。另一个 L-缬氨酸酯类前药的例子缬更昔洛韦口服生物利用度约为 60%,几乎是母体药物更昔洛韦本身(6%~8%)的十倍。

4. 提高代谢稳定性

代谢稳定性被用来描述化合物代谢的速度和程度,是影响药代动力学性质的主要因素之一。药物进入系统循环之前在肝脏肠道等部位的代谢,以及进入血液循环中的药物被肝脏的进一步代谢,会大大降低体内药物含量[8]。通过对代谢不稳定官能团(如苯酚)进行结构修饰来保护活性药物免受首过消除效应的影响,以避免快速代谢。班布特罗(bambuterol)就是这一策略的典型例子。班布特罗作为 1989 年瑞士 Astra 公司研发的新一代支气管扩张药,用于治疗支气管哮喘。班布特罗是一种长效 β_2 受体激动剂,由母体药物特布他林上的两个代谢敏感的苯酚基团经二甲基氨基甲酸酯基团修饰保护得到,避免了药物在肠道和肝脏中快速的首过代谢。口服吸收时,班布特罗经血浆中假性胆碱酯酶水解,并在肝脏等细胞内细胞色素 P450 酶系催化下氧化,生成特布他林而发挥作用。有趣的是,班布特罗及其中间代谢物单氨基甲酸酯均能可逆性抑制血浆假性胆碱酯酶活性,从而使班布特罗在体内缓慢水解释放出活性成分,形成所谓的"内储备效应"[9]。因此与每天服用 3 次的特布他林相比,班布特罗具有更稳定持久的 β_2 受体选择性激动作用,口服一次可维持 24 h 以上疗效,并且副作用的发生率更低(图 8-2)。

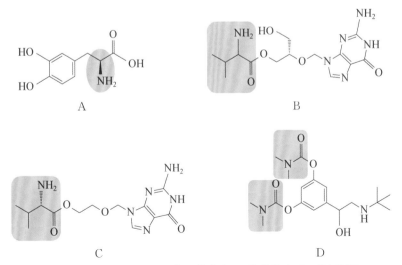

图 8-2　A.左旋多巴;B.缬更昔洛韦;C.伐昔洛韦;D.班布特罗

5. 延长作用时间

缓控释制剂的优点包括降低给药频率、改善患者依从性、维持血药浓度平稳、避免峰谷现象。将药物制成混悬剂或添加聚合物基质等，可维持药物在血浆中的浓度，从而延长药物作用时间。前药策略同样可以实现药物缓释，通过改变母体药物的水溶性和溶解性来实现活性药物的缓慢释放，从而影响药物的吸收速率以及组织分布等药代动力学参数。基于此优势，前药在皮下或肌内缓释制剂的开发中广泛应用，这些制剂可使母药的有效药物浓度维持数周至数月[10]。例如癸酸酯、棕榈酸酯、庚酸酯、环戊酸酯或戊酸酯等脂肪酸酯的修饰，导致前药缓慢释放。此外，亲脂性增强使药物更易与血液和组织中的蛋白结合，减慢了酶催化速度，从而导致活性药物在体循环中缓慢释放。许多已上市的缓释注射剂就是这类前药，如雌激素环戊丙酸雌二醇注射液、抗精神病药物癸氟奋乃静注射、避孕药醋酸甲羟孕酮注射液和合成代谢类固醇苯丙酸诺龙注射液。

6. 提高靶向性，减少不良反应

前药策略可以提高药物的靶向性。利用靶组织中的生理条件或内源性酶来实现药物在靶点特异性生物活化。例如靶点部位的生理条件与机体其他部位的条件不同，则可以通过利用靶点的生理条件来实现定位地选择性前药激活和活性药物的释放。如利用肿瘤组织和胞内溶酶体的酸性条件，可实现抗肿瘤前药中酸敏感键（例如亚胺和腙键）选择性转化。Aldoxorubicin（INNO-206）是多柔比星通过酸不稳定腙键与马来酰亚胺上巯基偶联得到的一种前药[11]。静脉给药后，马来酰亚胺部分与人血清白蛋白的半胱氨酸残基反应，形成药物/白蛋白复合物。当到达肿瘤部位时，酸敏感的腙键断裂，药物多柔比星就会从白蛋白载体中释放出来。Aldoxorubicin 正在开展一项全球Ⅲ期临床研究，用于评估其二线治疗软组织肉瘤的疗效和安全性。靶向药物递送的另一种策略是利用所需作用位点表达的酶进行生物转化设计前药。例如利用肝脏中的细胞色素 P450 同工酶 CYP3A4、肿瘤相关蛋白酶以及结肠中的细菌还原酶等设计前药。抗肿瘤药物环磷酰胺在体外无活性，主要通过肝脏细胞色素 P450 酶水解成醛磷酰胺再运转到组织中形成磷酰胺氮芥而发挥作用。核苷类逆转录酶抑制剂 HepDirect 前药可提高肝脏疾病疗效，降低毒性。HepDirect 前药在肝实质细胞中被细胞色素 P450 同工酶 CYP3A4 特异性活化，活化后产生带大量电荷的核苷酸中间体，中间体在肝细胞中进一步转变成三磷酸核苷（NTP）。拉米夫定阿糖腺苷阿糖胞苷氟达拉滨喷昔洛韦等均为核苷类药的 HepDirect 前药。与相应核苷类药相比，HepDirect 前药在肝脏可产生较高水平的 NTP，而血液以及肝外组织中 NTP 水平较低。HepDirect 前药策略的一个例子是阿德福韦酯，它是一种新型的抗乙肝病毒药物。阿德福韦的 HepDirect 衍生物普拉德福韦是双螺旋羟亚甲基的阿德福韦酯。在大鼠的临床前研究中，相对于阿德福韦酯，普拉德福韦导致肝肾比和肝肠比分别增加 12 倍和 84 倍（图 8-3）[12]。

（三）前药的分类

前药分为两种类型，一种是载体前药（carrier-prodrugs），另一种是生物前体药物（bioprecursor prodrugs）。载体前药是由具有活性的化合物与其发挥运输作用的载体通过共价键结合得到，可在体内通过简单的水解作用脱离载体，释放出活性化合物发挥药理作用。载体前体药物与母体化合物相比往往活性微弱或无活性。对于载体的选择，多是亲脂性，并对生物体无毒，且能及时释放活性化合物。市场上口服青霉素类药物往往采用载体前药的方式来提高生物利用度。与载体前体药物不同的是生物前体药物的活性物质不用与载

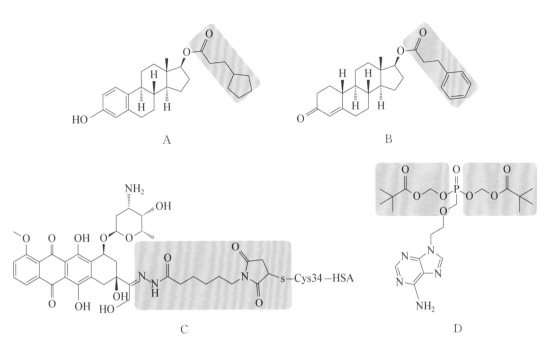

图 8-3　A.环戊丙酸雌二醇;B.苯丙酸诺龙;C.Aldoxorubicin;D.阿德福韦酯

体暂时性结合,而是通过自身分子结构的改变来发挥作用。生物前体药物本身没有活性,利用生物体内的代谢生成活性化合物(表 8-1)。一些非甾体抗炎药(如舒林酸)就是基于这样的思路设计的[2]。

表 8-1　载体前药和生物前体药物的区别

区别项	载体前药	生物前体药物
构成	原药和载体	原药结构改变
亲脂性	变化较大	变化较小
活化反应	水解	氧化、还原或其他反应
催化作用	化学作用或酶催化	酶催化

二　高分子前药在肿瘤治疗中的应用

　　毋庸置疑,前药策略在新药设计开发中取得巨大成功,但小分子前体药物在 ADMET 中仍然面临挑战,包括广泛的肾脏清除和肝脏代谢。近年来,基于高分子材料和纳米载体的前药在提高药物生物利用度和靶向效率方面显示出巨大的潜力。基于大分子或者纳米载体的前药包含以下优点:①其体积(分子量)大,可减少肾脏清除和延长血液循环时间;②能够对药物的代谢过程(如水解和酶)起到额外保护作用;③通过单体的分解和连接键的断裂,具有多种药物释放机制;④使用靶向配体进行表面修饰或赋予独特的物理化学性质,实现组织靶向、细胞靶向或控制细胞内传递[13-15]。因此,本部分将对几类常见的大分子前药的应用进行简单的介绍。

(一) 生物大分子前药

在大分子前药(macromolecule-based prodrugs)递送系统中,药物与大分子共价连接。大分子包括聚合物、糖蛋白、脂蛋白、凝集素、激素、白蛋白、脂质体、DNA或细胞等。在抗肿瘤药物设计中,大分子与药物偶联的目的是实现更好的药物靶向肿瘤,从而降低药物毒性并克服耐药。这种策略的一个潜在优势是药物的分布取决于大分子载体,而不是药物本身。大分子载体通常不能穿透生物膜,能最大限度地减少药物向非靶向组织和器官的递送,但癌组织的血管壁间隙较宽、结构完整性差,因此大分子能够从肿瘤周围血管渗入肿瘤微环境。此外,肿瘤组织中淋巴回流缺失导致大分子滞留时间延长。这两种现象统称为实体瘤的高通透性和滞留效应(EPR)。大分子进入肿瘤细胞的途径可以通过胞饮作用或配体受体特异性识别作用。根据所使用的连接键,大分子前药通常可以在溶酶体酶(例如组织蛋白酶B)或内涵体/溶酶体中较低的pH值时实现药物的胞内释放。

1990年,阿霉素与不可生物降解类聚合物N-(2-羟丙基)甲基丙烯酰胺(HPMA)的接合物(PK1;FCE28068)成为第一个进入Ⅰ/Ⅱ期临床试验的大分子前药。它的分子量约为28 kDa,载药量约8.5%(wt%)[16]。抗癌药物阿霉素通过四肽间隔基Gly-Phe-Leu-Gly连接到聚合物上,该间隔基在循环中稳定,但在内吞作用进入溶酶体后被组织蛋白酶切割,释放抗癌药物阿霉素。HPMA还与铂类药物结合,包括卡铂和二氨基环己烷铂酸盐,在临床试验中观察到与铂相关的毒性降低。聚乙二醇(PEG)是另一种不可生物降解的聚合物,已被广泛用于大分子前药设计。PEG的载药能力有限,因为它仅包含两个适合连接的末端基团。PEG喜树碱接合物(prothecan)含有抗癌剂喜树碱(约1.7wt%),通过丙氨酸连接到PEG的羟基位置,已进入临床试验。这种大分子前药表现出延长的血浆半衰期(>72 h)和提高的疗效。另一种PEG偶联物EZN2208由分子量40 kDa左右具有四臂结构的PEG组成,喜树碱衍生物SN38的载药量为3.7wt%。EZN2208已在进行晚期结直肠癌和转移性乳腺癌患者的Ⅱ期临床研究中。

由于不可生物降解的聚合物成分在细胞内存在潜在的积累毒性,研究人员采用天然或合成的可生物降解的聚合物来设计大分子药物偶联物。临床研究的可降解的聚合物包括聚谷氨酸(由溶酶体组织蛋白酶B降解)、葡聚糖(由α淀粉酶降解)、透明质酸(由透明质酸酶降解)、羟乙基淀粉(由淀粉酶降解)和聚唾液酸(由蛋白酶和水解酶降解)等。已在临床试验中的生物可降解聚合物药物偶联物的一个例子是聚谷氨酸和抗癌剂紫杉醇的偶联物(Opaxio或者Xyotax)。紫杉醇通过酯键与聚谷氨酸的γ-羧酸侧链连接,得到的大分子前药具有37wt%的高载药量。24小时内仅有少量紫杉醇在组织蛋白酶B作用下从聚合物骨架释放出来。在非小细胞肺癌患者的随机Ⅲ期临床试验中,尽管聚谷氨酸紫杉醇大分子前药未能提高非小细胞肺癌患者的存活率但与吉西他滨或长春瑞滨相比其副作用显著降低[17]。

还有几种创新的抗癌治疗方法,其中PEG与小分子药物以外的生物活性物质共价连接,已进入临床开发阶段。临床使用的第一个抗癌产品是聚乙二醇天冬酰胺酶,其中天冬酰胺酶与PEG共价结合,用于治疗急性淋巴细胞白血病。与天然酶20 h的半衰期相比,这种聚乙二醇化酶的半衰期(357 h)显著增加,并且产生的超敏反应更少[18]。

(二) 基于主客体相互作用的超分子前药

超分子前药(supramolecular prodrugs based on host-guest interactions)是一种非共价

形式的前药。其中,载体部分作为主体,母体药物作为客体,两者形成主客体复合物。在相应条件下,复合物会响应疾病特异性微环境以释放活性药物。超分子前药结构复杂,可以控制活性药物的捕获和释放。超分子前药具有与共价前药相同的特性,即减少副作用和改善治疗效果。与共价形式的前药相比,超分子前药不依赖于共价键,具有动态和可逆性质。因此,超分子前药显示出以下几个内在特征:易于构建,分子水平的保护作用,对生物环境的敏感反应,药物的高效释放以及适用于一系列药物的潜力[19]。

合理设计超分子前药,必须考虑几个关键方面。首先,必须选择与药物能够形成复合物并具有高亲和力和选择性的超分子载体。在选择超分子载体时,需要药物与载体的结合亲和力高于 10^5 M,避免给药后出现稀释诱导的复合物解离。药物的高选择性同样重要,可以避免药物脱靶释放。其次,主客体复合物的形成应该使药物活性暂失。理想情况下,超分子前药的形成阻止了药物与其靶标之间的物理接触从而减少毒性和其他不良副作用。形成主客体复合物还可以提高母体药物的溶解度和稳定性,从而提高药物的生物利用度。此外,在特定的生物刺激物条件下,母体药物应该被释放。原则上,这种控制释放的策略可以实现靶向药物递送。

受到电荷转换聚合物的启发,Ma 等开发了一种酸响应性瓜环葫芦脲(CBs)。在中性条件下,主体 CBs 分别对阳离子荧光染料 G_1 和 G_2 显示出微摩尔和纳摩尔的结合亲和力。在酸性条件下,主体复合物通过不饱和酰胺的断裂产生氨基,导致客体与阳离子荧光染料相互排斥,使得 G_1 和 G_2 被释放[20]。这项初步研究为 CBs 与米托蒽醌、替莫唑胺和氟尿嘧啶等药物形成复合物的猜想提供了支持[21]。

实体肿瘤中的低氧水平导致细胞氧化还原状态的不平衡和各种生物还原酶活性的变化。缺氧与肿瘤侵袭、耐药和预后不良相关。近年来,氧化还原反应性药物递送纳米系统的开发取得了相当大的进展。原则上,可以利用缺氧设计超分子前药。2019 年,GUO 等报道了一种用于缺氧成像的超分子荧光染料,通过偶氮杯芳烃与染料罗丹明 123 的主客体络合,实现染料的荧光猝灭。主体的偶氮基团在缺氧条件下被选择性还原,导致罗丹明 123 的释放和其荧光的恢复(图 8-4)[22]。

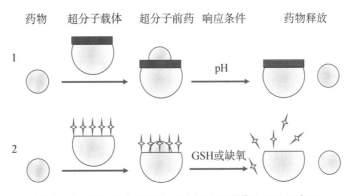

图 8-4 pH 和氧化还原响应的超分子前药物原理示意图

(三)抗体药物偶联物

抗体药物偶联物(antibody-drug conjugates, ADC)是将活性药物与单克隆抗体连接,单克隆抗体可特异性识别细胞表面抗原并将药物直接递送至靶细胞。抗体与细胞毒性药物的化学偶联对治疗的药代动力学、选择性和治疗指数有重大影响。由于在大多数临床使用的 ADC 中偶联物是通过可裂解键形成的，因此这些偶联物可被视为大分子前药(图 8 - 5)[23]。

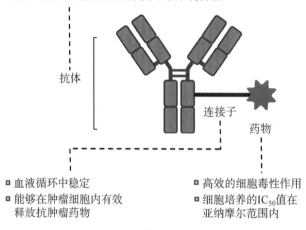

■ 靶标抗原在肿瘤细胞高表达正常组织低表达
■ 抗体与肿瘤靶标抗原具有高亲和性和特异性

抗体

连接子

药物

■ 血液循环中稳定
■ 能够在肿瘤细胞内有效释放抗肿瘤药物

■ 高效的细胞毒性作用
■ 细胞培养的 IC_{50} 值在亚纳摩尔范围内

图 8 - 5 抗体药物偶联物示意图

影响 ADC 的关键因素有三方面：一是抗体与靶标抗原，抗体作为 ADC 中的关键因素，其识别的理想抗原表位应均匀、稳定地表达于靶细胞表面，不脱落或具有较少的游离抗原，并在健康组织上低表达，限制脱靶毒性。尽管 ADC 可以通过介导旁观者杀伤效应杀伤邻近靶细胞，但由于不同肿瘤组织类型、靶标表达、与抗体亲和力以及细胞内吞和胞内定位释放等差异，使得 ADC 的疗效与其靶标丰度的相关性仍有很大的研究和探索空间。二是连接子，在 ADC 分子的体循环稳定性、药动学和药效学特性以及治疗窗等发挥了至关重要的作用。大多数 ADC 具有可断裂的连接子，获批上市的 9 个 ADC 中有 7 个采用了可裂解连接子。通过利用细胞生理环境，经还原、pH 敏感水解或蛋白酶解连接子而释放细胞毒素。不可裂解连接子则需依靠 ADC 分子内吞转运至溶酶体后将抗体蛋白分子彻底酶解来释放毒素分子。三是有效载荷和药抗比选择，偶联在 ADC 分子中的有效载荷通常具有高效的细胞毒作用。当从 ADC 释放时，在皮摩尔水平即可发挥细胞杀伤效应[24]。

已上市 6 个 ADC 药物，适应证均为肿瘤相关。涉及 ADCs 的临床在研药物有 52 种，占总数的 17.05%，其中 50 种临床药物与癌症相关。预示着肿瘤研究是 ADCs 药物的主要研究方向，实体瘤是各大药企攻克的主要难题。21 世纪早期，Wyeth 上市了第一代 ADC 药物 gemtuzumabozogamicin，被批准用于治疗 CD33+ 急性髓系白血病。该 ADC 包含酸敏感的腙键，其血浆半衰期在 pH 为 7 时通常为数天(7～8 天)，在 pH 5 时仅为数小时(4～5 h)。gemtuzumabozogamicin 于 2010 年退出市场，部分原因是腙键的血浆稳定性差，但在对先前试验结果和Ⅲ期随机试验的额外结果进行 Meta 分析后，该药物于 2017 年重新获得批准上市。第二代 ADC 药物以 bretuximabvedotin (Seattle Genetics，2011) 和 trastuzumabemtansine (Roche，2013)为代表，其中的抗体靶向 CD30。CD30 是霍奇金淋巴瘤和系统性间变性大细胞淋巴瘤的标志物。与单克隆抗体 brentuximab 相连的药物是 vedotin，这是一种通过阻断微管蛋白聚合来抑制细胞分裂的抗有丝分裂剂。用于偶联的连接子是血浆稳定的二肽缬氨酸瓜氨酸,能被蛋白水解酶组织蛋白酶 B 选择性地切割,从而释放 vedotin。2013 年后,陆续有多个 ADCs 药物进入临床,出现第三代 ADCs 药物。如 Seattle Genetics 的 vadastuximabtalirine(Ⅲ期),mAb 和连接子都有修饰,使 ADCs 的三部分特异性结合。相较于二代 ADCs,三代 ADCs 多数都采用定点化学偶联技术,使得 mAb 能够更精准地偶联药物,且数量可控,具有更优的药物动力学参数。通过连接物的定点偶联技术还可提高细胞毒药物血浆稳定性,达到缓控释功能。第三代 ADCs 经过抗体、毒素药物筛选,连接物及偶联技术优化等措施,最大程度减少 ADCs 药物的非靶向性,减小全身毒性,进一步提高 ADCs 的安全性和有效性。

(四) 小分子药物偶联物

小分子药物偶联物(small-molecule-drug conjugates)是指相对于抗体来说,选用低分子量配体和肽作为靶向肿瘤相关抗原的抗体的替代品。叶酸受体在许多上皮癌中高度过表达的蛋白质,包括乳腺癌、结肠癌、肾癌、肺癌和卵巢癌[25]。默沙东公司开发的卵巢癌药物 vintafolide。vintafolide 结构中的叶酸与叶酸受体结合后,通过内吞作用入胞,随后细胞毒性药物在细胞内释放。vintafolide 已针对多种适应证进行了临床测试,其中与脂质体阿霉素(doxil)的联合疗法进行了治疗铂耐药性卵巢癌的Ⅲ期试验。然而,由于 vintafolide 未能提高患者生存期,该试验在数据安全监测委员会的建议下暂停。

前列腺特异性膜抗原(PSMA)通常在正常前列腺组织以及许多恶性肿瘤的新血管系统中高表达[26]。使用基于尿素的谷氨酸衍生物可以有效地靶向 PSMA。PSMA 靶向配体与放射性镥 177(^{177}Lu)化学连接。该药物在已扩散到前列腺以外的进行性前列腺癌男性的临床治疗试验中显示出较好的结果[27]。与 ADC 相比,使用小分子药物偶联物的优势在于它们的体积小,可以更快更好地渗透到实体肿瘤中,且免疫原性低和更易于合成。然而,迄今为止所报道的小配体都显示出一定水平的肾脏摄取和正常器官中的积累。

三　高分子前药面临的挑战

大多数前药的理想特性包括:较好的水溶性和膜渗透性以达到足够的口服吸收;较好的稳定性,以达到理想的转化位点;母体药物转化率高,具有最少的非靶器官暴露量;良好的安全性,不会抑制或诱导药物代谢酶或转运蛋白;没有不良的药理作用;不会被体内快速排泄。尽管在设计前药方面取得了很大进展,但应仔细考虑不同方法的局限性。与其他药物相比,前药的开发通常在临床上更加复杂且难以预测。

从体外和体内数据预测前药和活性母体的人体药代动力学特征可能具有挑战性。需要对母体和前药的各种特性,包括从前药到活性母体的转化率、转化位点和所涉及的清除机制很好地了解和表征。因此,将各种因素整合起来,以便全面了解前药和活性母体药物的概况,而不是仅仅关注需要改进的特性或仅评估单个特性。此外改善一种属性可能会导致其他属性的改变。基于生理的药动学(PBPK)模型提供了一个有价值的平台,可以整合与前药和活性母体药物相关的所有信息,并在生理条件下同时对其进行评估[28]。这有助于提高决策过程的质量并确定成功可能性更高的前药候选者。在前药发现的早期阶段,输入参数主要来自在临床前实验中进行的计算机模拟、体外和体内研究。由于没有临床数据来验证这些模型的准确性,因此在药物发现的早期阶段,PBPK 模型的不确定性往往很高。然而,PBPK 模型可以根据药物的相对转化率、药代动力学特征、半衰期和生物利用度对大量前药候选物进行排序。已经报道的使用自下而上 PBPK 模型开发的三种前药示例:吗替麦考酚酯、米多君和班布特罗。吗替麦考酚酯和米多君前药以及活性母体药物的药代动力学特征可以从模型中得到充分预测,而为班布特罗开发的模型由于口服生物利用度的过高预测而不太成功。最重要的是,在这个早期阶段,还可以进行敏感性分析来确定对药代动力学特性影响最大的参数,以便通过结构修改对其进行优化。随着临床数据的可用,模型将使用自上而下或中上的方法进行改进,以更好地描述人体药代动力学特征。在药物开发的后期阶段,模型的准确性大大提高。这些模型特别适用于预测特殊人群(例如肝肾功能不全患者、儿童或新生儿患者以及怀孕患者)的药代动力学特征、药物相互作用潜力以及基因多态性对前药激活的影响。这些模型还可以作为设计依赖相似结构和激活机制的前药的起点。前药 PBPK 建模的一个例子是为奥司他韦及其前药开发的 PBPK 模型,使用临床数据进行验证,然后用于了解 CES1 遗传多态性的影响[29]。PBPK 模型可用于预测婴儿和新生儿的药代动力学,从而帮助难以获得临床数据的患者群体的药物开发。

此外,前药开发在安全性评估和监管方面仍面临挑战。通常对前药进行标准安全性和毒性研究时是不管临床前实验中母体药物的毒理学特征。例如,即使在循环中仅检测到非常低浓度的完整前药(低于安普那韦浓度的 0.17%),也对福沙那韦进行了完整的毒理学计划[30]。从前药释放的前体需要是安全的,这应该是前药设计的早期考虑因素,但关于某些前体安全性的争议仍然令人望而却步。例如一些前药(如阿德福韦酯和匹伐西林)释放的新戊酸存在一定的安全风险,因为新戊酸已被证明会中断肉碱稳态导致肉碱消耗和心脏不良反应相关。虽然在大多数情况下,接触低剂量的新戊酸没有或只有轻微的毒理学影响,但长期接触高剂量新戊酸的患者需要额外补充肉碱来克服。因此,在前药开发整体风险评估过程中应仔细考虑每日剂量和治疗持续时间。

尽管前药开发仍面临很多挑战,但不可否认前药物已成为一种被广泛接受的新药开发途径,在过去的十年中每年获批的前药占批准新药的 10% 以上。因此,相信在不久的未来,随着我们对疾病发病机制的不断深入了解以及突破传统药物靶点的筛选,前药将在靶向递送中发挥重要作用。

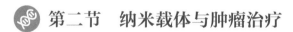 第二节　纳米载体与肿瘤治疗

■ 一　纳米载体概述

(一)肿瘤治疗现状与挑战

癌症的发病率和致死率较高,是仅次于心血管疾病的第二大致死类疾病。此类疾病的特点是细胞增殖和细胞死亡不受控制,产生不正常的细胞团块或肿瘤(血液类癌症除外),通过血管扩散到身体的其他部位,导致转移并最终死亡。据世界卫生组织国际癌症研究机构(IARC)统计,2020 年全球新发癌症病例 1 929 万例,全球癌症死亡病例 996 万例[31-32]。我国的数据也不容乐观,2020 年我国新发癌症病例 457 万例,癌症死亡病例 300 万例,死亡人数由 2014 年的 230 万人增至 2020 年的 300 万人,已成为 21 世纪死亡的首要原因。

目前,癌症治疗主要包括手术治疗、放疗、药物治疗及免疫治疗等,其中药物治疗仍占据

较大比例。药物治疗目前存在的最大的问题是不能选择性地向肿瘤组织递送抗癌药物，导致严重毒副作用。多年来科学家们一直致力于探索新的药物剂型，希望能将药物选择性地浓集在病变部位，在其他部位不分布或少分布，减少对其他正常组织的损伤。

(二) 纳米载体在肿瘤靶向治疗的重要作用

肿瘤靶向治疗是针对已明确的致癌位点来设计相应的治疗药物，使药物能够输送到治疗靶部位，特异性作用于肿瘤细胞，而不会影响肿瘤周围组织。药物靶向传递首先到达一级靶特定器官，再到达二级靶特定细胞，最后到达三级靶细胞器。近年来，纳米载体在抗肿瘤药物递送和改善癌症治疗效果等方面显示出极大的应用价值和开发前景。纳米载体高比表面积及其独特的物理化学性质，使其不仅可以通过改变药代动力学和组织分布提高药物对肿瘤组织的特异性，提高其治疗指数，同时还能降低药物对正常组织的毒性[33]。科学家对纳米药物的形状、大小和功能进行合理化设计，延长纳米药物的作用时间，同时也可以对纳米药物外表面进行靶分子修饰等，提高在肿瘤组织的药物集聚量，实现高效治疗。

(三) 纳米药物肿瘤靶向治疗分类

1. 被动靶向纳米制剂

被动靶向纳米制剂(passive targeting preparation)通过调节化合物的理化性质来控制其药代动力学和生物分布。肿瘤血管内皮上存在 $100 \sim 780$ nm 的开孔渗漏(图 8-6)，可以增加纳米药物的透过率，促进纳米药物在肿瘤中的积累，称为增强阻滞效应(enhanced permeability and retention effect, EPR)[34]。例如，卡波西肉瘤是一种血管有孔的肿瘤类型，通过对流和扩散过程，纳米药物可以在没有修饰任何特定配体情况下发生对肿瘤的被动引导。

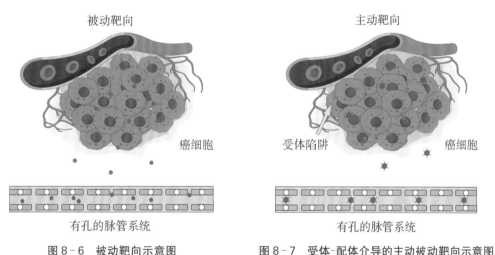

图 8-6 被动靶向示意图   图 8-7 受体-配体介导的主动被动靶向示意图

2. 主动靶向纳米制剂

主动靶向纳米制剂(active targeting preparation)主要通过高亲和力的配体修饰在纳米载体的表面，配体可以选择性地与靶细胞上的受体结合(图 8-7)。其中配体包括小分子如叶酸和碳水化合物或大分子如肽、蛋白质、抗体、适配体和寡核苷酸[35]。配体必须选择一种既能与目标细胞结合又能最大限度地减少与健康细胞结合的方式。为了实现高效靶向,纳米载体必须足够稳定,以避免药物在循环中过早释放和降解。同时,纳米载体还应具备较长的血液循环时间和隐形能力,避免被网状内皮系统(RES)快速识别,从而防止过早清除[36]。

3. 物理化学靶向制剂

物理化学靶向制剂(physical and chemical targeting preparation)是应用某些物理化学方法使靶向制剂定向蓄积在特定部位发挥药效(图8-8),如磁性靶向制剂,栓塞靶向制剂,热敏感制剂和 pH 敏感制剂等[37]。磁性靶向制剂是将药物与磁性物质共同包裹于载体中,利用体外磁场的效应引导药物通过血管到达并定位于特定靶区。栓塞靶向制剂即将含药栓塞微球通过动脉的导管输送到靶组织或靶器官,阻断血供和营养,使靶区的肿瘤细胞缺血坏死,同时缓慢释放抗肿瘤药物,具有栓塞和靶向化疗双重作用。热敏感制剂即利用对温度敏感的材料作为载体,在靶部位热疗作用下释放药物。pH 敏感制剂如利用肿瘤微环境偏酸性环境,利用酸响应降解材料作为载体包裹药物,使药物在肿瘤微环境释

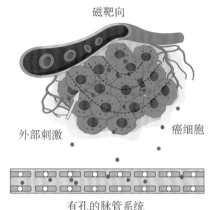

图8-8 磁场介导的靶向示意图

放。或利用结肠 pH 值较高的特点,设计口服结肠定位给药系统等。

(四) 纳米载体肿瘤靶向治疗的优势

与传统药物制剂相比,纳米药物在靶向治疗、提升稳定性、药效等方面具有明显的优势,这种有针对性的方法意味着药物可以按预设的路径浓集于特定的肿瘤区域,对肿瘤造成最大限度的损伤,同时减少对周围健康组织的毒副作用,有效提升临床治疗效果,增加安全性。

1. 增加药物的靶向性

纳米药物在体内有长循环、立体和稳定等特点,这些特点使纳米药物能被动靶向至肿瘤组织。同时利用纳米技术,改变纳米性质以及修饰特定靶向基团,能够起到"导弹"的定向作用,使药物精准地进入需要治疗的器官和组织中,减少药物对正常组织的损伤,纳米药物的靶向性是区别于传统药物的一大特点和优势。

2. 提高药物生物利用度

生物利用度可以评价药物的吸收程度,传统药物制剂对药物的生物利用度有限,利用纳米技术,药物的生物利用度可以得到大幅提升。药物通过纳米药物结晶、可降解包裹等改变药物进入体内的转运和溶解方式,使药物更容易穿透各组织屏障,到达目标区域,从而提升治疗效果。

3. 改善药物的稳定性

某些传统药物制剂容易受到光、空气中的氧气及水分的影响吸潮或分解,使药物含量减少,或者药物在体内还未到达作用部位就被降解,缩短了治疗效果。而纳米药物则可以通过在加工或贮存过程中保持药物纳米形态提高药物的稳定性,使药物的作用时间大大延长。将纳米技术应用到临床,不仅可以极大地提高药物制剂的质量,提高患者吸收水平,药效也会得到极大改善。

二 纳米载体在肿瘤治疗中的应用

（一）被动靶向纳米载体在肿瘤治疗中的应用

1. 脂质体

脂质体是由脂质化合物如磷脂和胆固醇等在水中形成的具有水溶性内室和囊泡壳层的双层封闭结构囊泡，具有生物相容性良好、粒径可塑、无毒、无免疫原性，可同时负载亲、疏水性不同的药物等优点，广泛应用于癌症、炎症和皮肤病等疾病的治疗，也是临床转化最成功的一类纳米药物。目前，已有多个脂质体药物上市，1995 年第一个脂质体药物 Doxil® 在美国上市，用于治疗卵巢癌和艾滋病相关的卡波西肉瘤患者。随后，NeXstar Pharmaceuticals 开发了用于递送柔红霉素的 daunoxome®，其后越来越多的脂质体产品被开发并应用于临床，如 Myocet®、MM-398® 等。除了这些成熟的临床产品和正在进行临床试验的产品，一些脂质体制剂正在设计和开发中。

表 8-2 部分已上市或进入临床研究的脂质体

商品名	通用名	获批适应证	临床状态
Doxil®	阿霉素脂质体	临床上治疗卵巢癌、转移性乳腺癌、卡波西肉瘤等恶性肿瘤	上市
DaunoXome®	柔红霉素脂质体	粒径为 50 nm，主要用于艾滋病相关型卡波西肉瘤的治疗	上市
Myocet®	非聚乙二醇化的阿霉素脂质体	粒径为 150 nm，主要用于转移性乳腺癌的治疗（欧洲及加拿大）	上市
MM-398®	伊立替康脂质体	粒径为 100 nm，与 5-氟尿嘧啶和甲酰四氢叶酸协同给药，主要用于胰腺癌的治疗	上市
Themodox®	阿霉素热敏脂质体	对慢性肝脏白细胞及肺癌、乳腺癌等多种疾病的早期治疗	临床Ⅲ期
Lipolatin	顺铂脂质体	广泛应用于非小型粒细胞恶性肺癌晚期患者的肿瘤治疗	临床Ⅲ期
Lipoxal	奥沙利铂脂质体	主要应用于药物治疗晚期恶性肿瘤	临床Ⅱ期
EndoTAG-1	紫杉类固醇脂质体	主要适用于恶性肿瘤乳腺癌、肝癌和恶性胰腺癌的早期治疗	临床Ⅱ期
IHL-305	PEG 化的立替丁脂质体	适宜用于治疗晚期淋巴实体细胞瘤	临床Ⅰ期

2. 蛋白类纳米载体

迄今为止，仅有少数基于蛋白质的纳米颗粒进入了临床，其中典型的是白蛋白-纳米颗粒结合的紫杉醇。紫杉醇是一种从太平洋紫杉（Taxus brevifolia）树皮中分离出来的细胞毒性化合物[38]。由于紫杉醇本身难溶于水，常常将其溶于聚氧基蓖麻油中制成临床应用剂型，但这种溶剂易导致药物过敏反应频繁发生。将紫杉醇加入白蛋白纳米颗粒中，药物的溶解性得到了改善，并且可以避免使用蓖麻油。紫杉醇白蛋白纳米粒并不是严格意义上的活性靶向纳米颗粒。白蛋白可以通过内皮细胞上的 GP60 受体介导化合物的胞吞作用，从而增强其向肿瘤的输送[39]。在临床试验中，与常规紫杉醇相比，白蛋白-紫杉醇提高了乳腺癌患者的应答率。与吉西他滨联合治疗可提高腺癌患者的生存期[40]。白蛋白-紫杉醇的成功为其他白蛋白稳定纳米颗粒的开发奠定了基础，除此之外还有 ABI-008、ABI-009 和 ABI-011 等多个肽基纳米制剂正在临床前研究，有望进入临床试验。

3. 聚合物纳米胶束

聚合物胶束主要通过两亲性嵌段聚合物在水溶液中自组装，疏水性药物被聚合物疏水端包裹形成内核，亲水端为外壳。由于聚合物的多功能性，具备无毒和无免疫原性等特点，聚合物纳米制剂在纳米医学治疗中具有较好的应用前景。例如多糖类聚合物（如透明质酸、葡聚糖等），N-（2-羟丙基）甲基丙烯酰胺（HPMA）、聚乙二醇、和聚谷氨酸等。以 PEG-PGA 聚合物胶束 NC-6004（纳米铂）为例，在 I 期试验中对其进行了测试。与游离药物相比，NC-6004 具有更少的听神经毒性和恶心等副作用，而且疾病控制率令人振奋[41]，胰腺癌患者的第 III 期临床试验正在进行中。此外，一些其他聚合物胶束如 NK-012 或 NK-105 也在晚期临床试验中进行了研究[42]。首个临床试验的靶向聚合物纳米颗粒是 BIND-014，是 Bind Therapeutics 公司开发的利用公司独有 Accurin 纳米靶向技术输送多烯紫杉醇的纳米药物。能够靶向肿瘤细胞，从而指引抗肿瘤药物特异性杀死肿瘤细胞，避免肿瘤组织周围正常细胞的杀伤。注射 24 小时后，BIND-014 的血浆药物浓度比常规多西紫杉醇高至少 100 倍，且瘤内药物浓度高 10 倍，在多种肿瘤模型中显示了长时间、增强的肿瘤生长抑制。此外，在动物模型中，当 BIND-014 剂量为游离多西紫杉醇的五分之一时，肿瘤抑制效果相同[43]。还有多种其他合成聚合物纳米药物，包括载表柔比星聚合物胶束和载米托蒽醌聚氰基丙烯酸丁酯纳米颗粒[44]进入 I 期试验。此外，其他响应型释药胶束也在临床前研究。Cristics 聚合技术（CriPec）用于形成暂时稳定的具有生物可降解交联的聚合物胶束，用于药物可调释放[45]。通过连接剂的裂解，药物以恒定的速率从聚合物胶束释放出来。临床前研究表明，CriPec 多西紫杉醇在肿瘤部位的积累远远高于游离多西紫杉醇。在肝细胞癌（HCC）中，短激活 RNA（saRNA）与聚氨基胺树状分子（PAMAM）递送是一种改善肝功能和减少肿瘤负担的创新方法。这种方法在肝细胞癌大鼠模型的临床前测试成功，有望进入临床试验[46]。

4. 无机纳米颗粒

无机纳米颗粒具有尺寸和形貌可控性好、比表面积大等特征，在肿瘤成像、放射治疗增强或药物递送中广泛应用[47]。常见的无机纳米颗粒包括氧化铁纳米粒、二氧化硅纳米颗粒、磁性纳米颗粒、纳米碳材料和量子点等。氧化铁纳米颗粒主要应用于肿瘤磁共振成像。NanoTherm 是氧化铁纳米颗粒的水胶体分散体，肿瘤灌注后通过交变磁场涂抹器进行热消融（磁热疗）对胶质母细胞瘤有好的治疗效果，已经在几个欧洲国家获得了上市许可。Feraheme 是一种半合成超顺磁性氧化铁纳米粒子，对慢性肾病患者的缺铁性贫血具有较好的治疗效果，同时还可应用于磁共振成像造影。Cornell Dots 是一种经聚乙二醇和 cRGDY 多肽修饰，以及 [124]I 放射性标记的二氧化硅纳米粒子，适用于黑色素瘤和脑瘤的成像。AuroLase 是一种 PEG 修饰的二氧化硅-金纳米颗粒，适用于转移性肺癌的光热治疗。尽管近年来无机纳米颗粒在纳米药物领域取得了较大进展，但其生物安全性一直是一个潜在问题，需要进一步优化其生物安全性评价方法。

5. 药物偶联物

药物偶联物是目前临床癌症治疗中最成功的纳米药物,活性药物通过共价方式与目标抗体、多肽或聚合物连接,形成具有纳米尺寸的治疗药物。这种偶联物通常是单聚或寡聚的,在不影响药物溶解度、稳定性或生物降解性的情况下改善药物的靶向传递。相比基于脂类、蛋白质、聚糖或合成聚合物的纳米载体装载药物,药物偶联物能有效防止药物的结晶和提前泄漏,同时具有更高的载药量,减少甚至避免因载体材料的大量使用而导致的辅料相关不良反应。经 ADCs 批准的曲妥珠单抗,在临床应用已有一段时间,在辅助治疗和缓解治疗中均有效,与植物源微管抑制剂 emtansine(DM1)的结合显著增加了曲妥珠单抗的抗肿瘤活性。此外,与拉帕替尼和卡培他滨相比,接受曲妥珠单抗和紫杉烷治疗的转移性乳腺癌患者能够延长生存期。本妥昔单抗- vedotin 是一种具有较强毒性的细胞抑制化合物,游离药物不用于患者[48]。然而,与抗 CD30 抗体(brentuximab)结合后,vedotin 能够选择性地靶向 CD30 表达的癌细胞,在霍奇金淋巴瘤患者中非常有效[49]。HPMA 共聚物-阿霉素偶联物 PK1 是一种新型抗癌药物,与游离阿霉素相比,其心脏毒性和脱靶发生率显著降低[50]。一项 Ⅱ 期研究显示,PK1 在乳腺癌和非小细胞肺癌中有很好的疗效。此外,通过半乳糖胺残基修饰 PK1 的共聚主链衍生得到的 PK2,能够有效靶向肝脏,是首个在临床试验中测试的具有活性靶向特性的药物偶联物。放射性肽代表了一类特定的药物偶联物,由决定化合物特异性的肽组分和与放射性同位素(如 90Y 或 177Lu)结合的螯合剂组成,它们的大小(约1 nm)处于纳米药物的传统定义的极限。应用最广泛的治疗性放射肽是 DOTATOC 和DOTATATE,主要与生长抑素受体 2(sst2)结合,从而选择性地引导放射性同位素进入 sst2过表达细胞(通常为神经内分泌)[51]。

(二) 主动靶向纳米载体在肿瘤治疗中的应用

主动靶向制剂通过改变药物载体的理化性质或修饰靶向基团,使其能够特异性识别肿瘤细胞,提高肿瘤治疗过程中的精准性,降低对正常组织和器官的毒副作用。研究最多的是通过修饰靶向基团,将药物定向地运送到靶区浓集发挥药效[52]。常见的靶向基团有抗体、非抗体靶分子和核酸适配体等。抗体靶分子主要包括单克隆抗体和抗原结合片段等,非抗体靶分子主要包括维生素、多糖和多肽等。肿瘤组织靶标可分为肿瘤细胞靶标和肿瘤内皮细胞靶标。肿瘤细胞靶标主要包括肿瘤细胞过表达的转铁蛋白受体、叶酸受体和糖蛋白受体等。肿瘤内皮细胞靶标主要包括肿瘤内皮细胞过表达的血管内皮细胞生长因子(VEGF)、整合素和血管细胞黏附因子-1(VCAM-1)等。目前,主动靶向型纳米药物还没有上市药物,仅有少数主动靶向型纳米药物进入临床试验(表 8-3)。尽管主动靶向制剂在临床转化进展较慢,但是研发和探索新的主动靶向药物递送系统仍是未来纳米药物研发的重要方向。

表 8-3　部分进入临床研究的主动靶向制剂

药物名称	性状	用途	临床状态
MCC-465	人单克隆抗体 GAH 的 F(ab′)2 片段修饰的多柔比星免疫脂质体	特异性与胃、肠肿瘤组织结合	临床Ⅰ期
SGT-53	抗转铁蛋白受体单链抗体片段(TfRscFv)修饰的用于 p53 基因递送的脂质体纳米复合物	主动靶向肿瘤细胞转铁蛋白受体	临床Ⅰ期

（续表）

药物名称	性状	用途	临床状态
BIND‐014	负载多烯紫杉醇、特异性靶向前列腺特异性膜抗原（PSMA）的纳米颗粒	对多种肿瘤模型（如前列腺癌、非小细胞肺癌等）均有较好抑制效果	临床Ⅱ期
CALAA‐01	环糊精和金刚烷-聚乙二醇包裹形成的纳米颗粒，是首个进入临床实验的主动靶向siRNA纳米药物	CALAA‐01表面修饰的人转铁蛋白（hTf）可特异性靶向转铁蛋白受体	临床Ⅱ期

（三）刺激响应型纳米载体在肿瘤治疗中的应用

刺激响应型纳米载体通过物理、化学或生物触发来干扰纳米载体的相、结构或构象从而促进药物的释放。刺激响应型载体最大的优点是药物通过肿瘤组织中特定的刺激触发释放，最大限度地减少药物的全身暴露。刺激因素可以分为内部（病理生理/病理化学条件）和外部（物理刺激，如温度、光、超声、磁力和电场）刺激。内部刺激包括目标组织 pH、氧化还原、离子强度和剪切应力的变化[53]。例如，在实体肿瘤中，肿瘤组织 pH 值比正常组织 pH 值低。同样，细胞内细胞器（如核内体和溶酶体）的 pH 值与细胞质或血液的 pH 值不同。这种情况设计 pH 响应释药纳米载体。例如，pH 响应脂质体被用来触发药物的释放，从而提高治疗效果。此外，某些生物分子的过度表达，包括蛋白酶和葡萄糖醛酸酶，在正常细胞和癌细胞中有差异表达。例如，在 MMP‐2 作用下，多级明胶纳米颗粒可以克服生理障碍深入肿瘤组织[54]。另一种触发药物释放的微环境是肿瘤的缺氧区，肿瘤区域表现出低氧压和营养水平低下。这种环境中含有丰富的还原剂谷胱甘肽，可用于催化氧化还原响应的纳米载体（含二硫化物的纳米载体）的触发释放[55]。物理刺激通常通过外部施加应急条件触发药物的释放。例如 ThermoDox 为代表的热触发释放型纳米制剂可通过的局部热疗诱导药物释放。此外，温度介于 37～42℃ 的局部热疗可以增加血管通透性，促进抗癌药物深入肿瘤。利用光源作为外部刺激可以精确有效地控制药物激活的时空特异性，提高药物的生物安全性。光源可以包含紫外线至近红外范围，且随着波长的增加，光穿透深度越大。使用特殊设备如光纤导管可以帮助克服浅表组织吸收光的限制。超声也可以用于药物（主要是造影剂）在癌症诊断过程中的应答释放，有助于提高成像技术的特异性。此外，磁场和电场也可以作为具有潜力的外部激活方式。

（四）多功能纳米载体在肿瘤治疗中的应用

除了单一功能的第一代和第二代纳米药物外，多功能纳米药物有望很快进入临床开发。如联合治疗药物的共给药、多靶点给药或同时诊断和治疗[56]。联合治疗药物的共给药系统如阿霉素和紫杉醇共载的可生物降解聚合体比游离药物更有效，结合 DNA 或 siRNA，可以是一种有效的治疗癌症的策略[57]。研究表明负载阿霉素和 DNA 的多功能聚合物纳米颗粒比单独递送 DNA 或阿霉素更能抑制肿瘤生长。同样，多功能聚乙二醇化脂质体能够共同递送 p‐糖蛋白抑制剂和紫杉醇，克服肿瘤的多药耐药[58]。通过靶向给药和刺激反应系统的结合，开发出了先进的多功能纳米药物疗法，且已经有几种多功能纳米药物处于临床前开发阶段。

三 肿瘤靶向纳米制剂的挑战

纳米制剂是癌症前沿治疗发展中最有前景和最先进的方法之一。大量文献表明纳米药物疗法在体外和体内癌症治疗中都是有效的。然而,只有极少数基于纳米制剂的癌症治疗方法已经成功上市或进入临床试验。因此,解决纳米制剂的生产问题仍是现在面临的重要挑战。

(一) 理化特性问题

纳米制剂的主要理化特征包括结构、组成、尺寸、表面性质、孔隙率、电荷和聚集行为等[59-60]。定量分析方法必须能够监测纳米化合物的所有必要理化性质。多分散性是一种衡量颗粒大小、形状或质量不均一性的指标。它在表征纳米载体方面起着重要作用,即使微小变化也会导致生物相容性、毒性和体内结果等显著变化[61]。因此,需要使用多种分析方法进行批次间的表征。其次,大多数纳米药物是在生理 pH 值离子强度的水缓冲液中配制的。而纳米载体可能与其他生物流体或生物分子相互作用,这可能导致粒子聚集或团聚[62],从而显著改变纳米药物化合物在生物系统中的功能。还有越来越多的生物可降解聚合物纳米材料用于纳米医药产品的开发[63]。在聚合物降解后,纳米载体可以再次改变其物理化学性质,如大小、载药和释放特性,这可能会影响它们在体内的表现。因此,还需要在临床相关条件下进一步对纳米产品的最终形态进行表征。同样,纳米药物产品的稳定性和储存方面的表征也具有挑战性,储存在包括缓冲液在内的水溶液中,甚至在冻干粉末形式中,都可以改变纳米载体的性质。有必要通过制定明确和可重复的标准来改进纳米材料的质量评估。

(二) 生物安全问题

纳米药物的人类健康和环境的毒性问题,是纳米药物的广泛使用必须解决的关键问题。研究表明,纳米药物可能与有害的生物相互作用。这导致了纳米毒理学作为一个独立的研究领域的出现[64]。尽管关于纳米药物毒性的数据越来越多,仍然很难比较纳米材料和宏观材料的毒性。目前用于纳米材料的毒性测定方法与传统药物的毒性测定方法相同。因此,目前对纳米药物毒性的评估可能不够充分,应鼓励开发纳米药物化合物的补充毒性检测方法,通过多种因素调节纳米材料的毒性。诸如尺寸、形状、表面积、表面电荷、孔隙度或疏水性等特性影响纳米药物在纳米生物界面上的行为和性能[65-66]。纳米药物化合物的急性毒性通常包括补体激活、溶血、炎症、氧化应激或线粒体功能受损。分析慢性毒性的要求较高,而且数据很大程度上缺失。在临床发展中,通过将更先进的预测诊断工具与新的靶向策略相结合,可以将风险降到最低,从而可以确定安全应答者,实现癌症个体化治疗。

(三) 工业生产问题

用于商业化的纳米药物在生产技术上具有挑战性,而符合 GMP 的生产是一主要难点。通常,临床前和早期的临床研究都是用少量的纳米材料进行的。在大规模生产中,由于纳米材料的多分散性,可能会出现批次间的物理和化学性质变化[67]。因此,以纳米颗粒为基础的癌症治疗药物的工业生产需要在批次间严格控制理化性质。这使得化学、制造和控制 CMC 过程的要求更高。例如 2011 年 11 月,Doxil 因生产和无菌问题被迫停产。Doxil 的短缺一直持续到 2014 年,导致患者治疗延迟,药物成本增加,只能采用另一种生产方式[68]。因此,重现性和产品分析是符合 GMP、大规模生产纳米药物产品的关键参数。例如,常见的生物偶联方法,如马来酰亚胺或丁二酰亚胺反应发生在一个非常窄的 pH 范围,以防止水解。

当 pH 响应的纳米药物化合物生产时，必须在整个生产过程中保持 pH 区间。因此，需要明确定义生产步骤。原料的高成本和烦琐的多步骤生产过程使得纳米药物生产成本非常昂贵。例如，生产商业化的纳米级药物（如 Abraxane 和 Doxil）要比生产它们的游离药物（紫杉醇和阿霉素）昂贵得多。这可能会阻止制药公司大规模生产纳米药物。因此，纳米药物的临床效益必须很大，才能抵消开发和制造成本，并证明与传统疗法相比价格更高是合理的。

 ## 第三节　可注射微球支架与肿瘤治疗

一　可注射微球支架概述

（一）可注射微球支架的定义及分类

传统支架往往需要通过手术植入人体，存在影响伤口愈合和感染的风险。而可注射微球支架生物相容性好、安全性高，可以高效负载生物因子、化学药物或治疗性细胞。注入体内后，多孔结构的微球以可控的方式释放有效成分，临床已用于局部化疗等治疗。

微球（microspheres）是药物溶解或分散于高分子材料基质中形成的微小球状结构，呈球形或类球形，粒径一般在 1～250 μm，属于基质型骨架微粒。微球用于药物载体的研究始于 20 世纪 70 年代中期，具有靶向特定器官和组织、药物可控释放等优势，已经成为缓控释剂型研究的热点。根据载体材料的生物学特点，微球可以分为可生物降解型和不可生物降解型。不可生物降解微球存在毒性大、长期滞留体内、缓释效果欠佳等问题，而被逐渐淘汰[69]。

可生物降解微球根据材料来源又可以分为天然高分子微球和合成高分子微球两大类。天然高分子微球结构稳定、安全无毒、成膜性以及成球性较好，主要包括几丁质、壳聚糖、透明质酸、胶原和明胶、淀粉、海藻酸盐、酪蛋白、白蛋白和玉米醇溶蛋白等；合成高分子微球毒性小、黏度大，成盐后溶解性高，如聚乳酸（PLA）、聚乳酸-羟乙酸共聚物（PLGA）、聚酰胺类等。

（二）微球的特点

微球在肿瘤治疗中应用广泛，具有以下特点：①靶向性，微球在体内通过被动或主动靶向，可将药物递送至特定部位，提高药物有效浓度，降低给药剂量和全身毒副作用，提高疗效；②缓释作用，微球可以缓慢释放药物，减少给药次数，延长药效；③栓塞性，微球可以直接经动脉管导入，阻塞肿瘤微小动脉，切断肿瘤血供，与缓释化疗药物协同治疗肿瘤；④此外，微球还可以掩盖药物不良气味，提高药物的稳定性，保护多肽和蛋白质类等药物避免酶的破坏。

（三）微球的制备

传统的微球制备方法主要包括乳化挥发法、相分离法和喷雾干燥法三种。乳化挥发法是将原辅料分别溶于两种互不相溶的溶剂中，通过机械振荡或超声乳化的方法制成乳剂，被分散成乳滴的液体为内分散相，分散乳滴的液体为外连续相，然后促使内分散相溶剂在一定条件下挥发，制得微球。该法操作简便，重现性好，但易受包载药物理化性质等因素影响。相分离法是在药物与聚合物载体的环合物中加入无机盐或非溶剂物质作为絮凝剂，使聚合物的溶解度突然降低，可从混合物中析出，并包裹在药物表面，经过固化得到微球。该方法只需要标准设备,易于分批次制备,对亲水性药物成球性好,不足之处在于共聚物与表面活性剂对微球粒径大小、分布、包封率和体外释放等性能影响较大。喷雾干燥法是将药物与载体聚合物用有机溶剂溶解成溶液,然后将溶液用于喷雾器喷至惰性气流中形成无数小液滴,控制温度使有机溶液迅速蒸发,液滴迅速固化成微球。该方法制备过程中药物活性损失小,无外水相的药物损失,包封率高,基本可达90%,但是喷出液滴的粒径难以控制,通常需要过筛,将造成原料损失,且高温气流易导致药物失活。随着制剂技术水平的不断提高,近年来出现了一些新型微球制备技术,主要包括复合微球法、超临界流体法和膜乳化法等。复合微球法采用温和方式先将药物包载于粒径较小的微粒中,为药物提供保护结构,再通过 PLGA等高分子包裹微粒制备微球,该法可以减少药物失活,延长药物释放时间。超临界流体法利用超临界流体吸收溶液中的有机溶剂,操作条件温和,微粒粒径分布窄,有机溶剂残留少,可以增加药物的包封率。膜乳化技术在氮气压力作用下缓慢压入膜孔,当形成的乳液滴达到一定大小后,在各种力的作用下,脱离膜孔表面进入到连续相,可制得粒径均匀的乳状液。

二 可注射微球支架在肿瘤治疗中的应用

化疗是肿瘤治疗的经典方法之一,静脉给药后,化疗药物全身分布,由于药物对肿瘤组织或细胞缺乏肿瘤组织或细胞选择性,导致其在杀死肿瘤细胞的同时对正常细胞也造成损伤,导致严重的全身毒副作用。实现药物的靶向递送是减少肿瘤化疗副作用的重要手段。近年来,优化肿瘤化疗的新方法不断涌现,其共同点是提高药物靶向效率和降低药物全身毒副作用。微球通过对肿瘤血管内皮细胞的选择性靶向肿瘤部位,促进药物分子运输到肿瘤组织以及靶细胞,再以受控方式释放药物,是一种有潜力的肿瘤靶向缓释给药系统。在组织工程和再生医学中,为了满足作为细胞递送载体的新要求,微球已表现出从小到大、从实心到空心多孔结构的多功能性。此外,微球的可注射性使其快速进入人体以填充复杂的缺陷,是其另一个重要优势。

(一)天然高分子微球支架在肿瘤治疗中的研究进展

天然高分子微球支架材料来源广、种类多,与合成高分子材料相比,具有可持续性、生物降解性等优势。同时,天然高分子微球支架材料具有细胞识别和相互作用、酶降解性、细胞外基质活性等生物功能,已被广泛用于药物递送领域。近年来,基于天然高分子微球材料的药物递送技术不断创新,为其提供了新的发展潜力。目前,用于制作可注射微球支架的天然高分子材料主要包括壳聚糖、明胶和海藻酸钠等。

壳聚糖是通过碱性脱乙酰作用从天然存在的几丁质中提取的一种聚合物,具有生物相容性好、安全性高、生物可降解性、生物黏附性及可被吸收利用等特点,可通过打开细胞内紧密连接作为渗透增强剂,被广泛应用于药物递送、伤口愈合、组织工程和生物医学等领域[70]。Sarah 等利用壳聚糖微球负载紫杉醇,显著提高紫杉醇在实体肿瘤中的富集度,抑制肿瘤生长[71]。Berrada 等用壳聚糖制成植入剂,用 RIF‐1 肿瘤细胞的皮下瘤小鼠做实验,以肿瘤生长延迟(TGD)作为治疗有效的指标,结果表明,与没有制成植入剂的单喜树碱相比,壳聚糖组 TGD 显著延长[72]。壳聚糖作为生物可降解高分子化合物,逐渐成为缓控释和靶向等药剂学前沿领域中的研究热点。然而,壳聚糖仅溶解于少数几种稀酸溶液,且药物释放速度慢,在一定程度上限制了其应用。随着检测技术更新与制剂工艺的改进,经过修饰和优化处理后得到的壳聚糖新剂型,在溶解度、药物释放等性能上显著提升,拓宽了其在药物制剂中的应用范围,也在肿瘤治疗中发挥着越来越重要的作用。

明胶是一种天然聚合物,可通过部分酸或碱水解获得,也可通过结构动物胶原蛋白的热降解或酶降解获得。与胶原蛋白相比,明胶制作成本低,在体内无抗原性,更易溶于水[73]。由于其优异的生物相容性、适当的生物降解性、无毒性和非抗原性,基于明胶的微球已被广泛应用于生物医学领域[74-76]。例如,物理交联的明胶微球是多孔水凝胶制备的致孔剂,微球孔隙既为细胞生长提供了空间,也增强了水凝胶的渗透性,促进细胞增殖和组织再生[77]。此外,物理交联的明胶微球还可作为细胞传递的载体[78]。由明胶和其他聚合物制备的化学交联微球也表现出理想的支架特性。为了改善细胞生长,促进药物和生物因子释放,研究者开发了多孔明胶微球以改善细胞增殖环境,并为药物和生物因子提供新的递送和释放系统[79]。

海藻酸盐是在褐藻中发现的天然多糖,具有许多独特的性质,如药物载体、无毒、无免疫原性、亲水性、多孔性、良好的吸附能力、稳定性、生物降解性、易得性、低成本和易于制备。海藻酸盐微球已成功应用于细胞生物学、生物医学工程、组织工程和医学等领域,在两亲性、生物相容性、易于表面修饰等方面表现出许多优势,是药物、肽、蛋白质、基因和疫苗的理想候选递送系统[80]。

(二) 合成高分子材料微球支架在肿瘤诊疗中的研究进展

聚乳酸(PLA)是以速生资源玉米为主要原料,经发酵制得乳酸再经乳酸缩合得到的直链脂肪族聚酯,是第一批通过美国食品药品监督管理局(FDA)认证,被正式作为药用辅料收录进美国药典的可生物降解材料。PLA 因具有良好的生物相容性、生物可降解性,已成为医用材料领域中最受重视的材料之一,被广泛应用于手术缝合线、骨固定器、药物缓控释系统以及组织工程支架等领域[81]。自从 1996 年,TAP Holdings 研发的适用于前列腺癌和子宫内膜异位症的亮丙瑞林 PLA 微球被 FDA 批准后,陆续有不少以 PLA 为载体的缓释制剂上市,PLA 及其共聚物 PLGA 也因此成了制剂研发领域的热点。

聚乳酸-羟基乙酸共聚物(PLGA)是由一定比例的乳酸和羟基乙酸聚合而成的高分子材料,也已被 FDA 和欧洲药品管理局(EMA)收录为药用辅料。PLGA 具有良好的生物相容性和生物降解性,其材料降解产物与机体代谢产物相同,不会对机体产生不良反应,因此被广泛应用于医学工程材料和药物递送领域[82]。PLGA 的降解程度随单体(PLA∶PGA)比例不同而有差异,一般来说,乙交酯比例越大越易降解。在所有已上市的微球产品中,PLGA 是最常用的载体材料,Lurpon Depot®、Zoladex®、Sandotatin LAR®、Risperdal Consta® 等均是以 PLGA 为载体制备的微球。

在合成高分子可降解材料中研究最多的是 PLA 和 PLGA。但目前研制的 PLA、PLGA 载药微球在性能上还存在一些问题:①材料降解不均匀、不安全,降解速度与组织生成速度不协调;②材料制备及应用过程中药物生物活性下降;③材料在机体内引起的炎性反应及免疫反应。人工合成高分子材料的载药微球,还有采用聚丙烯酸树脂、聚甲基丙烯酸甲酯及聚酰胺类等材料制备的。人工合成高分子材料虽然可通过精确调节组成比,使产品的重复性和力学性能达到较高的水平,但合成高分子材料存在痕量的引发剂和有毒有机物以及其他杂质的残留,也是需要持续关注和亟待解决的问题。

(三) 其他材料微球支架在肿瘤诊疗中的研究进展

动脉内放射性核素疗法是原发性和转移性肝脏肿瘤的内部放射治疗的新选择。由于肝脏肿瘤动脉血供丰富,将可植入的放射性微球输送到肿瘤动脉分支,选择性地靶向肝脏肿瘤,提供高剂量的辐射暴露,有效杀伤肿瘤细胞。同时,动脉内放射性核素治疗仅在肿瘤部位发挥作用,与传统外部放射治疗相比副作用小,有效减少了正常肝脏组织的辐射损伤。钇90(Y-90)是一种高能β发射器,是最优选的放射性核素,已上市的两种Y-90微球分别由树脂和玻璃构成。研究表明,Y-90微球疗法对于不可切除的原发性和转移性肝肿瘤(如肝细胞癌、结直肠癌和乳腺癌的肝转移瘤以及神经内分泌肿瘤)是一种有效且安全的局部治疗选择[83-85]。Y-90微球在黑色素瘤、胰腺癌、肾癌和肺癌肝转移瘤中的应用也有报道。此外,碘131、铼188和钬166微球已被引入作为肝肿瘤介入治疗的替代放射性药物。

磁性微球在外加磁场的作用下,可将药物载至特定的区域,提高靶区药物浓度,从而达到靶向给药的目的,是生物医药领域的一种新型多功能制剂[86]。20世纪80年代,Widder K制备了阿霉素磁性白蛋白微球并进行了动物实验,结果表明,磁性微球有很好的抑制肿瘤效果[87]。大量研究表明,磁性微球的应用可减少用药剂量,提高药物的靶向性,减少药物对体内正常组织器官的不良影响,有效提高药物疗效。此外,磁性微球在固定化酶、免疫测定等方面也具有广泛应用。

三　可注射微球支架在肿瘤治疗中的挑战

微球已研究多年,但是目前已上市的仅有缓释微球,靶向微球还处于研发阶段。抗癌药物微球制剂技术的关键仍是靶向性,只有从根本上解决靶向性问题,才能解决抗癌药物的毒副作用。靶向微球制剂的研发,以及靶向性的体内外评价方法仍然是今后研究的热点。

在目前已上市的缓释微球产品中,很多微球的关键质量属性并没有体现在产品的质量标准中,这就要求在微球的质量研究中,一方面要建立准确可行的实验方法来对微球制剂关键质量属性进行控制,另一方面,要研究这些关键质量属性与药物质量的内在联系,从而建立合理规范的限度要求。例如,微球的粒度分布与释放度有密切联系,粒度分布能指征体外释放度,因此建立合理有效的粒度分布限度范围可以作为对药物释放度控制的一个重要补充。

针对缓释微球的体外释放实验,各国药典还缺乏相关指导原则。体外释放实验方法的建立不仅要考虑药物的释放机制以及药物本身的性质,而且必须与体内方法有良好的相关性。由于微球制剂的用药释放周期长,因此有必要建立体外释放度的加速实验方法来快速有效地考察长效微球的体外释放行为,如何选择合适的加速条件来指征微球的长期释放行为也是一微球研究的一个重要方面。而针对具体微球制剂品种,体外释放度方法的选择,实验设备和条件的规范,以及体内外相关性的研究仍然是微球制剂质控的难点,还有待我们进一步研究。

第四节　水凝胶与肿瘤治疗

一　水凝胶概述

(一) 水凝胶的定义

在适当条件下,大分子或溶胶质点交联成空间网状结构,分散介质充满网状结构的空隙,形成失去流动性的半固体状态的胶冻,处于这种状态的物质称为凝胶,这种自动形成胶冻的过程称为胶凝。分散介质为水的凝胶称为水凝胶。水凝胶由亲水基团或区域进行水合形成聚合网络结构,可以吸收和保存大量的水。网络结构可阻断亲水的高分子链或者片段溶解进入溶液中,是水凝胶形成的必要条件。目前,水凝胶已广泛应用于蛋白质分离、细胞包埋、组织工程等领域,是生物医学研究的热点。

(二)水凝胶的分类

水凝胶可根据网络键合作用、刺激响应性、合成材料类型、尺寸大小等不同特点进行分类。

1. 根据网络键合作用分类

根据网络键合作用不同,可将水凝胶分为物理凝胶和化学凝胶。物理凝胶是通过物理作用力如静电作用、氢键、链的缠绕等形成的,这种凝胶是非永久性的,通过加热凝胶可转变为溶液,所以也被称为假凝胶或热可逆凝胶,例如 k2 型角叉菜胶、琼脂等。化学凝胶是由化学键交联形成的三维网络聚合物,是永久性的,又称为真凝胶,例如聚乙烯醇(PVA)水凝胶。

2. 根据刺激响应性分类

根据水凝胶对外界刺激的响应情况可分为传统的水凝胶和环境敏感水凝胶两大类。传统的水凝胶对环境的变化如温度或 pH 等变化不敏感,而环境敏感水凝胶是指自身能感知外界环境(如温度、pH、光、电、压力等)的微小变化或刺激,产生相应的物理结构和化学性质变化甚至突变的一类高分子凝胶。此类凝胶的突出特点是在对环境的响应过程中其溶胀行为有显著变化,利用这种刺激响应特性可将其用作传感器、控释开关等。

3. 根据合成材料分类

根据合成材料的不同,水凝胶又分为合成高分子水凝胶和天然高分子水凝胶。天然高分子由于具有更好的生物相容性、环境敏感性等,且来源丰富、价格低廉,已受到越来越多研究者的关注。但是天然高分子材料稳定性较差,易降解。合成高分子水凝胶?

4. 根据尺寸大小分类

根据尺寸大小可分为宏观凝胶、微凝胶($0.5\sim10\ \mu m$)和纳米凝胶($<200\ nm$)。不同的大小和结构决定了水凝胶的不同功能以及将其用于癌症治疗的递送途径。

(三)水凝胶的特点

(1)在水媒中能够吸收大量的水分显著溶胀,并在显著溶胀之后能够继续保持其原有结构而不被溶解。

(2)良好的生物相容性、优良的物理机械性能和长期植入的稳定性。

(3)良好的水蒸气透过率和合适的气体(如 O_2 和 CO_2)通过率,而且,水凝胶不会与伤口粘连,敷贴及取出极为方便。

(4)能够感知外界刺激的微小变化,如温度、pH 值、离子强度、电场、磁场等,并能够对刺激发生敏感性的响应,常通过体积的溶胀或收缩来实现。

二 水凝胶在肿瘤治疗中的应用

(一)宏观凝胶在肿瘤治疗中的研究现状

宏观凝胶是指尺寸大于毫米量级的凝胶,通常用于肿瘤组织周围的直接注射或植入。大多数用于癌症治疗的宏观凝胶是局部递送的。此外,水凝胶可使化疗药物以原位持续释放,增加了药物的溶解度和选择性,可减少药物的总剂量[88]。

1. 用于局部癌症化疗的可注射水凝胶

直接注射到肿瘤部位的化疗药物很容易在血液循环清除,说明该药物无法长时间保留在肿瘤组织,因而无法消除肿瘤。以水凝胶装载化学治疗药物植入肿瘤周围可长时间维持肿瘤组织的药物浓度,减少全身性毒副作用,避免多次给药。Kim 提出了一种基于水凝胶的药物载体加载阿霉素(DOX)和 5 - 氟尿嘧啶(5 - Fu),研究显示该载药水凝胶的药物释放时间长达 18 天[89]。载有 5 - Fu 的 Pluronic 水凝胶(5 - Fu - HP)或载有 5 - Fu 的二嵌段共聚物的水凝胶(5 - Fu - HC)与载有 DOX 的微胶囊(DOX - M)混合以形成两种类型药物。DOX - M/5 - Fu - HP 和 DOX - M/Fu - HC 都易于注射到肿瘤中,植入后可以在体温下原位凝胶化。微胶囊与水凝胶复合比单独使用微凝胶有更长药物的释放时间,避免药物局部高浓度,从而限制有毒药物的水平。

光动力疗法(PDT)是一种使用光、光敏剂和氧气的局部抗癌疗法,已被批准用于临床[90]。局部特性使可注射水凝胶成为光敏剂负载的合适载体。光敏剂被光激活到激发态,并在返回基态时释放能量,从而将组织中的氧气转移到活性氧(ROS)中,从而介导细胞毒性。Liu 等提出了一种肿瘤周围注射的水凝胶,该水凝胶由 α-环糊精(α - CD)和带有叶酸靶向基团的带正电荷的两亲共聚物组成[91]。该水凝胶实现了紫杉醇(PTX)的 7 天传递,并可在肿瘤部位转移 B 细胞淋巴瘤 2(Bcl - 2)基因 Nur77,并有效抑制叶酸受体的耐药性肿瘤细胞的生长。水凝胶的基因-聚合物静电相互作用和缓慢的生物降解保证了细胞中的缓释和高转基因表达,从而大大增强了基因治疗的功效。

2. 用于癌症免疫疗法的局部水凝胶

癌症免疫疗法可以减少癌症复发的机会,是目前具有巨大潜力的治疗方式。癌症免疫疗法包括细胞因子、抗癌疫苗、免疫细胞工程和检查点抑制剂,但其全身性给药可能导致实质性毒性,造成治疗效果受限。局部免疫调节具有出色的疗效和低系统毒性,可促进全身性抗癌免疫力[92]。近年来,随着肿瘤免疫治疗的发展,合成高分子材料凝胶在肿瘤免疫疗法局部递送中起到重要作用。聚乳酸、聚乙醇酸、聚乳酸-乙醇酸、透明质酸、海藻酸和壳聚糖等生物医用材料可制备成植入、注射或透皮给药系统实现肿瘤免疫的局部递送。由于水含量高,水凝胶与软组织相似,是细胞外基质的合适替代品,可有效地携带免疫细胞、免疫相关蛋白和细胞因子而不损害其生物学活性。除了用作特定细胞的转移载体外,水凝胶还可用作优良的疫苗输送载体。类似于细胞外基质的水凝胶可保持疫苗的生物活性,并含有高度相关的抗原和佐剂,为树突状细胞(DC)的聚集和增殖提供了局部空间。此外,免疫检查点抑制剂与其他肿瘤疗法的组合已成为肿瘤疗法领域中的热门话题,一些研究人员也在探索这些药物的新方法。Chen 等开发了一种新方法:在肿瘤切除手术后,将水凝胶喷雾应用于肿瘤部位的表面,通过增加肿瘤微环境的 pH 值来抑制肿瘤的再生。对于这种喷雾,研究小组选择了一种 FDA 批准的纤维蛋白凝胶来封装带有 CD47 抗体的 $CaCO_3$ 纳米颗粒。纤维蛋白凝胶中的 $CaCO_3$ 纳米颗粒不仅是释放免疫调节抗体的储存库,也是降低肿瘤环境酸度(增加 pH 值)的质子清除剂。在 B16F10 小鼠模型中,$CaCO_3$ 纳米颗粒被喷到肿瘤切除部位后,逐渐溶解并释放被包裹的抗 CD47 抗体,进而激活巨噬细胞吞噬癌细胞,抑制切除部位及远处部位的肿瘤复发。Wang 等设计了一种原位 ROS 响应水凝胶支架,用于吉西他滨(GEM)和抗 PD - L1(αPDL1)阻断抗体的代码传递。水凝胶中的- N1,N1,N3,N3 -四甲基丙烷-1,3 -二铵(TSPBA)在高 ROS 含量时断裂,从而释放出水凝胶中的 GEM 和 αPDL1

并杀死肿瘤细胞。此外水凝胶具有出色的生物降解性，可在 7 天后缓慢降解，在 3 周后几乎完全降解。

3. 微针凝胶贴剂

与静脉给药和皮下注射相比，微针（MN）贴剂具有许多优势，例如给药方便、血药浓度低、通透性高、毒性副作用小、可避免肝脏首过性代谢、降低疼痛、提高患者依从性等[93]。水凝胶 MN（例如透明质酸和右旋糖酐）与其他 MN（例如硅、玻璃和陶瓷）不同，它们有更高的生物相容性和可生物降解性，在插入皮肤后不存在尖锐的生物危害性尖端废物[94]。水凝胶 MN 有较高的含水量，因此具有模仿 ECM 的能力，是生物分子输送的合适平台。从水凝胶 MN 释放的药物取决于载体材料在体内的降解以及吸收。且穿孔部位可快速恢复，而其他聚合物 MN 则没有这些特性。此外，可通过制备方法来调节水凝胶 MN 的物理性质（如刚度）[95]。水凝胶 MN 的这些优点确保了其在癌症治疗的药物递送中的广泛应用。装有小分子药物的水凝胶 MN 可以提高递送效率，降低药物的副作用，并降低刺穿皮肤后碎片破裂的风险。水凝胶 MN 在将药物输送至淋巴结以抑制肿瘤进展并通过淋巴系统转移方面起着协同作用。与卵磷脂纳米结构凝胶（LNG）结合后，由透明质酸制成的可溶性 MN 显著改善了靶向淋巴结的递送[96]。微针的溶解促进了 LNG 的皮下释放，从而增强了淋巴结封装药物的系统交付。有研究表明，将微针插入大鼠皮肤，微针降解后在皮下有效释放阿霉素 LNG（DOX - LNG），实验结果表明，在 MNs 的辅助下，DOX - LNG 可以显著穿过皮肤屏障，促进 DOX 在皮下淋巴结中的聚集并增加其在血浆中的透皮生物利用度。

（二）微凝胶

微凝胶是指尺寸为 0.5~10 μm 的水凝胶。与宏观水凝胶相比，该尺寸的水凝胶具有较大的表层面积，因此更适合生物缀合。据报道，这种大小的异物容易被巨噬细胞吞噬，由于栓塞的风险，不适用于血管内注射[97]。鉴于此，用于癌症治疗的微凝胶递送途径通常仅限于口服递送，肺部递送或经动脉化学栓塞仅限于特定肿瘤。

1. 口服递送微凝胶

尽管口服递送存在靶向性差、化学环境恶劣等问题，但是口服递送是有效治疗胃癌和结肠癌的方法。此外，口服递送水凝胶已显示出可调节参与耐药性的 P - 糖蛋白外排泵的活性，增强溶解性并增加通过胃肠道的通透性[98]。为了提高药物递送的效率，用于口服递送的微凝胶作为有效的药物载体。与脂质体、胶束和某些纳米颗粒相比，口服水凝胶在胃肠道环境中具有较高的黏膜通透性和稳定性。如壳聚糖是一种线性聚合物，在 d - 氨基葡萄糖残基上带有一个带电荷的氨基，它可以通过静电作用与胃黏液中的 N - 乙酰神经氨酸发生相互作用，它们在胃中的停留时间更长。壳聚糖和明胶衍生物可抑制肿瘤生长并降低了血管内皮生长因子蛋白的表达。果胶在酸性条件下稳定并对蛋白酶和淀粉酶具有抗性。明胶化的果胶不溶于水、酸和碱以及其他溶剂，只能在结肠中被果胶酶降解。

2. 肺部递送微凝胶

肺部输送通过吸入气溶胶直接将药物输送到肺部，而无须进行侵入性给药或首过代谢。微凝胶在肺部输送方面有许多优势：在肺泡中药物剂量相对均匀分布，增强药物溶解性，持续释放药物，适合大分子递送，生物降解时无明显炎症以及副作用低等。载有抗癌药的可生物降解微凝胶用于特定部位的肺部递送，以治疗原发性和转移性癌症并增加肺部肿瘤对药物的暴露时间，同时减少副作用。大多数用于肺部递送的微凝胶的大小范围限制在 0.1~

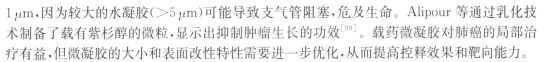

$1\mu m$，因为较大的水凝胶（$>5\mu m$）可能导致支气管阻塞，危及生命。Alipour 等通过乳化技术制备了载有紫杉醇的微粒，显示出抑制肿瘤生长的功效[99]。载药微凝胶对肺癌的局部治疗有益，但微凝胶的大小和表面改性特性需要进一步优化，从而提高控释效果和靶向能力。

3. 经动脉化疗栓塞水凝胶

经动脉化学栓塞术（TACE）是一种在 X 射线辅助下经血管将抗癌药物输送至肿瘤部位的技术，是临床上治疗中晚期肝细胞癌（HCC）的常用方法。由于其生物相容性、易于运输、抗迁移、稳定的形态和可生物降解性，水凝胶一直是 TACE 的候选药物载体。用于 TACE 的载药微球的直径必须大于毛细管的直径，为 $5\sim8\mu m$。由于动脉内给药期间导管堵塞的技术问题，现有临床实践很难处理直径大于 $1000\mu m$ 的颗粒。目前，微凝胶在 TACE 中的应用很普遍。商业化的多载药水凝胶微球有 DC Beads、DEB 和 Hepaspheres。除商业化水凝胶微球外，已有研究报道其他水凝胶微球用于 TACE，如聚乙烯醇（PVA）及其衍生物，淀粉，明胶及其衍生物，壳聚糖和丙烯酸酯[100]。

尽管开发微球仍是 TACE 的主流，但由于形态稳定，微球无法充满整个血管。随着原位胶凝的优越性，由水凝胶组成的液体栓塞剂近来引起了越来越多的兴趣。Golzarian 组合成了纤维素衍生物和壳聚糖衍生物，它们在人体温度下 5 min 之内完成凝胶化[101-102]。Ghandehari 等合成了一种丝弹性蛋白样蛋白（SELP）作为一种用于阻塞血管的新型水凝胶材料[103]。这种生物相容性蛋白可以在人体温度下快速地从液体变为固体，是潜在的生物分子平台。随着进一步的研究，含有液体栓塞剂的水凝胶可能会逐渐取代目前用于 TACE 的微球。

（三）纳米凝胶

纳米凝胶是尺寸小于 200 nm 的水凝胶。纳米级尺寸确保纳米凝胶可与靶向配体结合、增强通透性、保留效应（EPR）、特异性靶向肿瘤，并通过内吞作用和跨血脑屏障（BBB）的穿透性保证细胞内药物传递[104]。由于较大的表面积，纳米凝胶因其纳米级尺寸可用于静脉注射，并有较高的载药效率。局部注射纳米凝胶们具有更好的渗透性，并具有刺激响应性。响应性纳米凝胶可抑制负载药物被降解。此外，可以将一些胶体稳定性差和水溶性低的无机材料装入纳米凝胶中，以进行体内癌症诊断、成像、治疗。

近年来，siRNA 在癌症治疗中起着重要作用。但因 siRNA 药理学性质较差、稳定性低、降解和细胞吸收效率差，通常将带正电的纳米凝胶能与负电荷的 siRNA 形成稳定的复合物。同时，可以通过修饰纳米凝胶表面的特定生物分子来实现控释，Satpathy 等构建了载有表皮生长因子受体（EGFR）siRNA 的聚 N-异丙基甲基丙烯酰胺（pNIPMAm）纳米凝胶以抑制卵巢癌的生长[105]。血脑屏障使许多药物难以到达脑肿瘤。纳米凝胶是一种新型的药物载体，由于其尺寸合适，可以有效地穿过血脑屏障并增强针对性胶质母细胞瘤的治疗效果。出色的生物相容性和生物降解性使纳米凝胶在其他纳米颗粒中脱颖而出。此外，纳米颗粒可被单核吞噬系统吸收，该系统由单核细胞和巨噬细胞组成，主要位于血液、肝脏和脾脏中，但纳米凝胶也存在易被快速清除的缺点。不过现今已开发出抑制吞噬细胞摄取纳米凝胶的方法。例如，利用聚乙二醇化在纳米凝胶表面进行简单化学修饰，并模仿细胞糖萼，阻止 MPS 清除纳米凝胶。

三　水凝胶在肿瘤治疗中的挑战

理想的水凝胶材料应具有良好的生物降解能力，且在降解过程中不会形成有毒物质，具有较高的载药效率,灵活的刺激相应性,双重刺激相应性,甚至多重刺激响应性。就癌症治疗而言,原位水凝胶不仅可以充当药物载体,还可以为多种药物的持续输送提供局部药物储存。用于癌症免疫疗法的水凝胶构建了局部免疫微环境,免疫细胞可以摄取和呈递抗原,并且是免疫细胞增殖的培养基质。与其他纳米颗粒相比,纳米凝胶在宿主中具有更好的溶解性和生物相容性,并且可以避免化学修饰后被 MPS 清除。纳米凝胶的较大表面积可确保它们在原位注射后对刺激响应效率更高。尽管如此,从实验阶段到临床应用仍然存在障碍。首先,药代动力学很容易在体外阐明,但在体内的释放速率和代谢仍然不明确。此外,可以使用动物模型评估水凝胶的短期生物相容性,但不能保证长期生物相容性相同,尤其是对于合成的新材料。因此,应考虑对新材料进行严格的评估。随着近年来肿瘤免疫疗法的不断发展,个性化免疫疗法被越来越多的人接受,这意味着我们需要更精确地控制药物输送载体的性质以满足不同患者的需求。总的来说,将来的关注在于高度受控和精确可调的水凝胶。不同水凝胶的释放动力学和触发条件也应进行研究。

 第五节 透膜微针与肿瘤治疗

一 透膜微针概述

(一)透膜微针的定义

微针(MN)是一种高度 $10\sim2\,000\,\mu m$、宽度 $10\sim50\,\mu m$ 的针,这些固体针通过在贴片上组成阵列,在皮肤上创建微米级的通道,用于药物输送。由于针头的尺寸极小,而且角质层中没有神经,它可以穿透表皮层直接将药物输送到上表皮或真皮层而不会产生疼痛[106]。

(二)透膜微针的特点

我们知道皮肤的主要功能是保护身体不受外界环境的影响,但它也充当免疫监测系统。皮肤由三层组成:角质层(最外层)、表皮层(中间层)和真皮层(内层)。经皮给药在临床上通常优于注射或手术植入装置,并避免了口服给药时出现的肝脏首次提取。在经皮给药中,药物以药理学相关的速度从贴片经皮肤进入体循环。经皮给药的一个问题是由于角质层的低渗透性,给药效率低。用于解决低渗透性的方法包括化学增强剂、脂类增强剂、电场(离子电泳和电穿孔)等。如今研究人员已经研究出了微针可以通过透皮传送药物通路克服传统技术的局限性。微针具有以下几个特点:①负载有药物的微针刺入皮肤后,药物就可以释放出来,直接进入体循环避免了口服给药时的肝脏首过效应,提高药物局部浓度,同时也比一般的透皮贴剂递送效率高具有高效性;②微针的直径保持在几十微米,对皮肤造成的伤口非常小的,当微针被移除后,微针所形成的通道会关闭,因此可以避免感染或有毒物质进入体内,因此具有安全性;③作为透皮贴剂,微针的使用可以不受地点、时间的限制非常方便;④无痛也是透皮微针很重要的一个特点,这可以很大程度上减轻患者的痛苦,提高患者依从性。

(三)透膜微针的分类

微针分为四种类型,分别是固体微针、涂层微针、溶解微针和空心微针[107]。此外,微针可以由各种材料组成,如金属材料、无机材料和聚合物材料。不同类型、不同材料的微针在不同的研究领域发挥着不同的作用。

固体微针可用于皮肤预处理。具体来说,固体微针刺入皮肤,然后药物通过由此形成的通道被输送。固体微针的优点是给药过程是安全的。当微针被移除后,微针所形成的通道会关闭,因此可以避免感染或有毒物质。不锈钢微针辊、金属微针、硅微针和一些聚合物微针都属于固体微针类型。虽然固体微针通过经皮给药系统中插入的通道被广泛用于提高药物的透皮渗透能力,但它也有给药途径复杂的缺点。

涂层微针可以很好地弥补固体微针的这个缺点。这种微针通过浸渍、气体喷射干燥、喷墨打印或喷涂的方法在针头上涂上药物。当微针贴片插入皮肤后,涂在微针尖上的药物就会释放到皮肤中。

溶解性微针与固体或涂层微针相比,溶解性微针具有制作简单、使用方便、载药量高等优点。当微针贴片穿透皮肤时,溶解性微针针尖内载的药物被释放。微成型、光聚合和拉伸光刻是制造溶解性微针的几种常用方法,这些方法在各个领域越来越受欢迎。

空心微针具有最高的剂量精度,与前面描述的其他微针系统略有不同。药物可以通过中空微针上的小孔直接进入皮肤,这些小孔可以以不同的压力驱动流速向皮肤提供大量的液体。此外,空心微针还具有"戳流"的输送特性,适用于采血。未来,空心微针在血液分析系统中可能成为一种有吸引力的应用。

近年来,微针给药系统已被广泛应用于药物、基因、蛋白质、RNA 和疫苗的给药。微针和其他纳米载体的结合也被应用于癌症治疗、诊断、糖尿病治疗和免疫治疗,并取得了良好的效果。这些研究为微针今后的临床应用提供了基础。

二、透膜微针在肿瘤治疗中的应用

癌症是世界上最致命的疾病,在这些癌症中,如人类表皮样癌和乳腺癌等浅表癌症日益成为公共卫生问题。根据浅表肿瘤的特点,局部或透皮给药系统不仅可以提高药物的局部浓度,还可以减少对肝脏的首通效应,在治疗方面可能优于注射给药。目前不同种类的微针输送系统已经被用于治疗浅表肿瘤。

由于皮肤真皮层聚集了大量树突状细胞、巨噬细胞、淋巴细胞和肥大细胞,微针将抗体、过敏原和治疗性抗原直接送入皮肤,这些细胞可以将产生的免疫治疗信号转移到受损的器官达到免疫治疗的目的。据报道,免疫疗法对人类皮肤癌的治疗非常重要。其中,阻断程序性死亡-1(PD-1)通路的检查点抑制剂显示出强大的临床效力。结合纳米颗粒的水凝胶MN 用于递送抗 PD-1 抗体(αPD-1)可以减轻剂量依赖性自身免疫疾病的风险。Wang 等报道了一种新型的可降解 MN,可递送 αPD-1 用于黑色素瘤治疗。MN 由生物相容性透明质酸与酸敏感的葡聚糖纳米颗粒(NP)整合而成,纳米颗粒包裹 αPD-1 和葡萄糖氧化酶。由于皮肤中存在各种免疫细胞,MN 可以轻松穿透表皮而不会疼痛,将 αPD-1 传递至局部淋巴和毛细血管,从而增强了与 T 细胞的连接。

在一项研究中,天然生物色素黑色素被包裹在微针贴片中与整个肿瘤裂解液一起。当微针贴片应用于皮肤时,微针降解并释放肿瘤裂解物,激活免疫反应。当暴露在近红外照射下时,黑色素产生的热量导致炎症细胞因子局部释放,进一步激活免疫反应。在 B16F10 动物模型中,该透皮给药系统产生了强烈的固有和适应性免疫应答,并诱导肿瘤消退。这些研究结果表明,在黑素瘤小鼠模型中,可以使用微针注射抗癌疫苗来提高存活率。Yang 等[108]开发了一种高度药物浓缩的混合核壳微针(CSMN)系统,用于递送免疫检查点抑制剂抗

PD-L1（αPD-L1）和 1-甲基-D，L-色氨酸（1-MT）治疗黑色素瘤。在该微针系统中，由壳聚糖制备的带电壳通过静电相互作用富集微针尖端的药物，改善透皮给药效果。PVA 的使用防止了药物的结晶，成功地增加了微针中 1-MT 的负载。体内、体外实验结果显示，抗 PD-L1 的透皮给药效率高，抗 PD-L1 停留时间可达 2 天。在 B16 黑素瘤小鼠模型中，微针组较瘤内注射相比，肿瘤生长的抑制效果更好，这可能是由于提高了 T 淋巴细胞的募集。这种核-壳微针系统为抗体和化疗药物的局部协同传递提供了一个有前景的新平台。

三 透膜微针在肿瘤治疗中的挑战

总的来说，微针可降解或可拆卸，具有快速、简便、高效、无痛、患者友好等优点，微针贴片是一种很有前途的癌症治疗药物、疫苗、DNA 和 siRNA 载体。基于微针的经皮给药癌症免疫疗法已经显示出在体内的前景，并有望转化为大规模的临床应用。未来的发展应该考虑到当前的一些挑战，包括在微针上精确包裹生物分子的困难，以及治疗性抗原、过敏原或免疫治疗药物到所需位置的传递不足。

参考文献

［1］ Rautio J, Meanwell NA, Di L, et al. The expanding role of prodrugs incontemporary drug design and development ［J］. Nat Rev Drug Discov, 2018,17(8):559-587.

［2］ 李安良. 生物利用度控制——前药和药物靶向作用［M］. 北京：化学工业出版社,2008.

［3］ Williams HD, Trevaskis NL, Charman SA, et al. Strategies to address low drug solubility in discovery and development ［J］. Pharmacol Rev, 2013,65(1):315-499.

［4］ Beaumont K, Webster R, Gardner I, et al. Design of ester prodrugs to enhance oral absorption of poorly permeable compounds: challenges to the discovery scientist ［J］. Curr Drug Metab, 2003,4:461-485.

［5］ McClellan K, Perry CM. Oseltamivir: a review of its use in influenza ［J］. Drugs, 2001,61:263-283.

［6］ van Ryn J, Goss A, Hauel N, et al. The discovery of dabigatran etexilate ［J］. Front Pharmacol, 2013,4:12.

［7］ Di L, Artursson P, Avdeef A, et al. Evidence-based approach to assess passive diffusion and carrier-mediated drug transport ［J］. Drug Discov Today, 2012,17(15-16):905-912.

［8］ Svensson LA, Tunek A. The design and bioactivation of presystemically stable prodrugs ［J］. Drug Metab Rev, 1988,19:165-194.

［9］ Persson G, Baas A, Knight A, et al. One month treatment with the once daily oral beta 2-agonist bambuterol in asthmatic patients ［J］. Eur Respir J, 1995,8:34-39.

［10］ Stella VJ, Borchardt RT, Hageman MJ, et al. Prodrugs: Challenges and Rewards ［M］. New York: Springer-Verlag, 2007.

［11］ Kratz F, Warnecke A, Scheuermann K, et al. Probing the cysteine-34 position of endogenous serum albumin with thiol-binding doxorubicin derivatives. Improved efficacy of an acid-sensitive doxorubicin derivative with specific albumin-binding properties compared to that of the parent compound ［J］. J Med Chem, 2002,45:5523-5533.

［12］ Tillmann HL. Pradefovir, a liver-targeted prodrug of adefovir against HBV infection ［J］. Curr Opin Investig Drugs, 2007,8:682-690.

[13] Cheetham AG, Chakroun RW, Ma W, et al. Self-assembling prodrugs [J]. Chem Soc Rev, 2017, 46 (21): 6638 - 6663.

[14] Su H, Zhang P, Cheetham AG, et al. Supramolecular crafting of self-assembling camptothecin prodrugs with enhanced efficacy against primary cancer cells [J]. Theranostics, 2016, 6(7): 1065 - 1074.

[15] Lin C, Sunkara G, Cannon JB, et al. Recent advances in prodrugs as drug delivery systems [J]. Am J Ther, 2012, 19(1): 33 - 43.

[16] Vasey PA, Kaye SB, Morrison R, et al. Phase I clinical and pharmacokinetic study of PK1 [N-(2-hydroxypropyl) methacrylamide copolymer doxorubicin]: first member of a new class of chemotherapeutic agents-drug-polymer conjugates [J]. Clin Cancer Res, 1999, 5(1): 83 - 94.

[17] Rowinsky EK, Rizzo J, Ochoa L, et al. A phase I and pharmacokinetic study of pegylated camptothecin as a 1-hour infusion every 3 weeks in patients with advanced solid malignancies [J]. J Clin Oncol, 2003, 21(1): 148 - 157.

[18] Fromm JR, McEarchern JA, Kennedy D, et al. Clinical binding properties, internalization kinetics, and clinicopathologic activity of brentuximab vedotin: an antibody-drug conjugate for CD30-positive lymphoid neoplasms [J]. Clin Lymphoma Myeloma Leuk, 2012, 12(4): 280 - 283.

[19] Geng WC, Sessler JL, Guo DS. Supramolecular prodrugs based on host-guest interactions [J]. Chem Soc Rev, 2020, 49(8): 2303 - 2315.

[20] Mao D, Liang Y, Liu Y, et al. Acid-Labile Acyclic Cucurbit [n] uril Molecular Containers for Controlled Release [J]. Angew Chem Int Ed Engl, 2017, 56(41): 12614 - 12618.

[21] Li F, Liu D, Liao X, et al. Acid-controlled release complexes of podophyllotoxin and etoposide with acyclic cucurbit [n]urils for low cytotoxicity [J]. Bioorg Med Chem, 2019, 27(3): 525 - 532.

[22] Geng WC, Jia S, Zheng Z, et al. A Noncovalent Fluorescence Turn-on Strategy for Hypoxia Imaging [J]. Angew Chem Int Ed Engl, 2019, 58(8): 2377 - 2381.

[23] McCombs JR, Owen SC. Antibody drug conjugates: design and selection of linker, payload and conjugation chemistry [J]. AAPS J, 2015, 17: 339 - 351.

[24] Khongorzul P, Ling CJ, Khan FU, et al. Antibody-drug conjugates: a comprehensive review [J]. Mol Cancer Res, 2020, 18(1): 3 - 19.

[25] Low PS, Henne WA, Doorneweerd DD. Discovery and development of folic-acid-based receptor targeting for imaging and therapy of cancer and inflammatory diseases [J]. Acc Chem Res, 41, 2008, 41: 120 - 129.

[26] Srinivasarao M, Galliford CV, Low PS. Principles in the design of ligand-targeted cancer therapeutics and imaging agents [J]. Nat Rev Drug Discov, 2015, 14: 203 - 219.

[27] Bräuer A, Grubert LS, Roll W, et al. [177]Lu - PSMA - 617 radioligand therapy and outcome in patients with metastasized castration-resistant prostate cancer [J]. Eur J Nucl Med Mol Imag, 2017, 44(10): 1663 - 1670.

[28] Malmborg J, Ploeger BA. Predicting human exposure of active drug after oral prodrug administration, using a joined in vitro/in silico-in vivo extrapolation and physiologically-based pharmacokinetic modeling approach [J]. J Pharmacol Toxicol Methods, 2013, 67: 203 - 213.

[29] Hu ZY, Edginton AN, Laizure SC, et al. Physiologically based pharmacokinetic modeling of impaired carboxylesterase-1 activity: effects on oseltamivir disposition [J]. Clin Pharmacokinet, 2014, 53: 825 - 836.

[30] Dhareshwar SS, Stella VJ. Your prodrug releases formaldehyde: should you be concerned? No! [J]. J Pharm Sci, 2008, 97: 4184 - 4193.

[31] Bray F, Ferlay J, Soerjomataram I, et al. Global cancer statistics 2018: GLOBOCAN estimates of incidence and mortality worldwide for 36 cancers in 185 countries [J]. CA: A Cancer Journal for

Clinicians，2018,68:394 – 424.

[32] Ferlay J，Colombet M，Soerjomataram I，et al. Estimating the global cancer incidence and mortality in 2018：GLOBOCAN sources and methods [J]. International Journal of Cancer，2019,144:1941 – 1953.

[33] Jain RK，Stylianopoulos T. Delivering nanomedicine to solid tumors [J]. Nature Reviews Clinical Oncology，2010,7:653 – 664.

[34] Figueiró Longo JP，Muehlmann LA. Nanomedicine beyond tumor passive targeting：what next [J]. Nanomedicine (Lond)，2020,15(19):1819 – 1822.

[35] Yu L，Xu M，Xu W，et al. Enhanced cancer-targeted drug delivery using precoated nanoparticles [J]. Nano Lett，2020,20(12):8903 – 8911.

[36] Bareford LM，Swaan PW. Endocytic mechanisms for targeted drug delivery [J]. Advanced Drug Delivery Reviews，2007,59:748 – 758.

[37] Mollazadeh S，Mackiewicz M，Yazdimamaghani M. Recent advances in the redox-responsive drug delivery nanoplatforms：A chemical structure and physical property perspective [J]. Materials Science & Engineering C，Materials for Biological Applications，2021,118:111536.

[38] Kratz F. Albumin as a drug carrier：design of prodrugs，drug conjugates and nanoparticles [J]. J Control Release，2008,132:171 – 183.

[39] Yang AC，Stevens MY，Chen MB，et al. Physiological blood-brain transport is impaired with age by a shift in transcytosis [J]. Nature，2020,583(7816):425 – 430.

[40] Liu Y，Qiao Z，Gao J，et al. Hydroxyapatite-bovine serum albumin-paclitaxel nanoparticles for locoregional treatment of osteosarcoma [J]. Adv Healthc Mater，2021,10(2):e2000573.

[41] Plummer R，Wilson RH，Calvert H，et al. A Phase I clinical study of cisplatin-incorporated polymeric micelles (NC – 6004) in patients with solid tumours [J]. British Journal of Cancer，2011,104:593 – 598.

[42] Cabral H，Kataoka K. Progress of drug-loaded polymeric micelles into clinical studies [J]. J Control Release，2014,190:465 – 476.

[43] Hrkach J，Von Hoff D，Mukkaram Ali M，et al. Preclinical development and clinical translation of a PSMA-targeted docetaxel nanoparticle with a differentiated pharmacological profile [J]. Science Translational Medicine，2012,4:128 – 139.

[44] Harada M，Bobe I，Saito H，et al. Improved anti-tumor activity of stabilized anthracycline polymeric micelle formulation，NC – 6300[J]. Cancer Science，2011,102:192 – 199.

[45] Rijcken CJ，Snel CJ，Schiffelers RM，et al. Hydrolysable core-crosslinked thermosensitive polymeric micelles：synthesis，characterisation and in vivo studies [J]. Biomaterials，2007,28:5581 – 5593.

[46] Reebye V，Sætrom P，Mintz PJ，et al. Novel RNA oligonucleotide improves liver function and inhibits liver carcinogenesis in vivo [J]. Hepatology (Baltimore，Md)，2014,59:216 – 227.

[47] Mitchell MJ，Billingsley MM，Haley RM. Engineering precision nanoparticles for drug delivery [J]. Nat Rev Drug Discov，2021,20(2):101 – 124.

[48] Modi S，Saura C，Yamashita T，et al. Trastuzumab Deruxtecan in Previously Treated HER2-Positive Breast Cancer [J]. N Eng J Med，2020,382:610 – 621.

[49] Younes A，Bartlett NL，Leonard JP，et al. Brentuximab vedotin (SGN – 35) for relapsed CD30-positive lymphomas [J]. N Eng J Med，2010,363:1812 – 1821.

[50] Duncan R. Development of HPMA copolymer-anticancer conjugates：clinical experience and lessons learnt [J]. Advanced Drug Delivery Reviews，2009,61:1131 – 1148.

[51] Burris HA 3rd，Rugo HS，Vukelja SJ，et al. Phase II study of the antibody drug conjugate trastuzumab-DM1 for the treatment of human epidermal growth factor receptor 2 (HER2)-positive breast cancer after prior HER2-directed therapy [J]. J Clin Oncol，2011,29:398 – 405.

[52] van der Meel R，Vehmeijer LJ，Kok RJ，et al. Ligand-targeted particulate nanomedicines undergoing clinical evaluation：current status [J]. Advanced Drug Delivery Reviews，2013，65：1284 - 1298.

[53] Jhaveri A，Deshpande P，Torchilin V. Stimuli-sensitive nanopreparations for combination cancer therapy [J]. J Control Release，2014，190：352 - 370.

[54] Yuan J，Zhang Y，Zhang Y，et al. Effects of metal nanoparticles on tight junction-associated proteins via HIF - 1α/miR - 29b/MMPs pathway in human epidermal keratinocytes [J]. Part Fibre Toxicol，2021，18(1)：13.

[55] Shen HF，You J，Zhang GD，et al. Cooperative，nanoparticle-enabled thermal therapy of breast cancer [J]. Advanced Healthcare Materials，2011，1(1)：84 - 89.

[56] Chen L，Wang W，Tian J. Imparting multi-functionality to covalent organic framework nanoparticles by the dual-ligand assistant encapsulation strategy [J]. Nat Commun，2021，12(1)：4556.

[57] Chen YF，Hsu MW，Su YC，et al. Naturally derived DNA nanogels as pH- and glutathione-triggered anticancer drug carriers [J]. Materials Science & Engineering C，Materials for Biological Applications，2020，114：111025.

[58] Liu M，Fu M，Yang X，et al. Paclitaxel and quercetin co-loaded functional mesoporous silica nanoparticles overcoming multidrug resistance in breast cancer [J]. Colloids and Surfaces B，Biointerfaces，2020，196：111284.

[59] Fubini B，Ghiazza M，Fenoglio I. Physico-chemical features of engineered nanoparticles relevant to their toxicity [J]. Nanotoxicology，2010，4：347 - 363.

[60] Kettiger H，Schipanski A，Wick P，et al. Engineered nanomaterial uptake and tissue distribution：from cell to organism [J]. International Journal of Nanomedicine，2013，8：3255 - 3269.

[61] Aillon KL，Xie Y，El-Gendy N，et al. Effects of nanomaterial physicochemical properties on in vivo toxicity [J]. Advanced Drug Delivery Reviews，2009，61：457 - 466.

[62] Bertrand N，Leroux JC. The journey of a drug-carrier in the body：an anatomo-physiological perspective [J]. J Control Release，2012，161：152 - 163.

[63] Wilson DR，Sen R，Sunshine JC，et al. Biodegradable STING agonist nanoparticles for enhanced cancer immunotherapy [J]. Nanomedicine：Nanotechnology，Biology，and Medicine，2018，14：237 - 246.

[64] Saifi MA，Khan W，Godugu C. Cytotoxicity of Nanomaterials：Using Nanotoxicology to Address the Safety Concerns of Nanoparticles [J]. Pharmaceutical Nanotechnology，2018，6：3 - 16.

[65] Bhattacharjee S，Brayden DJ. Development of nanotoxicology：implications for drug delivery and medical devices [J]. Nanomedicine (London，England)，2015，10：2289 - 2305.

[66] Mayer A，Vadon M，Rinner B，et al. The role of nanoparticle size in hemocompatibility [J]. Toxicology，2009，258：139 - 147.

[67] Zamboni WC，Torchilin V，Patri AK，et al. Best practices in cancer nanotechnology：perspective from NCI nanotechnology alliance [J]. Clinical Cancer Research：an Official Journal of the American Association for Cancer Research，2012，18：3229 - 3241.

[68] Erratum：Outcomes analysis of an alternative formulation of PEGylated liposomal doxorubicin in recurrent epithelial ovarian carcinoma during the drug shortage era [Corrigendum][J]. OncoTargets and Therapy，2015，8：593.

[69] Prajapati VD，Jani GK，Kapadia JR. Current knowledge on biodegradable microspheres in drug delivery [J]. Expert Opin Drug Deliv，2015，12(8)：1283 - 1299.

[70] Khan MIH，An X，Dai L，et al. Chitosan-based polymer matrix for pharmaceutical excipients and drug delivery [J]. Curr Med Chem，2019，26(14)：2502 - 2513.

[71] Nsereko S，Amiji M. Localized delivery of paclitaxel in solid tumors from biodegradable chitin

microparticle formulations [J]. Biomaterials, 2002,23(13):2723 - 2731.

[72] Berrada M, Serreqi A, Dabbarh F, et al. A novel non-toxic camptothecin formulation for cancer chemotherapy [J]. Biomaterials, 2005,26(14):2115 - 2120.

[73] Moeller C, Fleischmann C, Thomas-Rueddel D, et al. How safe is gelatin? A systematic review and meta-analysis of gelatin-containing plasma expanders vs crystalloids and albumin [J]. J Crit Care, 2016,35:75 - 83.

[74] Chen J, Huang D, Wang L, et al. 3D bioprinted multiscale composite scaffolds based on gelatin methacryloyl (GelMA)/chitosan microspheres as a modular bioink for enhancing 3D neurite outgrowth and elongation [J]. J Colloid Interface Sci, 2020,574:162 - 173.

[75] Kudva AK, Dikina AD, Luyten FP, et al. Gelatin microspheres releasing transforming growth factor drive in vitro chondrogenesis of human periosteum derived cells in micromass culture [J]. Acta Biomater, 2019,90:287 - 299.

[76] Dong Z, Meng X, Yang W, et al. Progress of gelatin-based microspheres (GMSs) as delivery vehicles of drug and cell [J]. Mater Sci Eng C Mater Biol Appl, 2021,122:111949.

[77] Fan C, Wang DA. Macroporous hydrogel scaffolds for three-dimensional cell culture and tissue engineering [J]. Tissue Eng Part B Rev, 2017,23:451 - 461.

[78] Leong W, Lau TT, Wang DA. A temperature-cured dissolvable gelatin microsphere-based cell carrier for chondrocyte delivery in a hydrogel scaffolding system [J]. Acta Biomater, 2013,9:6459 - 6467.

[79] John JV, McCarthy A, Wang H, et al. Engineering biomimetic nanofiber microspheres with tailored size, predesigned structure, and desired composition via gas bubble-mediated coaxial electrospray [J]. Small, 2020,16(19):e1907393.

[80] Uyen NTT, Hamid ZAA, Tram NXT, et al. Fabrication of alginate microspheres for drug delivery: A review [J]. Int J Biol Macromol, 2020,153:1035 - 1046.

[81] Jain A, Kunduru KR, Basu A, et al. Injectable formulations of poly(lactic acid) and its copolymers in clinical use [J]. Adv Drug Deliv Rev, 2016,107:213 - 227.

[82] Ramazani F, Chen W, van Nostrum CF, et al. Strategies for encapsulation of small hydrophilic and amphiphilic drugs in PLGA microspheres: State-of-the-art and challenges [J]. Int J Pharm, 2016,499 (1 - 2):358 - 367.

[83] Gans JH, Lipman J, Golowa Y, et al. Hepatic cancers overview: surgical and chemotherapeutic options, how do Y - 90 microspheres fit in [J]? Semin Nucl Med, 2019,49(3):170 - 181.

[84] Aranda E, Aparicio J, Bilbao JI, et al. Recommendations for SIR-Spheres Y - 90 resin microspheres in chemotherapy-refractory/intolerant colorectal liver metastases [J]. Future Oncol, 2017,13(23):2065 - 2082.

[85] Gulec SA. Y - 90 Radiomicrosphere therapy for colorectal cancer liver metastases [J]. Semin Nucl Med, 2016,46(2):126 - 134.

[86] Enriquez GG, Rizvi SA, D'Souza MJ, et al. Formulation and evaluation of drug-loaded targeted magnetic microspheres for cancer therapy [J]. Int J Nanomedicine, 2013,8:1393 - 1402.

[87] Widder KJ, Senyel AE, Scarpelli GD. Magnetic microspheres: a model system of site specific drug delivery in vivo [J]. Proc Soc Exp Biol Med, 1978,158(2):141 - 146.

[88] Xiong L, Luo Q, Wang Y, et al. An injectable drug-loaded hydrogel based on a supramolecular polymeric prodrug [J]. Chem Commun, 2015,51(78):14644 - 14647.

[89] Kim DY, Kwon DY, Kwon JS, et al. Synergistic antitumor activity through combinational intratumoral injection of an insitu injectable drug depot [J]. Biomaterials, 2016,85:232 - 245.

[90] Dabrowski JM, Arnaut LG. Photodynamic therapy (PDT) of cancer: from local to systemic treatment [J]. Photochemical & Photobiological Sciences, 2015,14(10):1765 - 1780.

［91］ Liu X，Li Z，Loh XJ，et al. Targeted and Sustained Corelease of Chemotheraputics and Gene by Injectable Supramolecular Hydrogel for Drug-Resistant Cancer Therapy［J］. Macromol Rapid Commun，2019，40(5)：1800117.

［92］ Weiden J，Tel J，Figdor CG. Synthetic immune niches for cancer immunotherapy［J］. Nat Rev Immunol，2018，18：212.

［93］ Hao Y，Li W，Zhou X，et al. Microneedles based transdermal drug delivery systems：a review［J］. J Biomed Nanotechnol，2017，13(12)：1581－1597.

［94］ Cai B，Xia W，Bredenberg S，et al. Bioceramic microneedles with flexible and self-swelling substrate ［J］. Eur J Pharm Biopharm，2015，94：404－410.

［95］ Calvert P. Hydrogels for soft machines［J］. Adv Mater，2009，21(7)：743－756.

［96］ Yang H，Wu X，Zhou Z，et al. Enhanced transdermal lymphatic delivery of doxorubicin via hyaluronic acid based transfersomes/microneedle complex for tumor metastasis therapy［J］. Int J Biol Macromol，2019，125：9－16.

［97］ Alexis F，Pridgen E，Molnar LK，et al. Factors Affecting the Clearance and Biodistribution of Polymeric Nanoparticles［J］. Mol Pharmaceutics，2008，5(4)：505－515.

［98］ Thanki K，Gangwal RP，Sangamwar AT，et al. Oral delivery of anticancer drugs：challenges and opportunities［J］. J Controlled Release，2013，170(1)：15－40.

［99］ Alipour S，Montaseri H，Tafaghodi M. Preparation and characterization of biodegradable paclitaxel loaded alginate microparticles for pulmonary delivery［J］. Colloids Surf B，2010，81(2)：521－529.

［100］ Giunchedi P，Maestri M，Gavini E，et al. Transarterial chemoembolization of hepatocellular carcinoma-agents and drugs：an overview. Part 2［J］. Expert Opin Drug Delivery，2013，10(6)：799－810.

［101］ Golzarian J，Weng L. Liquid embolic material including carboxymethyl chitosan crosslinked with carboxymethyl cellulose. US 08936795，Jan 20，2015.

［102］ Golzarian J，Weng L. Liquid embolic material including carboxymethyl chitosan crosslinked with carboxymethyl cellulose. US－2014171907－A1，Dec 19，2012.

［103］ Poursaid A，Jensen MM，Huo E，et al. Polymeric materials for embolic and chemoembolic applications［J］. J Controlled Release，2016，240：414－433.

［104］ Voeikov R，Abakumova T，Grinenko N，et al. Dioxadet-loaded nanogels as a potential formulation for glioblastoma treatment［J］. J Pharm Invest，2017，47(1)：75－83.

［105］ Satpathy M，Mezencev R，Wang L，et al. Targeted in vivo delivery of EGFR siRNA inhibits ovarian cancer growth and enhances drug sensitivity［J］. Sci Rep，2016，6：36518.

［106］ Cai L，Xu J，Yang Z，et al. Engineered biomaterials for cancer immunotherapy［J］. Med Comm，2020，1(1)：35－46.

［107］ Rajakumari R，Thomas S，Kalarikkal N. Biomaterials and Its Advances for Delivering Anticancer Drugs［M］. In：Joshy KS，Thomas S，Thakur VK. Nanoparticles for Drug Delivery. Gels Horizons：From Science to Smart Materials. Singapore：Springer，2021.

［108］ Yang P，Lu C，Qin W，et al. Construction of a core-shell microneedle system to achieve targeted co-delivery of checkpoint inhibitors for melanoma immunotherapy［J］. Acta Biomaterialia，2020，104：147－157.

第九章　抗肿瘤和促修复一体化生物医用材料

 ## 第一节　一体化生物医用材料

　　一体化生物医用材料指同时兼备治疗和修复功能的复合型生物材料，目前临床上所使用的生物材料多为单功能材料，即只具有治疗功能或只具有修复功能，无法同时兼具多种疗效。一体化复合生物材料是通过复合手段，将不同功能的材料组合在一起，使其能在正常使用的同时，兼具治疗和修复双重功能，抗肿瘤和促修复一体化生物医用材料是指兼具抗肿瘤和促修复作用的材料，在肿瘤治疗和组织修复领域具有极大的研究应用潜力。

一　恶性肿瘤治疗现状

　　作为医学领域的一大难题，恶性肿瘤（简称肿瘤）的研究一直是人们关注的焦点。作为全球范围内人群死亡的首要原因，肿瘤的发病率和死亡率一直居高不下，据统计，2020 年，中国新增肿瘤病例 460 万，其中约有 300 万患者死于肿瘤，占所有死亡病例的 1/3；美国癌症学会《临床肿瘤杂志》最新发布的数据预测，到 2023 年，美国将出现 196 万例的新增肿瘤病例，同时，约有 61 万人将因肿瘤死亡[1]。

　　在所有肿瘤中，约有 90％为实体肿瘤，目前大部分实体瘤的临床治疗首选手术切除，辅助术后放化疗或药物治疗，但这种方案存在着多种缺陷，如：①手术无法确保肿瘤细胞的完全清除，残存的肿瘤细胞会导致肿瘤复发，复发的肿瘤会快速生长蔓延并对机体多个器官系统造成损伤，因此术后复发也是大部分肿瘤患者的死亡原因。②手术切除时，为确保尽可能完全清除肿瘤细胞，需要适当扩大手术切除范围，不可避免会损伤一部分正常组织，从而形成较大的组织缺损。此外，大部分肿瘤患者为中老年人，一方面，中老年患者机体自身恢复能力较弱，免疫力低，术后营养流失较多，易合并发生感染；另一方面，大部分中老年患者常合并一种或多种基础疾病，如心脏病、糖尿病、高血压等，以上因素均可导致患者术后伤口恢复缓慢。③部分器官由于组织结构和生理特点，细胞活跃度较低，受损组织恢复缓慢，例如骨肉瘤、黑色素瘤等。④由于化疗半衰期短、溶解度差、肿瘤特异性程度低、细胞毒性大等，部分患者在术后辅助治疗时可能会出现治疗相关并发症如肾毒性、心脏毒性、骨髓抑制等[2]。

　　为了改善患者预后，提高患者生存质量，除了传统疗法之外，临床目前迫切需要研究发现新的术后辅助治疗手段，抑制肿瘤复发，促进组织修复。因此，大部分研究人员将目光转向抗肿瘤和促修复一体化生物医用材料,希望通过将不同功能的材料用人工手段组合在一起从而产生多功能治疗效果,提高治疗效率,目前抗肿瘤和促修复一体化生物医用材料领域使用较多的为纳米复合材料。

二　纳米材料

纳米材料指在三维空间中,至少其中有一维的尺寸介于 1～100 nm,或是以这种尺寸的结构作为基本单元组合而成的超精细材料。纳米材料的尺寸处于原子水平与宏观水平之间,具有多种特殊性质,如材料反应活性高、扩散性高、热度高、热阻低、导电性强、比热容高,能够改善生物相容性,穿越生物屏障,具有特殊的磁响应性和光学性质等[2],这些特性赋予了纳米材料极高的可塑性,可广泛应用于药物运输、控释和组织修复等医疗领域。

纳米材料由于自身卓越的靶向性和生物相容性,可以通过增强渗透和滞留效应(enhanced permeability and retention effect, EPR)实现在肿瘤区域的高度精准聚集(图 9-1)。肿瘤组织由于血管过度增生,导致肿瘤区域血管密度升高但血管间隙过大,管壁完整性差,血管通透性较高,大分子物质容易渗漏,淋巴回流较慢,因此部分具有特定大小的纳米粒子可以穿透并停留在肿瘤组织中,实现在肿瘤区域的高效精准富集[3]。

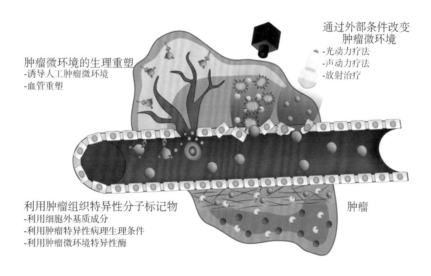

图 9-1　增强针对肿瘤微环境的基于 EPR 的药物递送的策略

[引自 Subhan MA, Parveen F, Filipczak N, et al. Approaches to Improve EPR-Based Drug Delivery for Cancer Therapy and Diagnosis [J]. J Pers Med, 2023,13(3):389]

近年来,研究人员通过研究肿瘤的 EPR 效应和纳米材料的多种特性,设计研发了一系列治疗性的医用纳米材料或以纳米材料为基础的治疗性医用产品(图 9-2),如:①利用纳米材料构建的靶向给药系统,一方面可有效提升疏水性药物的水溶性和稳定性,主动将药物精准靶向至肿瘤部位,从而实现药物的靶向释放,改善药物在体内的代谢,另一方面可通过对生物大分子或细胞表面受体进行修饰从而增加其与药物之间的相互作用力,增强药效作用、降低药物的毒性以及克服机体耐药性。②光敏治疗性纳米材料,选择具有光响应性的纳米材料合成复合生物材料,通过光能量转换,升高温度或利用自由基氧化作用原位杀死肿瘤细

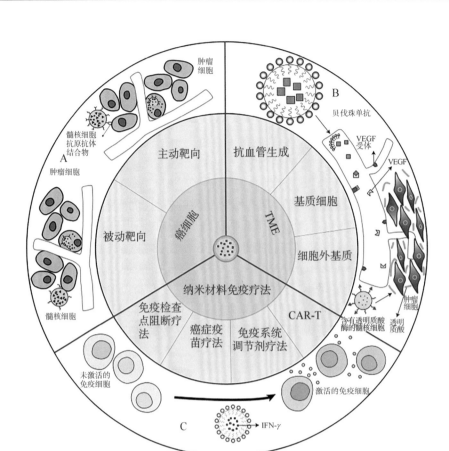

图9-2 基于纳米材料的癌症治疗方法

A. 以被动靶向或主动靶向癌细胞；B. 靶向 TME，包括抗血管生成、基质细胞和细胞外基质，将贝伐珠单抗添加到脂质体中并与 VEGF 结合以抑制血管生成；HAase 被添加到 NP 表面，增强了 NP 渗透能力；C. IFN-γ 作为脂质体在癌症免疫疗法中激活免疫细胞传递的免疫调节剂

[引自 Cheng Z, Li M, Dey R, et al. Nanomaterials for cancer therapy: current progress and perspectives [J]. J Hematol Oncol, 2021,14(1):85]

胞，同时改善肿瘤乏氧状况，增加肿瘤细胞对放化疗的敏感性，提高肿瘤治疗效果；③磁性纳米材料，利用交变磁场，产生热效应，升高肿瘤区域温度，抑制肿瘤区域细胞生长；④用于催化治疗的纳米催化剂等[2]。

除了用于治疗的生物材料外，修复性的生物医用材料也是临床促进大多数组织修复再生的必要手段。

软组织再生生物材料和硬组织再生生物材料是两种不同类型的组织修复再生材料，它们的性质和损伤部位密切相关。其中软组织主要指皮肤、肌肉、血管、神经、脏器等，软组织修复再生材料主要是水凝胶及其衍生物；硬组织主要指骨骼、牙齿等，常用修复材料为生物支架、髓内钉和内固定生物材料，如骨科使用的陶瓷基支架和牙科较常使用的钛及其合金材料。介于软硬组织之间的组织可称为软骨，如鼻软骨、耳软骨、关节软骨等，常用修复材料为各种支架，如生物活性玻璃（BG）支架、氧化石墨烯（GO）支架、水凝胶等[4-5]。

将治疗性的纳米载体通过功能化或原位整合等方法整合到组织再生材料或修复性生物

材料中，则可构建出同时具有治疗和修复再生功能的一体化生物材料，提高治疗效率。

三 复合材料

复合材料在肿瘤切除部位发挥作用主要依靠治疗性材料的光响应性和磁响应性，同时修复性材料一方面可以依靠材料硬度起到物理支撑作用，改善患者预后生存，另一方面可依据缺损部位的不同诱导不同组织细胞生长和细胞因子活跃，促进缺损部位组织修复再生。

（一）光响应性

光响应性是指材料可以利用光敏基团接收紫外光、红外光和可见光等光线信号，并通过光化学反应将这些光信号转换为化学信号，从而进一步改变其物理化学性质。由于紫外光或可见光的穿透力较弱，毒性较大，近红外光（near-infrared，NIR）的穿透力更强，因此，在肿瘤治疗领域多选择近红外光治疗。近红外光波长范围在 $700 \sim 1\,000$ nm，由于近红外辐射中水和血红蛋白的近红外吸收率和散射率极低，所以近红外光在活体组织中能够穿透到较深的厘米级位置，且在体内的自发荧光播散及组织播散呈现最低水平[6]，目前近红外光已被广泛应用于响应性药物递送系统。

光疗是一种非侵入性/微创性治疗方法，由于纳米材料在光传递中具有高选择性和低创伤性，能够有效清除肿瘤细胞，同时减少对正常组织的损伤，为清除原发性肿瘤提供了有效的解决方案。利用光控纳米材料可以实现靶向肿瘤和在体外利用光照射激活纳米材料来达到远程调控抗肿瘤的目的。纳米材料的光响应效应主要为光热效应与光动力效应[7-9]。

光热效应（photothermal therapy，PTT）就是材料通过吸收光信号，将光能转变为热量并向外放射，提高肿瘤区域的局部温度，当温度 50℃ 以上时就能利用高温条件直接杀伤细胞，同时，高温的条件抑制了肿瘤细胞的增殖分化，抑制肿瘤复发。

由于肿瘤组织中的血管错综复杂，其散热速度缓慢，在加热过程中容易产生能量蓄积，因此 PTT 可以有效地破坏肿瘤细胞，且对正常细胞损伤较小，减少了治疗对周围组织器官的损伤，但 PTT 在深部肿瘤组织中的渗透性相对较差[10]。

光动力效应（photodynamic therapy，PDT）指纳米材料利用光敏剂杀死肿瘤细胞，包括两种作用类型：Ⅰ型是纳米材料在吸收光能后发生电子跃迁效应变成激发态，由于激发态的电子不稳定会重新返回基态辐射出能量，而周围的氧气会吸收能量变成活性氧（reactive oxygen species，ROS），活性单态氧可以与相邻的生物大分子发生氧化反应，从而产生直接细胞毒性作用，导致细胞损伤死亡，最终达到抗肿瘤效果；Ⅱ型是纳米材料直接与细胞微环境中的成分发生反应，产生过氧化物或超氧化物，通过氧化反应破坏肿瘤细胞[11]。

通常情况下，光敏剂的靶向性、水溶性和生物利用度水平较低，而利用纳米材料作为光敏剂载体，可以显著提升光敏剂的稳定性和靶向性，从而达到更精准的治疗效果。光敏剂产生的 ROS 半衰期短，纳米材料将光敏剂靶向精准输送聚集到肿瘤区域后，限制了光动力效应仅发生在光敏剂周围的细胞中，有效减少了光治疗对正常组织的破坏[12]。

鉴于材料的光响应特性，通过调整不同的光反应或者光线参数（如光照波长、强度等）可以改变材料性质，包括极性、亲疏水性、黏附性和生物降解性等[13-15]。由于光源清洁且易控，可通过改变光源的时间和空间特点调整光源强度，改变材料性质，实现对材料的高精度控制，因此光响应性材料在生物医疗领域得到广泛应用，具有巨大的发展潜力。

光响应再生生物材料就是将具有光响应功能性的纳米颗粒整合到组织再生材料中使其

同时兼具治疗和再生功能（图9-3、图9-4）。常见的包括 BP-BG 复合支架、GO-TCP 复合支架、Ti_3C_2-BG 复合支架、Cu-TCPP-TCP 支架、$GdPO_4/CS/Fe_3O_4$ 复合支架、MoS_2 水凝胶支架、OPC 复合 3D 水凝胶支架等。

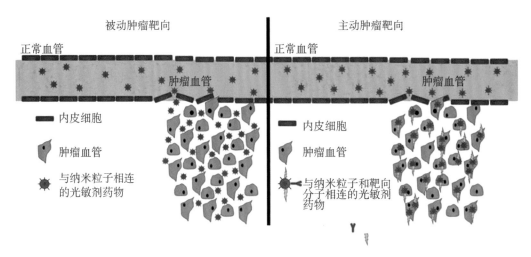

图9-3　PDT 治疗肿瘤的光敏剂纳米药物主动和被动靶向肿瘤形式

［引自 Kruger CA, Abrahamse H. Utilisation of targeted nanoparticle photosensitiser drug delivery systems for the enhancement of photodynamic therapy［J］. Molecules, 2018, 23(10):2628］

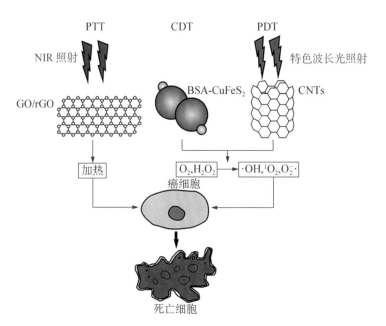

图9-4　纳米材料参与 PTT、CDT、PDT 的示意图

在近红外照射下，PTT 材料如 GO/rGO 产生热量并导致癌细胞死亡；CDT 材料 BSA-CuFeS₂ 和特定波长的光照射的 PDT 材料 CNTs，在细胞中产生—OH、$^1O_2$、O_2^-，并引起癌细胞死亡

［引自 Cheng Z, Li M, Dey R, et al. Nanomaterials for cancer therapy: current progress and perspectives［J］. J Hematol Oncol, 2021, 14(1):85］

（二）磁响应性

在疾病诊断、肿瘤治疗和分子生物学等多个领域，磁场作为一种安全且无组织穿透深度限制的物理性刺激，具有广泛的应用价值。由于生物体与磁场之间的联系和相互作用较弱，在低磁场下机体生物反应不明显，因此，可使用具有磁场响应性的纳米材料作为生物反应介质开展磁治疗，将磁场能量转换为热能、化学能、机械能等，提高磁性材料在临床上的应用潜力[16-17]。随着纳米技术和材料科学的快速发展，人们对磁性材料及其相关功能的复合材料提出了更高的要求，促进了磁性生物材料的研发进展。目前常见磁响应性纳米材料主要包括磁性纳米颗粒及磁流体、磁性高分子复合材料、磁性脂质体以及磁场响应的非磁性材料，其中纳米颗粒及磁流体和磁性高分子复合材料应用较为广泛[18]。

纳米颗粒的种类繁多，主要包括：①金属单体，包括铁、镍、钴、铜、钛等；②合金，诸如 $FePt$、$FeCo$、钛合金等，均属于合金的范畴；③铁氧体，如 $BaFe_{12}O_9$、$SrFe_9O_9$ 等。由于其卓越的生物特性和强烈的磁性反应性，$\gamma\text{-}Fe_2O_3$ 和 Fe_3O_4 磁性纳米粒子不仅可作为高灵敏度的磁共振造影剂，还可被应用于创新性的多功能、智能化纳米治疗系统构建[19-20]。

磁流体由处理过表面活性剂的铁磁或亚铁磁颗粒和基液组成，其主要成分为基液、高度分散的磁性颗粒以及表面活性剂等。在磁场作用下，磁性颗粒被吸附在基质材料上形成均匀分散体系，因此最终形成的磁流体的功能由基液决定，表面活性剂主要是起着中间介质的作用。磁流体的临床应用取决于磁性颗粒的种类和浓度，以及纳米载体的种类和特性。其中用于医用治疗的磁流体由于具有较高的磁靶向性，可用于非侵入性肿瘤治疗，还可负载多种类型的药物，提供多模式组合的高效治疗方案[21-22]。

磁性高分子复合材料是将磁性颗粒集成组装到有机高分子基底中所形成的复合生物材料，常用制备方法有超分子自组装和凝胶化[23-24]。

磁性水凝胶是最常见的磁性纳米复合材料，通过将磁性纳米粒子与生物活性水凝胶载体组装结合，使得水凝胶成为具有磁响应性的纳米复合材料，一般来说几乎所有的水凝胶均可作为磁性颗粒的复合载体。在磁场作用下，磁性颗粒被吸附于基质材料上形成均匀分散的体系。制备磁性凝胶的方法包括直接混合包埋、原位合成和网络接枝等，其中最具稳定性的方法是利用磁性纳米粒子作为形成凝胶的内部成胶位点来制备磁性凝胶。磁性凝胶已被广泛应用于酶的固定化、肿瘤的治疗以及药物的输送等领域，具有极高的应用潜力[25-26]。

磁性材料的治疗主要是磁感应热疗机制，磁感应热疗（MHT）是将磁性纳米材料移植到肿瘤部位，通过施加可变磁场来诱导磁性纳米材料将磁场能量转换成热量，利用肿瘤细胞的热耐受性差的特点，通过升高肿瘤区域温度，选择性杀死肿瘤细胞、抑制肿瘤血管再生、提高人体免疫力以及增加热休克蛋白表达[27]。因此，磁热疗法具有广阔的临床应用前景。相较于微波热疗和高强度聚焦超声热疗 HIFU 等传统热疗方法，磁热疗法呈现出一系列独特的优越性：①通过有选择性地消灭肿瘤细胞，实现对肿瘤部位的精准热疗，从而最大限度地减少对周围正常组织的破坏；②可变磁场的应用不受组织穿透深度的限制，可用于治疗深层肿瘤；③采用磁热疗法能够激发人体免疫系统的活性，诱导机体免疫，产生远端效应[28-30]。此外，磁热疗法是一种由内向外散发能量的热疗方式，即通过磁热介质吸收外部能量并将其聚焦于肿瘤部位，作为热源，从内向外散发热量，从而扭转了传统热疗由外向内的传热方向，有效减少了对肿瘤周围正常组织造成的高温损伤[31]。

磁热疗最早在 1957 年由 Gilchrist 等人提出[32]，20 世纪 90 年代初日本科学家首先进行了有关磁热疗的临床试验[33]。2015年,美国食品和药物管理局(FDA)批准了一项以Fe_3O_4为热疗剂对胶质瘤患者进行术后磁感应热疗的临床试验,促进了磁感应热疗技术在美国治疗术后胶质瘤的临床注册,这是自2010年欧盟认证磁感应热疗技术治疗胶质瘤以来,磁感应热疗技术在肿瘤转化医学方面的又一里程碑进展[34-36]。

随着纳米技术的不断进步,肿瘤组织中纳米载体分布不均和纳米颗粒在肿瘤细胞中内吞作用不足等问题得到了有效解决,实现了肿瘤靶向治疗由细胞到组织器官层面的突破[37]。同时,磁响应性纳米修复材料具有良好的生物活性和生物相容性,在外加磁场的作用下能够定向生长和定向分化,可以通过外加磁场控制细胞的方向性生长分化,从而促进受损组织再生和修复。

(三) 药物靶向递送

靶向药物递送是指在体外利用纳米材料包裹治疗药物,药物复合体在进入体内后可利用纳米材料的主动被动靶向效应将药物靶向运送至肿瘤部位,释放药物,针对性产生治疗效果,可以提高药物治疗的效率,减少药物损耗。相对于单纯游离药物治疗,通过精细设计和修饰的纳米材料半衰期更长,负载能力更大,可以保持更好的肿瘤治疗特异性和生物利用度,且纳米材料可以保护药物不降解,减少治疗对正常细胞的毒性(图9-5)。这种独特的药物释放模式克服了传统游离药物的不稳定性和化疗对机体正常细胞损伤过大的缺点,提高了肿瘤治疗效率[38]。

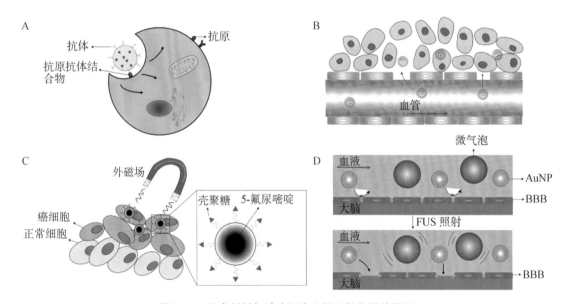

图9-5 纳米材料与肿瘤细胞之间互相作用的图示

A. 抗原-抗体耦联修饰的纳米颗粒内吞作用和转吞作用;B. 脂质体通过EPR效应从血管到达癌变区域;C. 涂有壳聚糖的磁性纳米颗粒携带5-氟尿嘧啶,在外部磁场作用下,纳米粒子显示出对癌细胞的被动靶向能力;D. 治疗性AuNP在正常状态下被BBB阻断。FUS暴露后,BBB通过微气泡惯性或稳定空化暂时打开,并允许AuNPs通过
[引自 Cheng Z, Li M, Dey R, et al. Nanomaterials for cancer therapy: current progress and perspectives [J]. J Hematol Oncol, 2021,14(1):85]

纳米材料的药物递送方法主要可分为两类:主动靶向和被动靶向。主动靶向是纳米材料通过利用与特定的抗体、配体和小分子进行耦联来实现;被动靶向主要是利用肿瘤的增强

渗透性和保留性(EPR)效应,静脉注射时,10～500 nm 大小的纳米药物优先通过渗漏的肿瘤脉管系统进入肿瘤组织,随后由于淋巴引流减少,纳米药物被保留在肿瘤组织中。但该方法对药物粒径大小要求较高,仅有部分纳米材料可以进行应用,当纳米粒径小于 $7 \mu m$ 时,一般会集中在肝、脾的巨噬细胞区域;小于 $10 \mu m$ 的纳米颗粒,多缓慢聚集在骨髓位置[39]。

目前仅有部分纳米材料达到 FDA 的批准,可应用于药物递送领域,主要是聚合物-蛋白质结合物、脂质体制剂和聚合物纳米颗粒。聚合物纳米颗粒(PNP)一般指亚微米尺寸为 10～1000 nm 的胶体大分子,PNP 可将药物封装或附着在纳米颗粒表面,从而形成纳米胶囊或纳米球,实现靶向运输。最初,药物递送系统使用的纳米材料多为不可生物降解的聚合物,如聚甲基丙烯酸甲酯(PMMA)、聚苯乙烯、聚丙烯酸酯和聚丙烯酰胺等,使用后,为了避免产生药物毒性和慢性炎症反应,需要及时清除。但由于纳米材料的特殊性质,聚合物难以降解、排泄或物理去除,在组织中极易累积到生物毒性水平,材料安全性低,无法长期应用。目前使用较多的为改善后的纳米聚合物,包括聚乳酸(PLA)、聚乳酸-羟基乙酸(PLGA)、聚己内酯(PCL),以及天然聚合物如壳聚糖、藻酸盐、明胶和白蛋白等。

第二节 一体化生物医用材料在实体瘤中的应用

骨肿瘤

原发性骨恶性肿瘤中最常见的为骨肉瘤,又称成骨肉瘤,是一种来源于间叶组织的恶性肿瘤,其独特之处在于在骨组织中形成了纺锤状的基质细胞[40]。该病常见于儿童和青少年,常见病变部位为肱骨远端和胫骨近端骨骺,缺乏典型的临床表现,病变单一且隐蔽,容易与正常的外科创伤和青少年生长痛混淆。骨肉瘤具有高度的恶性和危险性且容易转移,据统计,约有 20% 的骨肉瘤患者在初步诊断时已经出现了转移现象,转移性患者的五年生存率约为 20%,而非转移性患者则高达 65%[41]。传统恶性骨肿瘤的治疗方法为手术切除即截肢手术治疗,然而统计数据显示,骨肉瘤截肢手术治疗的患者 5 年生存率多为 5%～20%[42],截肢手术治疗效果远低于预期。因此,骨肿瘤截肢手术可以作为危急时刻挽救生命的非必要选择,但在非危急情况下,临床需要探索出对患者后续生存影响相对较小的新治疗方案。

20 世纪 70 年代,Jaffe 和 Watts 等人尝试使用大剂量甲氨蝶呤治疗恶性骨肉瘤,在一定程度上提升了骨肉瘤患者的生存率[43];随着截肢手术的缺点逐渐暴露,避免使用截肢手术,尽量保住患者肢体的概念被提出,截肢手术发生率不断下降,骨肉瘤患者生存得到改善,生存率随之提高;由于骨肿瘤细胞的损伤作用,传统治疗方案多为手术切除肿瘤损伤部位,而后使用骨缺损修复材料对手术切除部位进行治疗,既往骨科医生使用的材料多为自体骨、脱钙骨基质、生物陶瓷和部分金属材料[44],但传统材料仅具有修补骨缺损的作用,部分肿瘤细胞仍有增殖、复发的可能。鉴于治疗一体化概念的提出和复合材料的流行,现如今国内外研究人员将目光转向一体化功能的复合材料,希望能通过不同方式合成兼备治疗和修复功能的一体化生物材料,以达到提高疗效、保全功能、改善预后的目的。

(一) BP-BG 复合支架

自 2014 年首次发现以来,层状黑磷(BP)纳米材料作为一种拥有二维膜状结构的新型纳米材料,在能源储存和转换、光电器件、生物医学和生物传感器等多个科学领域展现出巨大的研究潜能。层状黑磷纳米结构包括黑磷纳米涂层薄片、黑磷纳米颗粒和黑磷量子点,具有光热效应、表面活性、生物相容性和生物降解性等多种生物特性,在肿瘤治疗领域具有重要的应用价值[45-46]。

可惜的是 BP 结构相对不够稳定,当其暴露于空气或水溶液中时,会快速氧化降解为磷酸盐和磷酸酯,导致光热效应衰减,原有性能不断消失,这种固有的不稳定性阻碍了 BP 向临床应用的转化,但同时,黑磷纳米自身的易降解性又使其暴露于生理环境下时,迅速降解,可以避免带来长期毒性和生物体排泄障碍。

生物玻璃(bioglass, BG)是一种特殊的玻璃材料,具有独特的生物、生理功能和良好的力学性能,被广泛应用于骨治疗领域。生物玻璃支架移入骨缺损部位后能直接与周边骨组织结合,实现对骨骼的支撑和修复矫正作用。一方面生物玻璃能够刺激细胞增殖和生长因子分泌,促进成骨细胞的基因表达和骨组织愈合;但 BG 的化学稳定性较差,容易受到环境湿度影响,与周围环境中的水分发生反应、变质,从而影响到其功能特性,因此在生物玻璃的生产加工、灭菌和储存环节需要严格注意周围环境湿度,必须要保持材料的干燥状态[47]。

由于生物玻璃的机械强度较低,其应用范围受到承受力限制,不能用于承受力较强的体位,如指骨,耳小骨等。但若是将生物玻璃覆盖于不锈钢或者钛合金表面,便可用于修复关节和人工牙齿。因此,目前生物玻璃是唯一一个能够同时与软组织、硬组织结合的人工生物材料。

BP-BG 支架主要是将黑磷纳米片 BP 用喷涂等方式整合至生物玻璃(BG)支架上,利用 BP 的光热效应治疗骨肉瘤,利用生物玻璃促进骨生成。首先黑磷(BP)纳米片利用光热效应,吸收光能转换为热能,升高肿瘤区域温度,杀死局部残留的骨肉瘤细胞;然后 BP 纳米层氧化释放 PO_4^{3-},释放的 PO_4^{3-} 进一步与钙离子结合,加速磷酸钙纳米颗粒形成,激活骨生成和骨整合;同时 BG 支架由于本身骨传导、骨诱导和促进骨生成的功能,既可以作为 BP 纳米涂层的载体,又可以同时促进细胞增殖分化和血管生成,修复骨肉瘤切除导致的骨缺损[48]。

实验将 BP-BG 支架植入裸鼠中,可发现肿瘤区域温度快速升高,而纯 BG 支架温度无变化,实验后检查也发现 BP-BG 组肿瘤体积明显缩小,并在后续观察的 14 天内无肿瘤细胞复发,说明由于光线触发的光热效应引起了显著肿瘤生长抑制,体内治疗效果明显;将 BP-BG 支架和纯 BG 支架分别植入到大鼠颅骨缺损模型,8 周后取出大鼠颅骨,发现纯 BG 组新生骨表面骨质粗糙且破碎,而复合支架组大鼠新生骨骨质紧凑且均匀,对比证明 BP-BG 组具有更为显著的促成骨作用。此外,对 BP-BG 组小鼠进行称重和脏器 HE 染色,发现体重无明显影响,各脏器无毒性,证明 BP-BG 支架具有良好的安全性和生物相容性[46]。

实验证明 BP-BG 复合支架可以同时兼备治疗和再生功能,安全性较好,在后续临床方面可作为实验参考材料之一,具有极大的临床应用潜力。

(二) GO-TCP 支架

在骨支架材料领域,磷酸钙作为骨骼的重要组成成分之一,受到广泛关注和研究,其中受关注最多的为羟基磷灰石(HA)、β-磷酸三钙(TCP)以及它们的混合物——双相磷酸钙(BCP),目前临床骨研究经常使用磷酸钙等无机盐制作多孔支架。一项研究表明,当 3D 打印 β-磷酸三钙支架的孔隙率超过 60% 时,支架不仅可以提高成骨细胞的活性,还可以刺激微孔中新骨的生成[49]。

氧化石墨烯(GO)作为一种高度氧化的化学修饰的石墨烯,其每一层均含有羟基和环氧化物官能团,而边缘还含有羧基,这些含氧官能团赋予了氧化石墨烯在纯水中更高的分散性,同时也为其表面功能化提供了反应性的位点。由于极性基团的存在,氧化石墨烯纳米片的水溶性得到了极大的增强,这使得GO在分子成像、基因转染、生物传感和药物输送等多个生物医学领域得到了广泛应用,特别是在药物输送领域,GO的表现远胜于其他碳基纳米材料[50]。

利用氧化石墨烯修饰3D打印的β-磷酸三钙支架可以制造出GO-TCP复合生物支架,在近红外(NIR)生物窗(808 nm)下,呈现出显著的光热效应并且能够有效提高骨生成活性。与BP-BG支架类似,GO-TCP支架同时兼备抑制肿瘤生长和促进新骨生成的作用,可用于骨肉瘤的治疗。

实验发现,一方面GO-TCP复合支架可以通过光热效应,释放热量,升高肿瘤温度,消融肿瘤组织,实现近乎完全根除小鼠肿瘤细胞;另一方面,将支架植入兔颅骨缺损模型中,6周后可发现GO-TCP组显示出较高的骨再生活性,同时GO-TCP组骨缺损中心和周边处均发现新骨生成,而纯TCP组仅在周边识别出新生骨;证明GO-TCP复合支架在兼备了治疗效果的同时,GO可以有效提升TCP的促骨生成功效[51]。

这一研究结果为制造兼备肿瘤治疗和肿瘤相关骨缺损组织再生的一体化生物材料提供了极佳的范例样本。

(三) MoS2-PLGA-BG 支架

聚乳酸-羟基乙酸(PLGA)是一种可降解脂肪族聚酯共聚物,在20世纪70年代初首次用于医学治疗,包括癌症、心血管疾病、组织工程、疫苗等。由于其良好的生物相容性和生物降解性,PLGA成为生物医学领域应用最广泛的合成聚合物之一,是一种用途广泛且易于调节的聚合物,同时独特的理化性质使其在生物医学领域具有广泛的应用前景[52]。

二硫化钼(MoS_2)属于二维过渡金属硫族化合物(TMDs),而TMDs是继石墨烯纳米材料后被发现的新型的二维纳米材料,其独特性能与二维类石墨烯结构密切相关,如高比表面积和强表面吸附性等。MoS_2比表面积较大,其组成元素S是一种常见的生物元素,Mo则是多种细胞酶必不可少的微量元素[53-54],此外MoS_2具有低成本、低毒性、高光热转换效率等优点,因此MoS_2在生物医学领域的应用具有巨大的潜力[55]。

实验中Wang等人将二硫化钼-聚乳酸-羟基乙酸(MoS2-PLGA)膜固定在3D打印生物活性玻璃(BG)支架上,成功搭建了生物玻璃二硫化钼复合体(BGM),体外近红外激光照射后,可在活/死荧光染色显微镜下发现大量死亡的肿瘤细胞;将支架植入到MNNG/HOS小鼠肿瘤模型中,用近红外激光间断照射小鼠,实验后测量发现对照组和未被激光照射的BG组在14d内肿瘤体积迅速增长,是原始肿瘤体积的4倍,而经激光照射的BGM组肿瘤几乎消失。同时,研究人员在小鼠体内外均验证了BGM极佳的促成骨作用,证明BGM支架具有良好的抗肿瘤效应和促成骨功能[56]。

(四) CePO4/CS/GO 支架

除了以上常见的原发性骨肿瘤治疗外,一体化材料在转移性骨肿瘤的治疗修复上也有着重要作用。据统计转移性骨肿瘤的常见来源包括乳腺癌、肺癌、肾癌等,其中骨转移发生率最高的为乳腺癌。中国每年大约70%的乳腺癌患者出现晚期转移,其中骨是晚期乳腺癌最常见的转移部位，远高于肝、肺和肾等部位。骨组织作为肿瘤细胞黏附、增殖、侵袭以及血管生成的场所，对乳腺癌治疗具有重要意义。此外，乳腺癌的远处转移可导致疼痛、骨折、瘫痪、贫血、高钙血症等恶性疾病，严重影响患者生存率和生存质量[57-58]。

早在 1889 年，Paget 就提出疾病相互关联的观点，认为乳腺癌患者的骨病变与乳腺肿瘤病变之间可能存在某种疾病间的联系，他观察到乳腺癌患者的骨病变不同于普通患者的骨病变，这种病变无法用任何传统的栓塞理论解释清楚[59]。Paget 认为乳腺癌骨转移不仅与机体乳腺癌细胞相关还牵涉到发生骨转移的骨骼部位，病变机制非常复杂，因此他提出了种子学说，认为植物的种子可以同时播向整个农场，但只有在最适宜的土壤中种子才能生长，即乳腺癌细胞同时向多个器官组织发生转移，但由于骨骼的环境状态恰巧适合乳腺癌细胞的生存，因此，转移至骨骼的肿瘤细胞表达更加活跃[57]。

后续多位研究人员发现并完善了该理论，认为在正常生理条件下，骨骼具有可塑性，可以通过调控破骨细胞介导的骨吸收和成骨细胞介导的骨形成，来维持新骨合成的动态平衡，从而保障骨骼的完整性。然而，当乳腺肿瘤发生骨转移时，肿瘤细胞破坏了成骨细胞和破骨细胞之间的平衡，抑制了成骨细胞的增殖。同时激活破骨细胞，破骨细胞活性增强，导致骨结构的损伤和骨质溶解的增加，最终引发了机体产生溶骨性病变。此外，在骨吸收和重塑的过程中，骨骼中的多种生长因子被激活和释放，为癌细胞的侵入、增殖和迁移提供了适宜的微观环境。当乳腺癌细胞转移至骨骼时，它们能够利用这种独特的骨骼微环境，与成骨细胞和破骨细胞进行生物信息交换，从而引发溶骨性或成骨性变化，破坏骨骼结构，引起骨折和疼痛，最终导致死亡。因此，研究治疗恶性肿瘤骨转移具有重要意义。目前，临床上虽然可以通过手术切除肿瘤，但肿瘤细胞的扩散却能够快速地向骨骼转移，引发溶骨性的变化，影响患者生存[58]。

对于乳腺癌导致的骨转移，典型手术切除不仅会产生局部骨缺损，而且无法完全清除肿瘤细胞，残存的肿瘤细胞会继续诱导癌症复发。因此，在骨转移患者手术后使用一体化复合生物材料，不仅可以辅助手术，抑制肿瘤细胞生长，还可以弥补手术造成的局部骨缺损，促进新骨生成。

由于 Ca^{2+} 具有相似的离子半径，很容易取代部分钙，因此在安全浓度范围内，铈(Ce)元素可以用作骨损伤治疗剂，通过促进血管生成，增强成骨细胞活性诱导骨组织生长。研究发现，Ce 对骨骼生长的促进作用与骨形态发生蛋白(BMP)密切相关，Ce 既可以通过转化生长因子 β/BMP(TGF - β/BMP)信号通路激活 BMSCs 中钙离子通道，上调血管内皮生长因子(VEGF)的表达，增强组织血管化[60]；还可以释放 Ce^{3+} 离子激活 SMAD 信号通路，促进 MSCs 向成骨细胞分化[61]。但 Ce^{3+} 离子浓度过高时可能会对机体健康骨组织产生毒性，损伤正常骨组织细胞。因此，选用高结晶度的 $CePO_4$ 纳米棒材料，可以更加方便地控制 Ce^{3+} 浓度，减少对正常组织的损伤。

壳聚糖(CS)是一种天然的阳离子碳水化合物聚合物，由甲壳素部分脱乙酰而形成，已被证明在体内外具有良好的生物相容性和生物降解性。壳聚糖对蛋白质具有很高的亲和力，能够附着在黏膜上，具有抗真菌作用，是生物医学应用的理想材料。Jayash 等人试图评价低分子量、中分子量和高分子量壳聚糖对正常人成骨细胞骨标志物产生的影响，结果表明，低分子量壳聚糖基质中的骨细胞抑制因子能促进细胞的生长和增殖，并诱导骨桥蛋白和骨钙蛋白水平的产生，证明 CS 具有修复骨缺损的能力[62]。

将 CePO$_4$ 纳米棒和 GO 纳米片直接加入 CS 溶液中,用冷冻干燥的办法制成 CePO$_4$/CS/GO 复合支架,CePO$_4$ 纳米和 GO 纳米片可以均匀分布在 CS 薄膜上。体外实验发现,相对比普通 CS 和 CePO$_4$/CS 支架,CePO$_4$/CS/GO 支架在 400～1 200 nm 区域具有更好的光吸收性能,在近红外光下局部温度上升速度快,幅度大,仅 10 分钟就能达到 64.8℃,可以成功杀灭肿瘤细胞。且长期观察可发现,对比另外三组,近红外光照射下,CePO$_4$/CS/GO 组的肿瘤细胞受到明显抑制作用,乳腺癌细胞存活率下降。这一结果在小鼠体内实验中也同样得到证明,近红外光下,30s 内 CePO$_4$/CS/GO 复合支架的温度可以上升至 52℃,升温速度和幅度远超其他支架,且对肿瘤细胞杀灭和抑制效果更佳,解剖取出乳腺肿瘤对比也能发现,CePO$_4$/CS/GO 复合支架组小鼠肿瘤明显小于剩余 3 组[63]。

在骨组织再生方面,一方面,对照组和 CS 组促进 M1 巨噬细胞分化,释放促炎性细胞因子,促进纤维结缔组织形成,不利于骨组织恢复,甚至诱发骨坏死;而 CePO$_4$/CS/GO 复合支架组可以释放 Ce^{3+} 抑制 M1 巨噬细胞,抑制支架周围纤维组织的形成,促进 M2 巨噬细胞极化,释放 VEGF 因子,进而促进血管生成和成骨细胞矿化,促进骨组织和支架的融合,促进骨组织的生长。另一方面,CePO$_4$/CS/GO 复合支架可以释放 Ce^{3+} 取代磷灰石中部分 Ca^{2+},在人体骨骼中积累;Ce^{3+} 还可以促进 ALP、BMP - 2 基因和成骨相关蛋白的表达,填充支架孔隙,激活 BMP - 2/Smad 信号通路,促进骨组织再生[63]。

研究证明,CePO$_4$/CS/GO 复合支架既可以利用纳米材料的光热效应消灭肿瘤细胞,抑制肿瘤生长,还可以促进骨组织再生,具有较好的临床应用潜力。

二、皮肤肿瘤

皮肤恶性肿瘤是世界范围内最常见的癌症类型之一,导致皮肤肿瘤的首要原因是阳光的紫外线辐射。然而,随着气候变迁、太阳辐射的增加以及其他致癌物质的影响,皮肤癌的患病年龄正呈下降趋势。恶性皮肤癌可分为黑色素瘤和非黑色素瘤(主要包括鳞状细胞癌和基底细胞癌)两种主要类型,其中基底细胞癌是最为常见的一种。尽管黑色素瘤仅占恶性皮肤癌总数的 4%,但其所导致的皮肤癌死亡率高达 80%[64],且黑色素瘤的患病率和致死率呈稳步上升之势,已超越所有其他恶性肿瘤。因此,黑色素瘤是皮肤恶性肿瘤的重要部分,此处也作为本节介绍的重点介绍内容。

黑色素瘤起源于黑色素细胞恶性转化,这种疾病可以在皮肤、内耳、眼睛、骨骼、脑膜和心脏的表皮基底层等不同的解剖部位发生。黑色素瘤的恶变程度较高,预后较差,原位黑色素瘤经过常规治疗后 5 年生存率高达 95%,而转移性黑色素瘤由于对常规放化疗及免疫调节药物具有抵抗力而预后较差,5 年生存率仅为 10%,中位生存期不足 10 个月。因此,研究黑色素瘤及其转移具有重要意义。根据黑色素瘤的临床表现,可将其细分为结节型黑色素瘤、浅表扩散型黑色素瘤、恶性雀斑型黑色素瘤和肢端雀斑型黑色素瘤,以及其他罕见的变体,例如痣黑色素瘤和促纤维增生性黑色素瘤等。

目前,对于黑色素瘤的治疗,主要是早期扩大手术切除,中晚期以化疗为主,辅以放疗和对症支持治疗。但这种传统治疗手段对于晚期和转移性黑色素瘤的治疗效果欠佳,容易出现复发现象,且患者的耐受性较差,且治疗范围受到明显限制,目前迫切需要新的治疗方法提高黑色素瘤患者的生存率。

（一）复合藻酸盐-接枝-多巴胺注射水凝胶支架

海藻酸钠（SA）是从褐藻类海带或马尾藻中提取碘和甘露醇后的副产物，是一种天然多糖，可制备水凝胶用于药物输送和伤口敷料，其化学分子主要由 1,4 键连接的 β - D - 甘露糖醛酸和 α - L - 古洛糖醛酸组成，具有较好的生物相容性、生物降解性和低毒性[65]，被广泛应用于食品和医药领域。当 pH 大于羧酸基团的 pKa 时，海藻酸钠的羧酸基团趋于电离状态，羧酸盐阴离子之间存在静电排斥，导致大分子链松弛；而当 pH 值低于羧酸盐基团的 pKa 时，海藻酸钠链上的 -COO- 基团质子化，阴离子间排斥力消失[66]。因此，海藻酸钠可作为制备可注射水凝胶的主要材料，且由于 SA 对 PH 的敏感性，SA 制备的水凝胶可作为抗癌药物载体，实现对肿瘤生长的抑制，促进肿瘤消融后组织再生。

纳米材料聚多巴胺（PDA）具有极佳的光热转换性能和生物安全性，可以在保证机体安全的前提下，将光能转换为热能，杀灭肿瘤细胞；Fe^{3+} 可以通过模拟过氧化氢酶（CAT）催化内源性 H_2O_2 分解产生 O_2，而 PDA 的结构内有许多羟基可以结合 Fe^{3+}，通过 Fe^{3+} 的类 CAT 活性缓解肿瘤微环境的缺氧问题[67]。

PDA 与 Fe^{3+} 结合可以得到 PF 纳米粒子（PF NPs），再加入阿霉素（DOX）通过 π - π 键或氢键得到 PFD NPs，将 PFD NPs 置于可注射的海藻酸钠接枝多巴胺水凝胶（SD/PFD）中，通过 HRP/H_2O_2 系统催化儿茶酚基团氧化耦联进行交联，即可制备得到复合藻酸盐-接枝-多巴胺注射水凝胶支架。

一方面复合水凝胶支架可以将 PFD 抗癌药物靶向运输至肿瘤区域，通过 NIR 和 PH 刺激缓慢释放，减少不必要的药物损耗，避免患者全身副反应；另一方面，PFD 可以将光能转换为热能，升高温度，消融肿瘤细胞，还可以通过水凝胶杀死细菌，清除 ROS，促进细胞增殖迁移，加速表皮再生修复。

体外实验发现，在 808 nm 的近红外光下，SD/PFD 水凝胶可快速升温至 47.7℃，光热转换效率高达 42.7%，足以消融肿瘤细胞，且支架表现出稳定的光热转换性能和优异的光稳定性。此外，PFD 在 pH 7.4 时具有最佳的产氧能力，并能在 808 nm 的近红外光激活下，加速电子转移，提高过氧化氢酶的活性，产生氧气，改善 TME 缺氧条件。

分析小鼠体内实验的结果，相比对照组，复合支架组小鼠表现出明显的肿瘤抑制作用且治疗期间无复发，治疗结束后切除肿瘤进行比较也可发现，复合支架组小鼠肿瘤几乎完全消失，肿瘤治疗抑制效果极佳。此外，治疗组小鼠的体重均无明显减轻，证明支架具有很高的生物相容性和安全性。在组织再生方面，复合支架组可发现炎症细胞较少，生成接近正常组织厚度的新的上皮层，毛囊密度和胶原蛋白沉积量显著高于其他组[68]。

分析支架的体内外实验，可证明复合藻酸盐-接枝-多巴胺注射水凝胶支架既可以靶向递送药物，利用纳米材料的光热效应升高温度，杀灭抑制肿瘤细胞，还可以促进组织修复再生，作为黑色素瘤治疗一体化材料具有较好的应用前景。

（二）聚乳酸/聚己内酯支架

通过将缓慢分解的聚己内酯和快速降解的聚乳酸混合，可以制造出一种具有极佳力学性能和形状记忆特性的聚乳酸/聚己内酯支架，可用于组织修复。研究发现，含铜硫化合物在近红外区域表现出极强的吸收能力，是效果极佳的光热转化器。此外，Cu^{2+} 不仅能够促进血管内皮生长因子的表达和血管生成，还能够提高 Atoxl 的表达水平，促进细胞外基质的成熟，加速组织愈合[69]。因此，将铜硫化合物与聚乳酸/聚己内酯支架结合，组成含有铜基的光热材料,可同时实现消融肿瘤细胞和促进组织再生功能。

目前,已有多名学者通过不同方式制备出类似的生物材料,如 Yu 等人将 $CaCuSi_4O_{10}$ 纳米颗粒覆盖在静电纺丝聚乳酸/聚己内酯表面,在借助光热转换和高温效应消灭肿瘤细胞的同时,通过支架释放 Cu^{2+} 和 SiO_4^{4-},刺激体内血管生成,从而促进慢性伤口的愈合[70];Wang 等人通过静电纺丝制备出硫化铜功能化的聚乳酸/聚己内酯复合支架,一方面通过光热效应,升高肿瘤区域温度,消融肿瘤细胞,抑制肿瘤生长,另一方面该复合支架具有良好的生物相容性、机械性能,对血液循环系统有保护作用,可以促进正常皮肤组织细胞增殖分化,加速体内血管生成,修复受损组织[71];Xue 及其团队在明胶-聚己内酯纳米纤维支架中添加 BP 黑磷纳米片,并利用其光热效应治疗肿瘤,同时黑磷纳米片经过分解后可产生磷酸盐,激活细胞外信号调节通路,从而进一步刺激皮肤组织再生修复[72]。

三 乳腺肿瘤

乳腺癌是女性最常见的恶性肿瘤之一,其罹患率常常位居女性肿瘤之首,而且近年来呈上升趋势。目前临床上治疗早期和中期乳腺癌主要采用手术切除联合放疗或化疗,而对于晚期乳腺癌则多采取以内分泌治疗为主的综合治疗方式。但传统手术切除治疗,术后多存在局部复发、脂肪组织丢失的情况,加上社会观念的改变,传统的乳房重建方式无法形成体积足够的脂肪组织,不够美观,因此研究人员开始尝试开发出可以同时兼备乳腺肿瘤治疗和脂肪组织重建功能的一体化支架,目前研究较多的主要为近红外光响应性光热支架。

(一) 黑磷纳米片明胶复合支架

明胶支架机械特性与软组织相似,可满足脂肪重建的需求,此外明胶可促进细胞黏附,加速伤口愈合,是乳腺肿瘤治疗的重要材料。

明胶材料含有丰富的 Arg-Gly-Asp(RGD)序列,可以帮助细胞黏附,此外,明胶还具有优异的生物相容性、低免疫原性和低抗原性,可以加工成 3D 生物支架应用于组织再生。另一方面,由于明胶支架具有与软组织相似的机械性能,可以用于诱导支撑脂肪组织重建,可用作乳腺切除的移植治疗材料。

通过冰模板法将剥落的黑磷纳米片 BPNS 嵌入多孔明胶支架,并利用预先准备好的冰颗粒来精确调整支架互相连接的孔隙结构,制备复合生物支架,可以实现细胞渗透,促进营养物质扩散。该支架表现出卓越的光热转换效果,一旦植入体内,就能够高效地消融乳腺肿瘤细胞。同时,复合支架可以促进成脂分化和 BMSCs 增殖,提高脂肪生成相关基因表达水平,促进脂肪组织再生,修复受损乳腺组织[73]。

在复合材料的应用实验中,用 805nm 的近红外光以 $2 W/cm^2$ 的强度照射,可发现支架移植部位局部温度升高,其中 BP-1 明胶组温度升高至 42.4℃,BP-2 明胶组温度升高至 48.2℃,BP-2 明胶支架组 BPNSs 含量更高,光热转换能力更强,可以产生足够的热量消融肿瘤细胞。此外 BP-2 明胶组支架上的脂肪滴更多,说明 BP-2 明胶组相对具有更高水平的 hMSCs 基因表达,有利于 hMSCs 成脂分化,可以有效促进脂肪组织再生[73]。

(二) 海藻酸盐和聚多巴胺 3D 打印复合支架

相比明胶而言,海藻酸盐的熔点更高,因此在高温环境下具有更强的光热效应,且其变形程度更小。海藻酸钙作为一种新型可降解材料,由于其良好的机械性能、生物降解性能以及对人体无毒害等特点,已广泛应用于食品、医疗和化妆品领域。此外,海藻酸盐表现出极强的亲水性和生物相容性,能够刺激巨噬细胞的活性,刺激单核细胞产生白细胞介素-6 和肿瘤坏死因子,从而促进慢性伤口的愈合,被广泛应用于脂肪组织再生的研究领域[74]。

将海藻酸盐和多巴胺混合加入油墨中,利用 3D 打印制成复合支架,在 Mn^{2+} 的辅助作用下,支架具有较好的柔韧性和结构完整性,且支架包含孔径约为 1 mm 的打孔,而含有孔径大于 1 mm 且孔隙率约为 90% 的大孔的支架是长期使用和大容量乳房重建的最佳选择。

在体内实验中,近红外激光(808 nm)下,支架移植区域温度升高,且可以有效杀灭支架上和周围一定范围内的肿瘤细胞,且不损伤正常组织。此外,相对比其他支架组,复合支架表面细胞具有更高的增殖速率,可以有效促进组织再生[75]。

第三节　一体化生物医用材料的未来发展趋势与展望

目前一体化生物材料在多部位癌症治疗中均有着不错的研究报告,总的来说,一体化生物材料是未来医疗材料发展的主要方向,有着极大的潜力,但仍有许多挑战和问题需要解决。如对机体深部肿瘤的探索,现有的一体化材料大多为光热效应生物材料,采用的近红外激光大多为 650~1 000 nm,光照深度有限,对深部肿瘤应当探索穿透力更强的激光材料;通过局部高温杀灭肿瘤细胞的办法虽好,但对机体正常组织细胞的损伤也不能忽视,后续可以探索多机制结合,将光热效应与光动力效应结合,提高治疗效率,减少治疗对正常组织器官造成的影响;目前证实一体化材料具体治疗和修复作用的研究实验只能分开在两批小鼠模型身上进行,无法在同一个个体上进行验证,不能完全模拟临床患者疾病状态,因此,未来可以开发能够同时验证治疗和修复双功能的动物模型,推动材料的研究和临床应用。一体化材料是治疗的理想方式同时也是巨大的挑战,相信随着后续研究工作的开展,一体化生物材料将被投入临床应用,以辅助癌症治疗,改善患者生存质量。

参考文献

[1] Siegel RL, Miller KD, Wagle NS, et al. Cancer statistics, 2023 [J]. CA Cancer J Clin, 2023,73(1): 17-48.

[2] 尹翼鹏晨,张琴,傅小龙. 纳米材料在肿瘤诊疗中的应用研究进展[J]. 中国癌症杂志,2019,29(5): 328-337.

[3] Matsumura Y, Maeda H. A new concept for macromolecular therapeutics in cancer chemotherapy: mechanism of tumoritropic accumulation of proteins and the antitumor agent smancs [J]. Cancer Res, 1986,46(12 Pt 1):6387-6392.

[4] Arcos D, Vallet-Regí M. Sol-gel silica-based biomaterials and bone tissue regeneration [J]. Acta Biomater, 2010,6(8):2874-2888.

[5] Kundu B, Rajkhowa R, Kundu SC, et al. Silk fibroin biomaterials for tissue regenerations [J]. Adv Drug Deliv Rev, 2013,65(4):457-470.

[6] Yan L, Li X. Biodegradable Stimuli-Responsive Polymeric Micelles for Treatment of Malignancy [J]. Curr Pharm Biotechnol, 2016,17(3):227-236.

[7] Katz JS, Burdick JA. Light-responsive biomaterials: development and applications [J]. Macromol Biosci, 2010,10(4):339-348.

［8］Huang Y, Dong R, Zhu X, et al. Photo-responsive polymeric micelles［J］. Soft Matter, 2014,10(33): 6121 – 6138.

［9］Gohy JF, Zhao Y. Photo-responsive block copolymer micelles: design and behavior［J］. Chem Soc Rev, 2013,42(17):7117 – 7129.

［10］Oleson JR, Samulski TV, Leopold KA, et al. Sensitivity of hyperthermia trial outcomes to temperature and time: implications for thermal goals of treatment［J］. Int J Radiat Oncol Biol Phys, 1993,25(2):289 – 297.

［11］Agostinis P, Berg K, Cengel KA, et al. Photodynamic therapy of cancer: an update［J］. CA Cancer J Clin, 2011,61(4):250 – 281.

［12］Bechet D, Couleaud P, Frochot C, et al. Nanoparticles as vehicles for delivery of photodynamic therapy agents［J］. Trends Biotechnol, 2008,26(11):612 – 621.

［13］Iwaso K, Takashima Y, Harada A. Fast response dry-type artificial molecular muscles with［c2］daisy chains［J］. Nat Chem, 2016,8(6):625 – 632.

［14］DeForest CA, Anseth KS. Photoreversible patterning of biomolecules within click-based hydrogels［J］. Angew Chem Int Ed Engl, 2012,51(8):1816 – 1819.

［15］Zhang Q, Qu DH, Ma X, et al. Solgel conversion based on photoswitching between noncovalently and covalently linked netlike supramolecular polymers［J］. Chem Commun (Camb), 2013,49(84):9800 – 9802.

［16］Spaldin NA. Magnetic Materials: Fundamentals and applications［M］. 2nd ed. Cambridge: Cambridge University Press, 2003.

［17］姜寿亭.凝聚态磁性物理［M］.北京:科学出版社,2003

［18］高飞,张廷斌,张欢,等.磁场响应的纳米材料与磁热效应生物医学应用［J］.生命的化学,2019,39(5): 903 – 916.

［19］Hao R, Xing R, Xu Z, et al. Synthesis, functionalization, and biomedical applications of multifunctional magnetic nanoparticles［J］. Adv Mater, 2010,22(25):2729 – 2742.

［20］Cardoso VF, Francesko A, Ribeiro C, et al. Advances in magnetic nanoparticles for biomedical applications［J］. Adv Healthc Mater, 2018,7(5).

［21］Odenbach S. Colloidal magnetic fluids: basics, development and application offerrofluids［M］. Berlin: Springer, 2009.

［22］Zahn M. Magnetic fluid and nanoparticle applications to nanotechnology［J］. J Nanopart Res, 2001,3 (1):73 – 78.

［23］Zhang J, Huang Q, Du J. Recent advances in magnetic hydrogels［J］. Polym Int, 2016,65(12):1365 – 1372.

［24］Thoniyot P, Tan MJ, Karim AA, et al. Nanoparticle-hydrogel composites: concept, design, and applications of these promising, multi-functional materials［J］. Adv Sci (Weinh), 2015, 2 (1 – 2):1400010.

［25］Li Y, Huang G, Zhang X, et al. Magnetic hydrogels and their potential biomedical applications［J］. Adv Funct Mater, 2013,23(6):660 – 672.

［26］Häring M, Schiller J, Mayr J, et al. Magnetic gel composites for hyperthermia cancer therapy［J］. Gels, 2015,1(2):135 – 161.

［27］Wust P, Hildebrandt B, Sreenivasa G, et al. Hyperthermia in combined treatment of cancer［J］. Lancet Oncol, 2002,3(8):487 – 497.

［28］Kobayashi T, Kakimi K, Nakayama E, et al. Antitumor immunity by magnetic nanoparticle-mediated hyperthermia［J］. Nanomedicine (Lond), 2014,9(11):1715 – 1726.

[29] Evans SS, Repasky EA, Fisher DT. Fever and the thermal regulation of immunity: the immune system feels the heat [J]. Nat Rev Immunol, 2015,15(6):335－349.

[30] Liu X, Zheng J, Sun W, et al. Ferrimagnetic vortex nanoring-mediated mild magnetic hyperthermia imparts potent immunological effect for treating cancer metastasis [J]. ACS Nano, 2019,13(8):8811－8825.

[31] Beik J, Abed Z, Ghoreishi FS, et al. Nanotechnology in hyperthermia cancer therapy: From fundamental principles to advanced applications [J]. J Control Release, 2016,235:205－221.

[32] Gilchrist RK, Medal R, Shorey WD, et al. Selective inductive heating of lymph nodes [J]. Ann Surg, 1957,146(4):596－606.

[33] Kobayashi T, Kida Y, Tanaka T, et al. Interstitial hyperthermia of malignant brain tumors by implant heating system: clinical experience [J]. J Neurooncol, 1991,10(2):153－163.

[34] Gao F, Zhang T, Liu X, et al. Nonmagnetic hypertonic saline-based implant for breast cancer postsurgical recurrence prevention by magnetic field/pH-driven thermochemotherapy [J]. ACS Appl Mater Interfaces, 2019,11(11):10597－10607.

[35] Deger S, Boehmer D, Türk I, et al. Interstitial hyperthermia using self-regulating thermoseeds combined with conformal radiation therapy [J]. Eur Urol, 2002,42(2):147－153.

[36] Johannsen M, Gneveckow U, Taymoorian K, et al. Morbidity and quality of life during thermotherapy using magnetic nanoparticles in locally recurrent prostate cancer: results of a prospective phase I trial [J]. Int J Hyperthermia, 2007,23(3):315－323.

[37] Chatterjee DK, Diagaradjane P, Krishnan S. Nanoparticle-mediated hyperthermia in cancer therapy [J]. Ther Deliv, 2011,2(8):1001－1014.

[38] Zhe C, Li M, Dey R, et al. Nanomaterials for cancer therapy: current progress and perspectives [J]. J Hematol Oncol, 2021,14(1):85.

[39] Abedin MR, Powers K, Aiardo R, et al. Antibody-drug nanoparticle induces synergistic treatment efficacies in HER2 positive breast cancer cells [J]. Sci Rep, 2021,11(1):7347.

[40] Mirabello L, Troisi RJ, Savage SA. Osteosarcoma incidence and survival rates from 1973 to 2004: data from the surveillance, epidemiology, and end results program [J]. Cancer, 2009,115(7):1531－1543.

[41] 冯和林,赵亚恒,郑丽华,等. 骨肉瘤辅助治疗的研究进展[J]. 中华临床医师杂志·电子版,2013,7(3):157－158.

[42] Isakoff MS, Bielack SS, Meltzer P, et al. Osteosarcoma: Current treatment and a collaborative pathway to success [J]. J Clin Oncol, 2015,33(27):3029－3035.

[43] Jaffe N, Watts HG. Multidrug chemotherapy in primary treatment of osteosarcoma. An editorial commentary [J]. J Bone Joint Surg Am, 1976,58(5):634－635.

[44] 吕奇,洪嵩. 恶性骨肿瘤切除后用于骨缺损修复的生物材料的研究进展[J]. 生物骨科材料与临床研究,2022,19(1):75－79.

[45] Chen W, Ouyang J, Liu H, et al. Black phosphorus nanosheet-based drug delivery system for synergistic photodynamic/photothermal/chemotherapy of cancer [J]. Adv Mater, 2017,29(5).

[46] Shao J, Xie H, Huang H, et al. Biodegradable black phosphorus-based nanospheres for in vivo photothermal cancer therapy [J]. Nat Commun, 2016,7:12967.

[47] 林嘉宜,袁伟壮,张洪武. 医用3D打印材料应用于骨缺损修复的研究进展[J]. 中国临床解剖学杂志,2017,35(6):708－712.

[48] Yang B, Yin J, Chen Y, et al. 2D-black-phosphorus-reinforced 3d-printed scaffolds: a stepwise countermeasure for osteosarcoma [J]. Adv Mater, 2018,30(10).

[49] Rezwan K, Chen QZ, Blaker JJ, et al. Biodegradable and bioactive porous polymer/inorganic composite

scaffolds for bone tissue engineering [J]. Biomaterials, 2006,27(18):3413 - 3431.

［50］甘芳.靶向性氧化石墨烯-白术内酯Ⅰ对卵巢癌细胞凋亡及细胞周期的影响[J].中国组织工程研究,2021,25(28):4492 - 4496.

［51］Ma H, Jiang C, Zhai D, et al. A biofunctional biomaterial with photothermal effect for tumor therapy and bone regeneration [J]. Adv Funct Mater, 2016,26(8):1197 - 1208.

［52］Martins C, Sousa F, Araújo F, et al. Functionalizing PLGA and PLGA derivatives for drug delivery and tissue regeneration applications [J]. Adv Healthc Mater, 2018,7(1).

［53］Kim J, Kim H, Kim WJ. Single-layered MoS2 - PEI - PEG nanocomposite-mediated gene delivery controlled by photo and redox stimuli [J]. Small, 2016,12(9):1184 - 1192.

［54］Liu Y, Liu J. Hybrid nanomaterials of WS2 or MoS2 nanosheets with liposomes: biointerfaces and multiplexed drug delivery [J]. Nanoscale, 2017,9(35):13187 - 13194.

［55］Liu T, Wang C, Gu X, et al. Drug delivery with PEGylated MoS2 nano-sheets for combined photothermal and chemotherapy of cancer [J]. Adv Mater, 2014,26(21):3433 - 3440.

［56］Wang H, Deng Z, Chen J, et al. A novel vehicle-like drug delivery 3D printing scaffold and its applications for a rat femoral bone repairing in vitro and in vivo [J]. Int J Biol Sci, 2020,16(11):1821 - 1832.

［57］杨勇,姜玉秋,王永高,等.乳腺癌骨转移的研究进展[J].中国普外基础与临床杂志,2016,23(2):253 - 256,封3.

［58］李海艳,龙小康,张苹,等.乳腺癌骨转移的研究进展[J].肿瘤药学,2017,7(3):262 - 268.

［59］Fahad UM. Breast cancer: current perspectives on the disease status [J]. Adv Exp Med Biol, 2019,1152:51 - 64.

［60］Zaichick S, Zaichick V, Karandashev V, et al. Accumulation of rare earth elements in human bone within the lifespan [J]. Metallomics, 2011,3(2):186 - 194.

［61］Ying H, Du Y, Jiang H, et al. Cerium promotes bone marrow stromal cells migration and osteogenic differentiation via Smad1/5/8 signaling pathway [J]. Int J Clin Exp Pathol, 2014,7(8):5369 - 5378.

［62］Jayash SN, Hashim NM, Misran M, et al. In vitro evaluation of osteoprotegerin in chitosan for potential bone defect applications [J]. Peer J, 2016,4:e2229.

［63］Ge YW, Liu XL, Yu DG, et al. Graphene-modified CePO4 nanorods effectively treat breast cancer-induced bone metastases and regulate macrophage polarization to improve osteo-inductive ability [J]. J Nanobiotechnology, 2021,19(1):11.

［64］Gray-Schopfer V, Wellbrock C, Marais R. Melanoma biology and new targeted therapy [J]. Nature, 2007,445(7130):851 - 857.

［65］Zhang FX, Liu P, Ding W, et al. Injectable mussel-inspired highly adhesive hydrogel with exosomes for endogenous cell recruitment and cartilage defect regeneration [J]. Biomaterials, 2021,278:121169.

［66］Abd El-Ghaffar MA, Hashem MS, El-Awady MK, et al. pH-sensitive sodium alginate hydrogels for riboflavin controlled release [J]. Carbohydr Polym, 2012,89(2):667 - 675.

［67］Li Y, Fu R, Duan Z, et al. Artificial Nonenzymatic Antioxidant MXene Nanosheet-Anchored Injectable Hydrogel as a Mild Photothermal-Controlled Oxygen Release Platform for Diabetic Wound Healing [J]. ACS Nano, 2022,16(5):7486 - 7502.

［68］Li P, Li Y, Fu R, et al. NIR- and pH-responsive injectable nanocomposite alginate-graft-dopamine hydrogel for melanoma suppression and wound repair [J]. Carbohydr Polym, 2023,314:120899.

［69］Zhang R, Jiang G, Gao Q, et al. Sprayed copper peroxide nanodots for accelerating wound healing in a multidrug-resistant bacteria infected diabetic ulcer [J]. Nanoscale, 2021,13(37):15937 - 15951.

［70］Yu Q, Han Y, Tian T, et al. Chinese sesame stick-inspired nano-fibrous scaffolds for tumor therapy and skin tissue reconstruction [J]. Biomaterials, 2019, 194:25 – 35.

[71] Wang X, Lv F, Li T, et al. Electrospun micropatterned nanocomposites incorporated with Cu_2S nanoflowers for skin tumor therapy and wound healing [J]. ACS Nano, 2017, 11(11):11337 – 11349.

[72] Xue C, Sutrisno L, Li M, et al. Implantable multifunctional black phosphorus nanoformulation-deposited biodegradable scaffold for combinational photothermal/chemotherapy and wound healing [J]. Biomaterials, 2021, 269:120623.

[73] Sutrisno L, Chen H, Chen Y, et al. Composite scaffolds of black phosphorus nanosheets and gelatin with controlled pore structures for photothermal cancer therapy and adipose tissue engineering [J]. Biomaterials, 2021, 275:120923.

[74] Vaghasiya K, Eram A, Sharma A, et al. Alginate microspheres elicit innate m1-inflammatory response in macrophages leading to bacillary killing [J]. AAPS Pharm Sci Tech, 2019, 20(6):241.

[75] Luo Y, Wei X, Wan Y, et al. 3D printing of hydrogel scaffolds for future application in photothermal therapy of breast cancer and tissue repair [J]. Acta biomater, 2019, 92:37 – 47.

[76] Subhan MA, Parveen F, Filipczak N, et al. Approaches to Improve EPR-Based Drug Delivery for Cancer Therapy and Diagnosis [J]. J Pers Med, 2023, 13(3):389.

[77] Cheng Z, Li M, Dey R, et al. Nanomaterials for cancer therapy: current progress and perspectives [J]. J Hematol Oncol, 2021, 14(1):85.

[78] Kruger CA, Abrahamse H. Utilisation of targeted nanoparticle photosensitiser drug delivery systems for the enhancement of photodynamic therapy [J]. Molecules, 2018, 23(10):2628.